医方悬解

王幸福　编著

中国科学技术出版社

·北京·

图书在版编目（CIP）数据

医方悬解 / 王幸福编著 . — 北京：中国科学技术出版社，2024.1（2024.4 重印）

ISBN 978-7-5236-0016-0

Ⅰ.①医… Ⅱ.①王… Ⅲ.①方书—研究—中国 Ⅳ.① R289.2

中国国家版本馆 CIP 数据核字 (2023) 第 035989 号

策划编辑	于　雷　韩　翔
责任编辑	于　雷
文字编辑	靳　羽
装帧设计	佳木水轩
责任印制	李晓霖

出　　版	中国科学技术出版社
发　　行	中国科学技术出版社有限公司发行部
地　　址	北京市海淀区中关村南大街 16 号
邮　　编	100081
发行电话	010-62173865
传　　真	010-62179148
网　　址	http://www.cspbooks.com.cn

开　　本	710mm×1000mm　1/16
字　　数	392 千字
印　　张	24
版　　次	2024 年 1 月第 1 版
印　　次	2024 年 4 月第 2 次印刷
印　　刷	北京顶佳世纪印刷有限公司
书　　号	ISBN 978-7-5236-0016-0/R · 3002
定　　价	58.00 元

幸福中医文库编委会名单

内容提要

本书为幸福中医文库系列丛书之一，是作者四十余年临床用药遣方心得体会的总结。古人云："千方易得，一效难求。"本书打破常规，未从某一味药入手，而是以成方加减用药讲解，主要以某方用药和剂量选取于具体的病案中应用为主，详细记录了作者的临床辨证思路及治疗方法，阐述了作者的心得与体悟。本书秉承了之前系列丛书的写作风格，将用药方法具体化，复杂步骤简单化，同时还收录了他人临床经验的总结，兼容并蓄，深入浅出，易学易用，非常适合广大中医师及中医爱好者研习中医阅读参考。

前　言

　　"理法方药"是中医治疗学的精髓所在，四者相辅相成，缺一不可。在明理、立法、用药三者准确无误的基础上，"方"的作用就更加突出，在君、臣、佐、使协调的基础上，方子才能发挥最好的疗效。我们之前讨论过"中医不传之秘在于量"，重点解读了方中药物的用量，而本书主要讨论了笔者在临床中对专病专方运用的经验，也有笔者多年临床对专方使用的感悟和体会。

　　书中有笔者以往发表过的典型病案讨论，也有未发表过的新内容，同时还有同道临床选方、用方经验的分享，希望能为大家在临床诊治时提供一些参考和启发。需要特别说明的是，书中所述的用药体会，都是笔者在临床中多次反复运用验证过的，确有疗效，可以复验。

　　中医历史悠久，中医药是一个伟大的宝库，中医典籍卷帙浩繁，我们不应该固守旧识，应该在不断学习、研究和探索中发掘更多的效方验方。

王幸福

目　录

血病治疗主方：血府逐瘀汤

临床工作多年，看了几十万患者，越来越体会到疾病发生的主要原因是"气血水火"。其中，血与水导致的疾病更常见，故重点谈一谈这类病的治疗。

血府逐瘀汤（王清任《医林改错》）

当归三钱（9g），生地三钱（9g），桃仁四钱（12g），红花三钱（9g），枳壳二钱（6g），赤芍二钱（6g），柴胡一钱（3g），甘草二钱（6g），桔梗一钱半（4.5g），川芎一钱半（4.5g），牛膝三钱（9g）。水煎服。

方歌：血府当归生地桃，红花甘草壳赤芍，柴胡芎桔牛膝等，血化下行不作劳。

血府逐瘀汤所治之证，开列于后。

1. 头痛

痛有外感，必有发热、恶寒之表证，发散可愈；有积热，必舌干口渴，用承气可愈；有气虚，必似痛不痛，用参芪可愈。查患头痛者，无表证，无里证，无气虚、痰饮等，忽犯忽好，百方不效，用此方一剂而愈。

2. 胸痛

胸痛在前面，用木金散可愈；后通背亦痛，用瓜蒌薤白白酒汤可愈；在伤寒，用瓜蒌、陷胸、柴胡等皆可愈。有忽然胸痛，前方皆不应，用此方一剂，痛立止。

3. 胸不任物

江西巡抚阿霖公，年七十四，夜卧露胸可睡，盖一层布压则不能睡，已经七年。召余诊之，此方五剂痊愈。

4. 胸任重物

一女二十二岁，夜卧令仆妇坐于胸方睡，已经二年。余亦用此方，三剂而愈。设一齐问病源，何以答之。

5. 天亮出汗

醒后出汗，名曰自汗；因出汗醒，名曰盗汗。盗散人之气血，此是千古不易之定论。竟有用补气、固表、滋阴、降火服之不效，而反加重者，不知血瘀亦令人自汗、盗汗，用血府逐瘀汤，一两剂而汗止。

6. 食自胸右下

食自胃管而下，宜从正中。食入咽，有从胸右边嚥下者，胃管在肺管之后，仍由肺叶之下转入肺前，由肺下至肺前，出隔膜入腹。肺管正中，血府有瘀血，将胃管挤靠于右，轻则易治，无碍饮食也；重则难治，挤靠胃管弯而细，有碍饮食也。此方可效，痊愈难。

7. 心里热（名曰"灯笼病"）

身外凉，心里热，故名"灯笼病"，内有瘀血。认为虚热，愈补愈瘀；认为实火，愈凉愈凝。两三剂血活热退。

8. 瞀闷

即小事不能开展，是血瘀。三剂可好。

9. 急躁

平素和平，有病急躁，是血瘀。一两剂必好。

10. 夜睡梦多

夜睡梦多，是血瘀。此方一两剂痊愈，外无良方。

11. 呃逆（俗名打咯忒）

因血府血瘀，将通左气门、右气门归并心上一根气管，从外挤严，吸气不能下行，随上出，故呃气。若血瘀甚，气管闭塞，出入之气不通，闷绝而死。古人不知病源，以橘皮竹茹汤、承气汤、都气汤、丁香柿蒂汤、附子理中汤、生姜泻心汤、旋覆代赭汤、大小陷胸等汤治之，无一效者。相传，咯忒伤寒、咯忒瘟病，必死。医家因古无良法，见此症则弃而不治。无论伤寒、瘟疫、杂症，一见呃逆，速用此方，无论轻重，一剂即效。此余之心法也。

12. 饮水即呛

饮水即呛，乃会厌有血滞。用此方极效。古人评论全错，余详于痘症条。

13. 不眠

夜不能睡，用安神养血药治之不效者，此方若神。

14. 小儿夜啼

何得白日不啼，夜啼者，血瘀也。此方一两剂痊愈。

15. 心跳心悸

心跳心悸，用归脾汤、安神汤等方不效，用此方百发百中。

16. 夜不安

夜不安者，将卧则起，坐未稳，又欲睡，一夜无宁刻，重者满床乱滚。此血府血瘀。此方服十余剂，可除根。

17. 肝气病

无故爱生气，是血府血瘀。不可以气治，此方应手效。

18. 干呕

无他证，惟干呕，血瘀之证。用此方化血，而呕立止。

19. 晚发一阵热

每晚内热，兼皮肤热一时。此方一剂可愈，重者两剂。

在研究《医林改错》时，我发现血府逐瘀汤是调节自主神经功能紊乱的。为什么这么讲呢？我们可以回顾《医林改错》中罗列的血府逐瘀汤主治病症。

第一，头痛。各种各样的头痛，或头痛没有表证，没有里证，没有气虚，没有痰饮，时好时坏，百方不效，用此方一剂而愈，而且疗效神奇。这说明头痛是神经功能紊乱引起的。

第二，胸痛。胸痛也有很多治疗方，王清任所言忽然胸痛，其他方子皆不应，用此方一剂即止。胸痛结合其他适应证，为神经性胸痛可能性最大，以血府逐瘀汤治疗可效。

第三，"胸不任物"就是胸部不能盖东西，压一点东西就睡不着。他举例江西巡抚，是一位74岁的老人，夜间睡觉的时候露着胸能睡，盖上一层布都不能睡，说病了7年了，然后用此方五剂痊愈，这是什么病？是神经功能紊乱。

第四，"胸任重物"，说一位22岁的女性，夜间睡觉的时候必须让她的侍女坐在她胸部才能睡，患病2年，也是用这个方子三剂药就好了。胸不任物、胸任重物显然是神经功能紊乱，它可以表现成任何一种形式的。血府逐瘀汤不仅能治这些顽固性疾病，而且效果还很好，。

第五，天亮出汗，说醒后出汗名曰自汗，因出汗而醒名曰盗汗，治疗用补气、固表、滋阴、降火，服之不效而反加重，却不知血瘀亦令人自汗、盗汗。用血府逐瘀汤一两剂汗已。意思是出汗实际上就是自主神经功能紊乱，无论你是自汗还是盗汗，尤其是盗汗更是这样，均属于神经功能紊乱。

第六，食自胸右下，就是吃东西时食物一进咽部就觉得从胸的右边往下咽，而不是从正中这样往下咽，那么这种情况也是一种神经功能紊乱的表现，此方可效，但痊愈难。

第七，心里热，也叫灯笼病，身外凉，心里热，内有血瘀，如果按虚热治，就愈补愈瘀，如果认为是实火，就愈凉愈凝，使血瘀更加严重，然而用血府逐瘀汤三两剂就可以了。那外边凉里面热，心里觉得热，身上觉得凉，也是自主神经功能紊乱。

第八，瞀闷，就是心眼小，什么事想都不开，想不开更是神经功能紊乱了，用血府逐瘀汤三剂即愈。

第九，急躁，更是神经的问题。

第十，夜睡梦多，依然是神经功能紊乱。

第十一，呃逆，他说你用了很多治呃逆的药，都无效的话，速用此方，不论轻重，一剂即效。说明此种呃逆还是神经性功能紊乱。

第十二，饮水即呛，会厌有血滞，用此方即效。饮水即呛，脑梗的时候可以呛，神经功能紊乱的时候也可以呛，所以还是一个神经系统的问题。

第十三，不眠，睡不着觉，夜不能睡，用养血安神药治之不效，此方若神。

第十四，小儿夜啼，小孩一到夜间就哭，用此方一两剂痊愈。小孩哭也没有别的病，还是神经的问题。

第十五，心跳心悸，用归脾汤等方不效，用此方百发百中。实际上这些人没有什么疾病，就是老觉得心慌睡不着觉。

第十六，夜不安，就是夜里烦躁，重者满床乱滚，整夜都没有安静的时候，坐下起来，起来坐下，实际上也是神经功能紊乱。

第十七，肝气病，没有什么原因就是爱生气，也是神经功能紊乱，用此方应手而效。

第十八，干呕、恶心，用此方呕立止，这是神经性恶心。

第十九，晚发一阵热，就是每天傍晚的时候觉得皮肤发热，这还是一个自主神经功能紊乱，重者两剂即愈。

以上所有的适应证，都与大脑、神经密切相关，根据这些适用证，我觉得这是一个很好的调节神经功能的方子，所以我使用这张方子的频率很高，因为神经功能紊乱在人的疾病中占的比例太高了，这张方子的临床效果你已经亲眼看到了。我常把它作为一个基本方。

方证：症状诸多，查无实据。8 个字记住就行。

【案 1】邱某，男，50 岁，2021 年 3 月 30 日初诊。

病史：自诉从 2019 年起，胸部偶有一股气，时感灼痛，很不舒服，持续时间 10～30 分钟，以前很久才发作一次；最近发作比较频繁，做过胃镜、X 线、X 线钡餐检查一切正常，但人时常感觉不舒服。

刻诊：胸部灼痛，昨晚 2 点多发作，持续 20 分钟，高血压、高尿酸。

处方：血府逐瘀汤加减。桃仁 10g，红花 10g，当归 10g，赤芍 10g，川芎 10g，生地黄 15g，桔梗 3g，柴胡 10g，枳壳 12g，生甘草 10g，怀牛膝 30g，吴茱萸 5g，黄连 10g，代赭石 10g，大枣 6 枚。7 剂，水煎服，日 3 服。

4 月 28 日，患者家属反馈：王医生，早上好！我表哥自从服了您给开的药之后未再发病，心情好得不得了。让我一定要代他感谢您！另外，上次他忘了说自己早起经常呃逆，时间不长；颈椎痛，有时严重，血压稍高。

效不更方，上方加清半夏 30g，旋覆花 15g。

【案 2】付某，男，62 岁，2019 年 3 月 5 日初诊。

刻诊：左心前区及膻中穴处不适；肩痹、舌麻、腿脚麻木；小便不利；寸关浮滑尺弱，舌淡苔白。

中医辨证：痰饮中阻，气机郁滞。

治法：温阳化饮，调节气机。

处方：苓桂术甘汤、麻黄附子细辛汤、血府逐瘀汤合用加减。生麻黄10g，制附子10g，细辛6g，茯苓30g，桂枝30g，生白术30g，生甘草10g，柴胡10g，炒枳壳10g，白芍10g，桃仁6g，红花6g，熟地黄30g，当归10g，川芎10g，桔梗6g，怀牛膝6g，鬼箭羽30g。3剂，水煎服，日3服。

二诊：服药1周后，患者如约前来复诊，还带来自己的朋友，说这位朋友也是一身的病，多处求医不效，今天特来请老师看看。

患者反馈疗效明显，吃了十多年药了，基本上都没作用，这次只服了3剂药，就感觉到效果了。一是胸部不太闷了；二是心前区没有以前毛毛糙糙的感觉；三是痰明显比以前少了；四是舌头原来的不适感去了2/3；五是大便没有以前那么稀了，次数也少了。

还有些症状，上次没说，这次想一起治疗，一是耳鸣约半年了；二是头痛时间较长，疼痛部位不固定，醒的时候左边疼，睡一觉起来又转到右边疼，看一会儿手机就痛得厉害；三是胃痛，吃了凉东西后胃不舒服，有点冷痛；四是手麻，特别是左手，拿一会儿手机就麻木。除这些症状外，服药后有点上火，口腔出现溃疡。

效不更方，原方加香附、高良姜各10g，解决胃寒的问题，加麦冬10g，养阴生津，制约温药之燥性。7剂，水煎服，日3服。

【案3】李某，女，62岁，宝鸡人，2019年3月7日初诊。

刻诊：手足心热几十年，一年四季发热不休；常年咳嗽、痰多，有时白痰，有时候黄痰；脾胃不好，冷热都不能吃，吃凉食后胃胀、腹泻；一吃热的，又马上上火，耳朵痛、牙痛；便溏；头痛、脱发严重；风湿，关节疼痛，不能受凉；血脂高；舌瘦红，脉弦滑。

处方：血府逐瘀汤合三物黄芩汤加减。黄芩15g，生地黄10g，地骨皮30g，苦参10g，柴胡10g，蛤蟆草20g，穿山龙30g，鸡矢藤30g，白芍10g，生甘草10g，桃仁10g，红花10g，怀牛膝10g，七里香10g，炒枳壳10g，当归 10g，川芎 10g，桔梗 10g。7 剂，水煎服，日 3 服。

3 月 16 日，患者微信反馈服 7 剂药后，手足心发热改善，其余症状也都有不同程度的改善，因没时间来西安，想问问老师原方能不能继续服用？

老师回复继续服用。

蛤蟆草，别名为癞蛤蟆草、细叠子草，因茎叶外形像蛤蟆而得名。蛤蟆草具有清热解毒，凉血，利尿的功效，可以用来治疗咳嗽，咽喉肿痛，慢性支气管炎，肾炎水肿等。用蛤蟆草泡水，可以利咽消肿，对于预防感冒以及由于肺炎引起的咳嗽高热、肺积水等病症具有很好的治疗作用。

蛤蟆草如果采用内服的形式，泡水喝当然也行，但建议尽量用水煎煮后服用，这样可以杀死蛤蟆草携带的病菌，对人体健康起到保障作用。采适量（约一把）的鲜蛤蟆草洗净切碎，打适量鸡蛋搅拌均匀，用油煎，趁热食用，每天 1～2 次。采适量（约一把）的鲜蛤蟆草洗净切碎，拌入适量面粉和水，做成煎饼，趁热食用，每天 1～2 次。

提醒大家，因虾蟆草有止血作用，故女性在经期要避免服用蛤蟆草。

【案 4】杨某，男，31 岁，江西人，2019 年 4 月 2 日初诊。

刻诊：头顶麻木十多年，喝酒后麻木感更强，抑郁，脱发，身体多处不适，右沉弦左寸关浮滑，舌淡苔白水滑。

处方：血府逐瘀汤合柴芍龙牡汤加减。柴胡 10g，白芍 10g，生甘草 10g，桃仁 10g，红花 10g，当归 10g，熟地黄 10g，怀牛膝 10g，生龙骨 30g，生牡蛎 30g，玉竹 12g，麸炒枳壳 20g，川芎 10g，桔梗 10g，厚朴 10g，穿山甲 3g，茯苓 30g。

另嘱每天抽出 1 小时运动，出出汗，对病情有好处。

复诊：头顶麻木有好转，遵医嘱每天出去跑步，打羽毛球，运动出汗后身体比以前舒服一些，感觉服药很有效果，想继续治疗。

观舌脉变化不大，效不更方，原方继服 7 剂。

血府逐瘀汤是治怪病之灵方

近日读书看到吴文鹏老中医的几则医案，颇有同感。吴老谈到运用血府逐瘀汤时说："通过有关病例的观察，凡内科杂病治之不愈者，皆可考虑有关瘀血之凝滞，根据笔者数十年临床经验，确药简效宏，很值得探讨。"

这是一位行医五十多年的老中医之真言。我临床工作近四十年，对运用血府逐瘀汤亦有同感。在治疗中遇到一些疑难怪病，百法不灵、百方不效时，启用此汤后，常常是柳暗花明，出奇制胜。

对于一些疾病，患者症状诸多，查无实据者（即各种理化检查均正常），西医认为无病，中医又分类不明时，就用血府逐瘀汤，往往能取得很好的效果。运用此汤时不一定要有瘀血指征，可以考虑"怪病多瘀"，而怪病多为西医学神经官能症，血府逐瘀汤有调整神经官能症的作用。再强调一下，使用此方的关键：①症状诸多，查无实据；②多方不效，方证不明。

【案1】周某，女，36岁，化验员。低热延绵数月，经多次检查，已排除肺结核、风温、尿道感染及肝脏疾病引起的低热。同时，在治疗上也用了各种方法，俱不见效，后来我所就诊。

查体：唇痿，舌青苔薄白，面容消瘦，无力，时有口干感，饮而不解，腹痛，外表正常。仲景云："腹不满，其人言我满，为有瘀血。"瘀热内阻，气血乖逆，故低热，腹满；口唇舌为血华之处，唇痿、舌青是血脉瘀阻之候。

治疗：血府逐瘀汤加马鞭草，服至5剂后加生石膏，又服10剂，热退，腹满亦消，他证悉除而告愈。

【案2】赵某，女，34岁，副食厂工人。月经淋漓10余天才净，近2年经量渐多且伴有全身不适，如乳房发胀，腹痛，经来有块，色黑紫。平日潮热，烦躁，曾用归脾汤、柴胡疏肝饮、逍遥散等交替治疗，均无效。因血海本有蓄热，归脾太早，则滞而不化。

查体：脉紧而弦，舌红紫，苔薄。

治疗：非王氏妙法不可奏效，故选用血府逐瘀汤，加生地黄、柴胡连服10余剂而愈。

【案3】章某，女，34岁，医院护士。患者因面部色素沉着，经内科检查无明显阳性病症，而转入我所治疗。

查休：面色黧黑，如蒙灰尘，晦暗不泽，乃瘀阻窍络所致，兼痛经，手心热，口干，多梦。

治疗：血府逐瘀汤加水蛭粉（吞服）颇见效，脸部黑色渐退化，连续服药20余剂痊愈。

【案4】刘某，男，35岁，干部。顽固性失眠数年，每至夏季尤剧，有时彻夜不眠，初服安眠药尚见效，日长则无效，近日感觉头部有异物笼罩，思想不易集中，压力甚大，影响工作和学习。根据以上情况，"阳气不能下达阴血之分，故目不瞑"。

查体：脉弦涩，舌紫。

治疗：瘀滞窍络，夜不能睡，用安神养心药治疗不效，方用血府汤，即血府逐瘀汤加远志6g，炒枣仁25g，瓜蒌9g，茯神9g。水煎服。10剂而愈。（吴文鹏《五十年行医心得》）

精确辨认少腹瘀血

关于瘀血，从中医学角度看，全身各个部位都可能发生。此处主要讲以腹诊诊断左少腹瘀血的特异方法，其在临床上很常见，也很实用，但是认识和掌握的人并不多，所以有必要重点谈一谈。

临床中凡在小腹左侧，具备硬满压痛并排除粪便燥结所致者，特别于脐左邻近处按压呈现疼痛即为瘀血之征。

此说为日本著名汉医学者汤本求真最先确认，其在《皇汉医学》引述日本多数学者的意见，指出少腹并非脐下膀胱部，脐下俗称小腹，而少腹位于小腹的左右。论述对于中医学贡献甚巨，后许多疑难杂病诊断不明，只要脐左发现压痛投以活血行瘀，往往其效如响。

浙江瑞安名老中医张常春先生在《伤寒论临证杂录》中，曾详细谈到此法的运用经验，分享如下。

鄙人40年前曾无故间断咯血，有时对着镜子张口观望，只见鲜血从鼻咽部降下，持续数月，其他症状一概缺如。

自思此种情景绝非寻常，恐日后有恶变之虑，而本人业医，深知目前检查手段不能探求其理。故自行腹诊，发现脐左明显触痛，服抵当汤1剂，药后半响，下腹痛如刀剜，随后便下黑粪得以缓解，继而腹痛又作，复得黑粪若干。如此数次，脐左压痛消失，咯血竟从此根除。

又如河南泰康沈某，因脑震荡遗留记忆减退，头晕目眩，百治罔效，鄙诊得脐左触痛，投以抵当汤后康复如初。

再如某女，44岁，已行节育术，原居瑞安县梓岙乡竹溪村，有子14岁，适年初夏因发热于当地治疗，不幸于注射药物时突然身亡，合家悲痛欲绝。经有关部门同意，允其复通输卵管，然术后下腹及乳房持续胀痛，经水停闭数月不至，因脐左压痛明显，予服抵当汤。诊治2次，胀痛悉除。不久月经复来，年内即怀孕，后顺产一男，至今已长大成人，真是悲中有喜，喜从悲来，令人感叹世间之事无奇不有。

还有一同乡女子，嫁予邻近岩下村，连续3胎均在分娩后1天内新生儿死去，医院无法测知原因。后求治于鄙人，经查腹左部触痛，告之病根可能在于此，遂给予抵当汤。不料妊娠7月之际，因夫妇争吵，一时烦恼喝下农药自尽，鄙人深为惋惜，幸经医院抢救生还，随之足月顺产，母子均甚安康，此必抵当汤消除瘀血之效，决非农药或用阿托品、碘解磷定之功可知也。此等例子不胜枚举。

《金匮要略·妇人产后病脉证治》云："产妇腹痛，法当以枳实芍药散；假令不愈者，此为腹中有干血着脐下，宜下瘀血汤主之。"可见脐下压痛也是瘀血之佐证，唯其概率相比脐左部较少而已。临床正宜互为补充，免致遗漏。

此外，《伤寒论·辨阳明病脉证并治》云："阳明证，其人喜忘者，必有蓄血。所以然者，本有久瘀血，故令喜忘；屎虽硬，大便反易，其色必黑者，宜抵当汤下之。"《金匮要略·惊悸吐衄下血胸满瘀血病脉证治》云："病患胸满，唇痿舌青，口燥，但欲漱水不欲咽，无寒热，脉微大来迟，腹不满，其人言我满，为有瘀血。"所提健忘、粪黑、唇色痿暗边瘀斑、自觉腹胀、脉象迟缓等症，均可作为诊断瘀血时的参考。

【病案】患者，女，24岁，因小腹经常隐痛，求治于多家医院，内科大夫说是慢性结肠炎，妇科大夫说是附件炎，或静脉滴注，或肌内注射，或服吃药艾灸，均不见效。经人介绍求诊于余。

刻诊：舌暗苔薄白，脉弦细濡，饮食月经正常，无大量白带，大便时干时溏。小腹经常隐隐作痛，查右少腹麦氏点无压痛，左少腹有压痛，结合以往用药情况，排除慢性阑尾炎、肠粘连、结肠炎及附件炎等，学习汤本求真经验和仲景教诲，直断为瘀血证。

处方：少腹逐瘀汤合活络效灵丹。小茴香10g，干姜10g，延胡索20g，当归30g，川芎15g，肉桂6g，赤芍15g，蒲黄15g，五灵脂（炒）15g，丹参30g，制乳香、制没药各10g，红藤30g，怀牛膝15g。7剂，水煎服，每日1剂，分3次服。

复诊：1周后，患者反馈服第2剂药后小腹疼痛，1天拉了2～3次黑稀粪，以后几天未腹痛。效不更方，又续服上方 3 剂，要求 2 天 1 剂，每天上午、下午各服 1 次。后随访彻底痊愈，小腹未再痛过。

实践证明，按压左少腹疼痛诊断瘀血证是一个可靠的办法，简单实用，值得临床推广运用。

通窍活血汤临床发挥

"通窍全凭好麝香，桃红大枣老葱姜，川芎黄酒赤芍药，表里通经第一方"。通窍活血汤是王清任《医林改错》中很重要的一方，我在临床上使用的得心应手，效果显著。或是方中的麝香难得，抑或是价格高昂，我看到运用该方的经验文章和论文不多，反而是应用血府逐瘀汤的人很多。为了不埋没《医林改错》中这颗明珠，特此谈一谈运用此方的体会。

通窍活血汤顾名思义是以通头面七窍为主的活血散结方，王清任在书中也是如此列举治疗主症的。凡是头部面疾病，我临床上大多是以此方为主进行治疗。

方中桃仁、红花活血通经，祛除瘀滞，是一切血瘀证通用的基本药物，也是王清任在各活血化瘀方中的必用药。赤芍能通顺血脉，行血中之瘀滞，与桃仁、红花配合用于瘀滞重者最为相宜，但方中用量仅1钱，说明王清任用其重在辅佐活血，使血活而瘀自破除。另外，赤芍味苦微寒，借以缓和方中其他药物的辛温之性；川芎辛温香窜，功能行气活血，为血中之气药。朱丹溪认为川芎有"通阴阳气血"之功，其与桃仁、红花、赤芍配伍使用，加强行血散瘀的作用；与麝香合用，可增强通窍之力。

方中麝香也是重要药物（我一般用九香虫代替，此乃湘中名医彭坚教授之经验，以前我曾用白芷替代，效果较九香虫略低），性味辛温馨香，能开诸窍，通经络，兼以活血散瘀，尤其与桃仁、红花、赤芍、川芎等相配，更能增强活血化瘀作用。王清任特别强调方中麝香最为要紧。

葱姜辛散，能通达上下表里之血脉，为通阳活血之品。对于这一点我在临床上对此有深切体会，千万不要忽视，不可视为可有可无之品，或嫌其麻烦不用，用与不用，疗效大不一样。方中姜枣配合，可补脾益胃，缓和方中其他药物辛香过烈之性，保护脾胃不受刺激，并能促进食欲，增强消化功能，有利于整个方子的吸收，充分发挥应有的药效。大枣甘缓，益血止血，常被列为一些血液疾病的有效药品之一。酒是辛散之品，善通血脉。汪昂言："用为向导，可通行一身之表，行药至极高之分。"王清任于每一剂药中至少用黄酒半斤煎煮，并强调宁多勿少，其目的在于酒的行散作用，以充分发挥通窍活血药物的功效。总之，本方是上达巅顶，活血通窍的佳方，用好用活能解决不少疑难杂症。现举几个病例予以说明。

【案1】2005年10月，我开始在中医诊所坐诊，很快就赢得了名声，附近单位不少的疑难杂症患者都找上门。一日一位六十岁左右的男子找到我，系浙江瑞安人，面色白皙，中等个，说慕名而来，专治头痛。诉头痛已经几年了，从浙江到西安看了好多医生，也服用了很多药，均无效。这次再碰碰运气！我说那么多医生都看不好，自己只能试试。

刻诊：头顶微秃，印堂掐有红印，两目有神，眼睑微肿。舌略红，苔薄白，脉滑微数。说话快，脾气急，纳可，二便基本正常。前额头痛，时作时止。我思之，认为是瘀久化热，肝阳上亢。

处方：九香虫15g，桃仁10g，红花10g，赤芍15g，川芎30g，地龙10g，菊花30g，珍珠母30g，生姜6片，葱白4茎，大枣3枚，黄酒250ml。3剂试服。

3日后，患者又来了。此时已知其姓张，是会计师，随单位来西安工作，一见面先朝我笑，举起拇指说神了，这几天未头痛，不知能不能根本解决问题？我说试试看吧。效不更方，前后共服10剂药，彻底痊愈了。王清任不虚言也。

【案2】2005年12月某日下午，五六个青年男女扶着一位中年女性，约50岁，喊叫着来到诊所，言其头痛，在医院已治疗1周，无明显效果，慕名前来就诊。

刻诊：急性病容，面白略青。舌质淡暗苔白，脉弦紧。除强烈头痛外，目不张，哭喊嘶叫，余无他症。

处方：通窍活血汤加减。九香虫15g，土鳖虫15g，桃仁10g，红花10g，赤芍30g，川芎50g，全蝎30g，蜈蚣6条，生姜3片，葱白4茎，大枣6枚，黄酒250ml。3剂，水煎服。

嘱其晚上打电话汇报情况。晚上10点，其女儿如约打来电话说，晚上6点多服下第一遍药，半小时后头痛减轻，问晚上还服否？我说再吃一次。第

3天，母女又来复诊，说几天来一直未头痛，希望彻底治愈。效不更方，改川芎30g，蜈蚣3条，加白芍30g，甘草15g，续服7剂，完全治愈，患者家属感谢不尽。遗憾的是现在我已轻易不用此方了，何也？方中蜈蚣、全蝎价格上涨，且头痛轻证不用蜈蚣、全蝎，加大川芎用量亦可。

【案3】吴某，女，76岁，西电公司退休职工。2010年6月27日初诊。因常陪其夫前来看病，故对我信任有加。这天早上，找到我说：我肺炎刚出院，近两天突然手发抖、麻木、流口水、头晕，想治疗一下。

刻诊：症状如前所述，舌淡苔白腻，寸关略浮，尺弱。我说这是中风前兆，最好能住院治疗，患者执意不去，非要服中药。我只好硬着头皮出方。

处方：通窍活血汤加减。九香虫15g，桃仁10g，红花10g，当归30g，川芎18g，生地黄15g，赤芍15g，地龙12g，云苓30g，苍术、白术各15g，制首乌25g，桂枝15g，生甘草10g，全蝎10g，蜈蚣2条，生姜6片，大枣6个，葱白4茎，黄酒500ml（分三次用完）。3剂。

因患者血压偏低，桂枝、甘草强心温阳。云苓、白术、苍术健脾化湿，当归、生地、制首乌补血，蜈蚣、全蝎、地龙通络。

复诊：3天后，患者反馈服3剂药后，现在手不抖了、口水不流了、头也不晕了。听完之后，我目瞪口呆，没有想到效果如此明显。中病即止，因患者年龄大，后改为补中益气汤合血府逐瘀汤10剂善后，痊愈。

临床上我主要运用通窍活血汤治疗头部的一些病证，诸如脱发、头痛、耳鸣、褐色斑、玫瑰痤疮、脑梗死、脉管炎等。效果常常是一剂知，二剂已，出人意料。运用该方时要注意，病证尽量在上，随证加减，葱姜不舍，黄酒不去，才能保证疗效。

通窍活血汤治疗十年耳聋和白癜风

关于耳鸣耳聋，我的临床体会是一般 7 天之内用针灸和中药效果还好，超过 7 天治疗就麻烦一些。自从读了王幸福老师的《通窍活血汤临床发挥》一文，对该病又有了新的认识，打算在临床中实践一下。

【案 1】2016 年夏，诊所来了一位患者，警察。他爱人曾经在我处看过病，推荐他来看一下。自诉耳鸣、耳聋将近 10 年，原因是当初练习射击的时候，没有带护耳措施。现在抱着试试看的想法来问我有没有好办法。

耳聋耳鸣，我们之前治过不少，但是久病的效果均不明显。在他来之前，我刚拜读过王幸福老师关于通窍活血汤的应用发挥。书中言："'通窍全凭好麝香，桃红大枣老葱姜，川芎黄酒赤芍药，表里通经第一方。'这是王清任《医林改错》中很重要的一方，我在临床上使用的得心应手，疗效显著。或是方中的麝香难得，抑或是价格高昂，我看到运用该方的经验文章和论文不多，反而是应用血府逐瘀汤的人很多。为了不埋没《医林改错》中的这颗明珠，特此谈一谈运用此方的体会。

通窍活血汤，顾名思义是以通头面七窍为主的活血散结方。王清任在书中也是如此列举治疗主症的。凡是头部面疾病，我临床上大多是以此方为主进行治疗。"

尽管患者的舌象和脉象没有瘀血的表现，但是我觉得他的疾病符合通窍活血汤的中医辨证。于是决定用通窍活血汤治疗，处方按照王幸福老师书中所写套用。

处方：九香虫 15g，桃仁 10g，红花 10g，赤芍 15g，川芎 30g，地龙 10g，生姜 6 片，葱白 4 茎，大枣 3 枚，黄酒 250ml。5 剂试服。

王老师特别强调葱姜酒不能少，故光是葱白就占了少半锅，再加上我买的是绍兴花雕酒，所以还没有熬制，光泡出来的药味儿，大家就可以想象。由于我是第 1 次用黄酒和大葱熬药，心里有点忐忑不安，也不知道疗效会怎样，只好等待 5 天之后复诊时看疗效。

5 天后，患者一进门便喜笑颜开，对我说：10 年的耳聋好了。当时我惊得目瞪口呆，10 年的耳聋，竟然这么简单就好了？虽然表面上故作镇静，心里却异常激动，想："这真是秘方啊！"这么有效的方子为什么没有广泛的使用呢？

这次我又给患者开了 10 剂药，巩固疗效。等患者走了，我马上又翻阅了一下中医方剂学。该书虽然也摘录了王清任通窍活血汤的原方，但并没有强调要用黄酒、姜和葱白，而且在正文中还减少了姜和葱白的用量，并且写现代煎法水煎服。其实以前我也按照书中的方法使用过通窍活血汤，只不过没有加葱、酒，疗效不明显或疗效不佳，渐渐地我就不再使用这个方剂了，而且误以为其疗效一般，没有王清任先生书中所写的效如桴鼓。通过本病例来看，并不是这个方剂无效，而是使用的方法不对，没有按照王清任书中要求使用葱白和黄酒，或因没有用麝香，而用其他药物，如白芷等代替。

这次王幸福老师的书为我打开了另一扇门，一是强调必须使用足量的生姜、黄酒和葱白；二是用九香虫代替麝香。我觉得这两点是保证疗效的关键。

王老师对这个方剂的解释希望大家再好好读一下，原文如下。

方中桃仁、红花活血通经，祛除瘀滞，是一切血瘀证通用的基本药物，也是王清任在各活血化瘀方中的必用药。赤芍能通顺血脉，行血中之瘀滞，与桃仁、红花配合，用于瘀滞重者最为相宜，但方中用量仅 1 钱，说明王清任用其重在辅佐活血，使血活而瘀自破除。另外，赤芍味苦性微寒，借以缓和方中其他药物的辛温之性，川芎辛温香窜，功能行气活血，为血中之气药。朱丹溪认为川芎有"通阴阳气血"之功，其与桃仁、红花、赤芍配伍使用，加强行血散瘀的作用；与麝香合用，可增强通窍之力。

方中麝香也是重要药物（我一般用九香虫代替，此乃湘中名医彭坚教授之经验，以前我曾用白芷替代，疗效较九香虫略低），性味辛温馨香，能开诸窍，通经络，兼以活血散瘀，尤其与桃仁、红花、赤芍、川芎等相配，更能增强活血化瘀作用。王清任特别强调方中麝香最为要紧。

葱、姜辛散，能通达上下表里之血脉，为通阳活血之品。对于这一点我在临床上对此有深切体会，千万不要忽视，不可视为可有可无之品，或嫌其麻烦不用，用与不用，疗效大不一样。方中姜枣配合，可补脾益胃，缓和方中其他药物辛香过烈之性，保护脾胃不受刺激，并能促进食欲，增强消化功能，有利于整个方子的吸收，充分发挥应有的药效。大枣甘缓，益血止血，常被列为一些血液疾病的有效药品之一。酒是辛散之品，善通血脉。汪昂言："用为向导，可通行一身之表，行药至极高之分。"王清任于每一剂药中至少用黄酒半斤煎煮，并强调宁多勿少，其目的在于酒的行散作用，以充分发挥通窍活血药物的功效。总之，本方是上达巅顶，活血通窍的佳方，用好用活能解决不少疑难杂症。

运用该方时要注意，病证尽量在上，随症加减，葱姜不舍，黄酒不去，才能保证疗效。

后期我用通窍活血汤治疗头痛、耳鸣、褐色斑、玫瑰痤疮、脑梗死、脉管炎等病，治疗其他瘀血类疾病效果也很好。通窍活血汤治疗由外伤击打、音量过大、剧烈震动等引起的耳鸣耳聋效果比较好。

在疾病治疗过程中最主要的还是辨证准确，否则疗效不佳。比如气虚耳鸣，可用补中益气汤或者益气聪明汤；瘀血耳鸣，用通窍活血汤；肾虚耳鸣，用六味地黄丸或者耳聋左慈丸。

我曾经治疗过一位耳鸣的患者使用通窍活血汤、益气聪明汤均无疗效，后患者未再就诊。很长时间之后碰到该患者，问其耳鸣病情，患者诉其自行在药店买了六味地黄丸，服后痊愈。可见他的耳鸣症状并非源于气虚或者血瘀，而是肾虚。可是回去翻阅他的病历，症状以及舌象、脉象上并未有明显肾虚。看来在临床，对疾病需要更加仔细地辨证，才能更好地提高临床治疗效果。

临床使用通窍活血汤治疗头面部的白癜风，尤其是由化妆及外伤引起的白癜风，效果尤其好。

【案2】患者，女，2019年7月前来就诊。患者眉毛内上侧，攒竹穴位上方各有一条白癜风，身体其他部位都没有。仔细询问病情，原来几个月前她用修眉刀修理眉毛时，把这两个地方刮破了，于是就长出了这两道白癜风。由于白癜风时间比较短，而且是外伤引起的，我决定使用通窍活血汤进行治疗。

处方：九香虫15g，补骨脂15g，桃仁10g，红花10g，赤芍15g，川芎15g，生姜6片，葱白4茎，大枣3枚，墨旱莲30g，炙何首乌20g，白芷10g，黄酒 250ml。10 剂，水煎服。

本方以通窍活血汤为主，但是由于患者身体瘦弱，脉象也比较沉弱，所以处方中加了一些补肝肾的药物。服用 20 天后，在白癜风处明显长出色素岛。2019 年 9 月患者复诊时已经基本痊愈。共计服药 2 个月。这位患者之所以好的这么快，与辨证准确、方剂使用得当有关，同时也和她的白癜风面积小、得病时间短有关。

与该患者病情类似的一名小学生，演出时化妆品过敏，导致上眼睑出现白癜风，治疗方法同上。对于外因引起的头面部白癜风，通窍活血汤的治疗效果都是比较好的。

希望大家广泛使用此方，不要埋没了通窍活血汤这颗明珠，也再次感谢王幸福老师对通窍活血汤的解释及变通应用。

（常　文）

崩漏治疗

崩漏是妇科的常见病、多发病。女子以血为本，血证中尤以血崩最为凶险。明代徐春甫《古今医统大全》有"妇女崩漏，最为大病"之说，历来医家每每遇之棘手。崩漏久治不愈，耗血损气，严重影响女性的身心健康。

对于崩漏之治，观古今医家之论，多主张急则治标，缓则治本。明代方约之提出"塞流、澄源、复旧"以降，为后世医家所遵循，并将塞流放于首位，即当用止血之法，以救其急。此无疑对崩漏之治提供了借鉴，对一般崩漏，确有效验。然就临床而言，诸多崩漏患者，首用止血之法，血非不止，反如涌泉，愈治愈烈，其原因何在？

我认为，崩漏一证应因时因地因人制宜，需区别对待，尤其"因人"这一条最为重要。不能死守上述规矩，按部就班地用塞流、澄源、复阳之法。

临床上崩漏之人按照年龄大体可分为三类：青年女性、中年女性、老年女性。由于其生理特点不同，崩漏的症状虽一样，但产生的原因不同。经过多年的学习和研究，我发现青年女性多血热、中年女性多郁瘀、老年女性多虚损，故而在治法上是有区别的。

1. **青年崩漏多血热** 女性在青春时期，一般气血充沛，尤其性成熟时期，相火易动，若嗜辛辣、饮酒，或素体阴虚，均可导致血热，冲任受扰，迫血妄行，而成崩漏。正如张景岳云："病阳搏者，兼以火居阴分，血得热而妄行也。"此类证候，一般多见于闭经或月经愆期之后。临床表现为血色深红或紫，质稠、面赤、口苦、咽干、便燥，情绪易激动等，治宜升、清、凉、止。

【案1】赵某，女，25岁，2007年5月15日初诊。

主诉：月经已来了1周，还没有结束的迹象，反而有越来越多之势。经血色黑夹有血块，每日要用八张卫生巾。近两日头晕欲睡，全身乏力。

刻诊：舌微红，苔薄黄，脉浮大芤数。面无血色，口苦、咽干、目涩，心烦易怒，大便燥结，饮食尚可。

辨证：肝经郁热，相火炽盛，冲任受扰，迫血随经下行。

处方：生黄芪30g，当归30g，生地黄30g，桑叶30g，牡丹皮15g，栀子15g，生地榆60g，白头翁60g，生贯众60，云南白药1瓶（代三七粉，分3次冲服）。3剂，水煎服，每日4次。

当归、黄芪补血，牡丹皮、栀子、生地凉血散血；生地榆、白头翁、贯众为张文选家传验方；三七磨粉止血，块茎无效。上消化道出血，三七粉加白及。3天后复诊，患者告之服药后第2天经血量已大大减少，第3天就已止住。因工作需要提出不想服汤药，故开了丹栀逍遥丸合知柏地黄丸再服1个月。

按：本案是以清代傅山《傅青主女科》一书中治老年血崩的加味当归补血汤为主加减。原文为"当归一两（酒洗），黄芪一两（生用），三七根末三钱，桑叶四片。水煎服。二剂而少止，四剂不再发。夫补血汤乃气血两补之神剂，三七根乃止血之圣药，加入桑叶者，所以滋肾之阴，又有收敛之妙耳。用此方以止其暂时之漏，实有奇功，而不可责其永远之绩者，以补精之味尚少"。

【案2】李某，34岁，西电公司职工，2006年6月3日初诊。

主诉：功能性子宫出血，月经已20天不净，淋漓不尽，量少，色微黑，少腹按压略痛。服中成药宫血宁、益母草冲剂不效。特求诊中医。

刻诊：略有头晕，面白，声音不大，舌淡，苔薄白，脉沉细，饮食、二便尚可，余无他症。

辨证：气血虚亏，兼有瘀滞。

处方：生黄芪30g，当归30g，生地黄30g，霜桑叶30g，生地榆30g，生贯众30g，白头翁30g，仙鹤草50g，淫羊藿20g，仙茅10g，巴戟天（补肾）20g，怀山药15g，云南白药2瓶配药送散。3剂，水煎服。

复诊：3天后患者告之，服药后，前两天经血未止。第3天，突然一阵腹痛，阴道下一核桃大血块，而后，经血戛然而止。

续方：生黄芪30g，当归15g，熟地黄30g，川芎10g，白芍20g，仙鹤草60g，仙茅10g，巴戟天24g，山茱萸30g，怀山药30g，太子参20g，炙甘草15g，鸡血藤20g，生姜3片，大枣10个。5剂，水煎服。善后，痊愈。

按：此案治疗并无出奇治法。秉承我治疗功血证的一贯效方，用傅青主治老年血崩的效方，加减当归补血汤，并以此为主，青年加入清热凉血之药，中年加入疏肝通瘀之品，老年加入滋补肝肾之味。所要说的一点是，此证为虚中夹实，少腹按压又微痛，切记这一点，尤为关键，也是辨证的法眼。用药切不可一味光补不活，此案我在补中止涩，特意加入活血之品云南白药，事实证明，此病服药后下一大血块，经血戛然而止。证对药性，故愈。总之，无论青年、中年、老年，都要选含有大量雌激素的中药加入（丹参、杜仲、当归、阿胶），这是我的一点经验和体会。当归小量活血，大量止血；黄芩去胎热，含有雌激素、黄体酮。

2. **中年崩漏多郁**　女性生育后，尤其中年时期，烦劳事多，情志易伤，肝郁气结，每于经期、产后，余血未尽，血瘀停滞，冲任受损，导致瘀血不去，新血难以归经，而成崩漏。临床表现为阴道出血，时多时少，血色紫暗有块，少腹痛，或有乳房胀痛，口苦咽干，胸脘郁闷不舒，头昏，肢体乏力等。舌质淡紫或有瘀斑，脉象沉弦。治宜升、疏、化、止。

【案3】寿某，女，38岁，2008年初诊。

主诉：月经已来1个多月，淋漓不尽，时多时少，心情郁闷，胃脘及右胁下胀痛，纳差。有乙型肝炎家族史，其兄已因肝癌故去，整日担心自己癌变。

刻诊：面色白皙透红，舌淡苔薄白，脉弦细涩，经常为小事耿耿于怀、纠结不清，心烦易怒。小便可，大便略干。

辨证：情态失畅，肝经郁滞，冲任受损，络血外溢。

处方：生黄芪30g，当归30g，生地黄30g，桑叶30g，柴胡15g，白芍15g，茯苓12g，白术12g，薄荷10g，陈皮10g，香附6g，川芎10g，枳壳10g，生甘草10g，鸡血藤15g，云南白药1瓶随药送服。5剂，水煎服，每日2次。

枳壳、陈皮健脾胃，鸡血藤补血且活血。

一周后复诊，告之服药后经血逐渐增多，于第2天晚上8时许，阴道突然流下一肉块，有核桃大小，同时伴有大量出血，而后经血慢慢减少。第3天经血止，胃脘及右胁下胀痛消失。上方去加味当归补血汤，加青皮、郁金，又服5剂，各症均平，痊愈。

按：此案为中年女性之漏证，下血1个月多，经血淋漓不尽，心情郁闷，更加重漏血。故取止疏并用之法，加味当归补血汤合逍遥散再合柴胡疏肝饮，药中病机，故而取效。

3. 老年崩漏多虚损 女性进入围绝经期，脾肾功能逐步减弱，精血虚衰；或肝肾阴虚，热伤冲任；或有脾虚，血失统摄，迫血妄行。症见非经期或绝经后的阴道流血，时多时少，淋漓不尽，少则10余日，血色淡红，或量少色深，多伴有头昏，耳鸣，腰酸，腿软，面色少华，或颧红潮热，精神、食欲缺乏等，脉象沉细或细数少力，舌质淡红或有紫斑，苔薄白或光红无苔。治宜升、补、固、止。

【案4】吴某，女，53岁，2005年9月20日初诊。

主诉：已闭经3～4年，近两日突然阴道出血。服用中成药宫血宁和云南白药均无效，特来就诊。

刻诊：阴道出血，其量多色鲜红，淋漓不尽。头昏，腰酸腿软，全身无力，面色不荣，口干不欲饮水，纳少。舌淡红，苔薄白而干，脉细数。平时有潮热，心烦，心悸，汗出，记忆力下降，耳鸣。

辨证：肝肾不足，虚火扰冲，脾虚失统，宫血失摄。

处方：生黄芪30g，当归30g，桑叶30g，生地黄30g，高丽参30g，制龟甲50g。女贞子30g，墨旱莲30g，淫羊藿30g，仙茅10g，巴戟天10g，黄柏10g，知母10g。3剂，水煎服，日1剂，分3～4次服用。云南白药1瓶随药送服。

3天后复诊，告之服第1剂后阴道出血少了许多，3剂药服完出血基本止住。效不更方，上方去高丽参，减制龟甲为15g，再服5剂，痊愈。

按： 此案以加味当归补血汤止血，针对老年女性特点加入峻补肝肾之药高丽参、制龟甲、二仙汤之类，标本兼治，药中病机，故而取得捷效。

【案5】王某，漯河人，49岁。大出血不止。

处方：胶红饮合止崩汤加减。东阿胶（烊化冲服）30g，当归30g，红花6g，1剂血少，3剂血止。冬瓜仁30g，仙鹤草50g，生黄芪30g，生地黄30g，桑叶15g，菟丝子30g，红参15g，断血流40g。仙鹤草补中有通，止咳，止痢，止血。

按： 胶红饮原方陈阿胶1两（米粉拌炒成珠），全当归1两，西红花8钱，冬瓜子5钱（《验方新编》）。

神效验方胶红饮

原方组成：陈阿胶 1 两（30g，米粉拌炒成珠），全当归 1 两（30g），西红花 8 钱（24g），冬瓜子 5 钱（15g）。

年迈妇人骤然血海大崩不止。以天泉水煎服上方 2 次，然后去滓。身发热，即以六安茶叶 3 钱煎服。

崩漏有少妇大崩不止，服大补剂不效，畅饮不下，昏晕几次，势在危笃，即此胶红饮减去红花一半，投之立效。

摘自《验方新编》《良方集腋·卷下》《续名医类案》等文献中。

【案1】李某，女，13 岁。自初潮以来，每月月经总是不干净。这次月经持续 19 天，淋漓不止，血色淡红，色淡苔白，脉沉濡无力，饮食尚可，二便正常。服用了好多中药仍止不住，乃赴西安寻余治疗。

西医诊断：无卵性功血。

中医辨证：肾精不足，冲任不固。

处方：胶红饮合止崩汤加减。阿胶（烊化）30g，当归 30g，红花 6g，冬瓜子 15g，生黄芪 30g，仙鹤草 60g，白芍 90g，海螵蛸 30g，菟丝子 30g。3 剂，水煎服，日 3 次。

方中大量白芍止血，利尿。菟丝子补肾，补充黄体酮。益母草、杭白菊、仙鹤草合用以断血流。服后第 1 天，下鲜红血减少，第 2 天血止，第 3 天干净。患者母亲大喜。后又服 3 剂巩固，最终治愈。（古道瘦马医案）

【案2】许某，女，45 岁。1976 年 9 月 18 日诊。

病史：患者平素月经 28 天一至，量多有块，持续 10 天。于 1971 年发现患有子宫肌瘤，月经量增多，持续 12 天，曾用少腹逐瘀汤加减 15 剂，血止。经某医院检查肌瘤消失。1972 年有两次子宫大出血，服用当归补血汤，治愈。1976 年 5—6 月出现闭经，后因劳累又出现不规则子宫出血，淋漓不止 45 天，色红有小血块，心慌气短，二便如常。又用当归补血汤治疗，血出如涌，并有

7cm×8cm×3cm 大小血块。服用西药肾上腺色腙片（安络血）等，无效。

1976 年 9 月 6 日妇科检查：外阴正常，阴道通畅，宫颈轻度糜烂，宫口松弛，宫体大小正常，偏左，活动正常，无压痛，右侧附件有 3cm×3cm×2.5cm 之活动囊肿。9 月 8 日行诊断治疗性刮宫术，刮出较多呈条状增厚的内膜组织，病理检查为子宫内膜囊性增生。

术后 1 日血止，第 2 日又出血不止，曾用益气养血之剂 7～8 剂，出血量有所减少，但仍出血，建议切除子宫，患者不同意，后寻求中医治疗。

刻诊：血崩已 50 余天，面目肢体虚浮萎黄，头痛头晕，自觉头部沉重胀大，两目发花，惧视色布及书报，睁目则心慌，气短烦急，委屈欲哭，哈欠频频，咽喉紧痛，四肢冷战，惊悸健忘，腹鸣辘辘，饮食、二便一般，血红蛋白 60g/L，苔薄淡黄，舌质淡，舌下静脉怒张，其色青紫，脉沉细，尺脉浮大无力。

辨证：久病暴崩，血虚兼瘀。

治法：养血活血。

处方：胶红饮原方 1 剂。

服后崩血即止。续服归芍六君子汤 10 余剂，善后理。血红蛋白升至 140g/L。随访 2 年余，患者能坚持整日工作，月经正常。（《三代世医宗修英医案医话集》）

【案 3】郝某，女，27 岁。1978 年 10 月 5 日就诊。自诉近 3 年来崩漏不止，血色深红，口渴不欲饮，头晕面赤，烦躁不寐。舌质红，苔微黄，脉滑数。

辨证：热郁于内，迫血妄行。

治则：（遵照妇人秘科明方一书）初止血，次清热，后补其虚。

处方：急服胶红饮加味。阿胶 20g，当归尾 30g，红花 30g，冬瓜子 15g，蜂房 7g，生地炭 20g，侧柏叶 10g。3 剂。

复诊：崩漏已止，但心慌、失眠，上方加茯神、炒枣仁补心安神。

三诊：纳食不佳，又加焦白术、建曲、龙眼（元肉）三味醒脾快食之药，再服 10 剂而痊愈。（贺升效《中医临床效集》）

胶红饮方出自清代鲍相傲的《验方新编》和魏玉煌的《续名医类案》等文献中。原治老年血崩不止，用阿胶蛤粉炒成珠一两，当归一两，红花八钱，冬瓜子五钱，天泉水煎一剂即止。药尽四味，疗效甚奇。

盖阿胶性味甘平补血止血，用蛤粉同炒增强止血之功；当归甘辛而温，补而兼通，归、胶二味，入肝补血，使血有所藏。冬瓜子甘平，化痰浊，冬瓜烂而子不烂，其祛腐排浊，激浊扬清之效明矣。红花辛微温，活血祛瘀通经，盖浊瘀留滞胞宫，新血不得归而妄行。

昔云："旧血不去则新血不生"。瘀血一去，血行经隧，血不止自止矣。瓜子、红花，一化浊而导痰，一行血而化痰，量大而药少，取其力专而效宏。

综观全方，归、胶补血，补而不滞，红花、瓜子清而兼通，通不伤正，乃激浊扬清，通补兼施之良方。

从现代医学角度讲，胶红饮具有能顺利地使子宫内膜剥脱作用，相当于西医的刮宫术而又避免了刮宫的痛苦及刮宫对人体的损伤。已故名老中医蒲辅周云："此方对骤然血崩，非癌瘤出血，投之多见效，我也用于久漏不止。某患漏下50多天，用此方治疗，排出血块而愈。"

笔者在临床中多用之于因崩漏日久而成虚成瘀、气随血脱、阴血亏虚者，多获奇效。如兼气虚者，本方合举元煎、补中益气汤，使脾有所统，血有所藏，二方相合，相得益彰；兼阴血亏虚，肾阴虚者加生地、熟地、二至丸，肝肾相须，以固其本。另可选用仙鹤草、荆芥炭、地榆炭、黄芩炭、血余炭、三七粉诸药，以助止血之功。案中因瘀而兼中气亏虚，用胶红饮与举元煎同用，乃塞流与澄源同用，以增强止血功效。血止之后，气血亏虚，用归芍六君子汤培补肝脾，以助气血恢复。

功能性子宫出血立效方

功能性子宫出血，简称功血，是由于下丘脑－垂体－卵巢轴（HPO轴）异常调节引起的神经内分泌异常引发的非正常子宫出血的非器质性病变。本病是妇科常见疾病，约占妇科患者的10%。临床上将这种疾病分为两种，即无排卵型功血和排卵型功血。无排卵型常发生于青春期和围绝经期女性。青春期功能性子宫出血是由于神经内分泌中枢发育不全或成熟延迟所致。围绝经期女性出现功血主要是由于下丘脑－垂体－卵巢轴功能减退，是由卵巢功能不断衰退引起。中医在治疗功能性子宫出血上具有其优越性。中医学认为功血属于"崩漏"，女性不在行经期间阴道突然大量出血，或淋漓下血不断者，称为"崩漏"，前者称为"崩中"，后者称为"漏下"。

主方：生黄芪60g，当归30g，生地黄30g，白芍100g，藕节30g，生地榆60g，生龙骨、生牡蛎各30g，仙鹤草50g，乌梅30g，海螵蛸30g。

主治：重症和长期功能性子宫出血。

这是我临床上用的一个很有效的验方。可以说屡用屡验。

【病案】刘某，女，40岁。

病史：患者在黑龙江，崩漏1个月，经血淋漓不断，时多时少，人也虚弱无力，连上下楼的力气都没有。头晕，心悸，纳少，恶心，大小便尚可，舌象脉象不明。西药止血无效，心中恐慌，经人介绍不远千里电话求治。患者崩漏时间较长，尽管没有面诊，根据口述症状，基本可以诊断为气血虚亏，拟补气敛涩，双管齐下。

处方：生黄芪60g，当归30g，生地黄30g，白芍100g，藕节30g，生地榆60g，生龙骨、生牡蛎各30g，仙鹤草50g，乌梅30g。3剂，水煎服，每日1剂，分3次服。

复诊：3天后电话告之服药后，下血稍有减少，但恶心呕吐，小腹下坠。令其加姜半夏30g，生姜10片，再服1剂。后反馈仍然恶心，想吐吐不出来，很难受。我认为是胃气偏弱，药轻病重，又易方如下。

处方：生黄芪 120g，当归 30g，白芍 100g，桑叶 30g，生地榆 60g，红参 15g，仙鹤草 50g，乌梅 30g，大枣（切）10g。2 剂，水煎服，每日 1 剂，分 3 次服。

三诊：2 日后患者反馈血量减少，但还不净，时有时无，量不多，人稍有精神。说明此方已见效，略为调整，击鼓再进，上方白芍减量为 60g，毕竟偏寒，再加海螵蛸 15g，进一步固涩，陈皮 10g，炒神曲、炒山楂、炒麦芽各 15g、生姜 6 片，调胃。2 剂，水煎服，每日 1 剂，分 3 次服。

2 日后电告于我，血已完全止住，但人还是虚弱而力。此为亏虚时间太长，无形之气易补，有形之血难复，令其将人参归脾丸合左归丸，加 1 倍量，坚持服 1 个月善后。（古道瘦马医案）

按：此患者无疑属于重症崩漏，即西医学功能性子宫出血较重，应用止血药无效，欲行清宫术，患者未允，求治中医。

此案采取的是气血双补加收涩，因病重，故大剂重投，所以收效很快。但是由于患者虚不受补，中间出现恶心欲吐，小腹下坠，又加调胃止呕之药，此亦很有必要，否则难以受补，血就很难止住。在治疗主病时要适当调理兼症。

水病治疗主方：五苓散

五苓散治口渴尿少，源自《伤寒论》。

《伤寒论》第71条：太阳病，发汗后，大汗出，胃中干，烦躁不得眠，欲得饮水者，少少与饮之，令胃气和则愈；若脉浮，小便不利，微热，消渴者，五苓散主之。

五苓散方：猪苓十八铢（去皮），泽泻一两六铢，白术十八铢，茯苓十八铢，桂枝半两（去皮）。右五味，捣为散，以白饮和服方寸匕，日三服。多饮暖水，汗出愈，如法将息。

第72条：发汗已，脉浮数，烦渴者，五苓散主之。

第73条：伤寒，汗出而渴者，五苓散主之；不渴者，茯苓甘草汤主之。

第74条：中风发热，六七日不解而烦，有表里证，渴欲饮水，水入则吐者，名曰水逆，五苓散主之。

第141条：病（结胸）在阳，应以汗解之，反以冷水潠之，若灌之，其热被劫不得去，弥更益烦，肉上粟起，意欲饮水，反不渴者，服文蛤散。若不差者，与五苓散。

第156条：本以下之，故心下痞，与泻心汤；痞不解，其人渴而口燥烦，小便不利，五苓散主之。

第244条：太阳病，寸缓关浮尺弱，其人发热汗出，复恶寒，不呕，但心下痞者，此以医下之也。如其不下者，病人不恶寒而渴，此转属阳明也。小便数者，大便必硬，不更衣十日无所苦也。渴欲饮水，少少与之，但以法救之；渴者，宜五苓散。

第386条：霍乱，头痛发热，身疼痛，热多欲饮水者，五苓散主之；寒多不用水者，理中丸主之。

《金匮要略》第12篇第31条：假令瘦人脐下有悸，吐涎沫而癫眩，此水也，五苓散主之。

第 13 篇第 4 条：脉浮，小便不利，微热消渴者，宜利小便发汗，五苓散主之。

再看第 13 篇第 5 条：渴欲饮水，水入则吐者，名曰水逆，五苓散主之。

综上所述可发现五苓散的基本适应证，包括渴欲饮水与小便不利同时出现。或然症是可见可不见的，即呕吐、腹泻、身痛、发热、口燥、心烦、心下痞、脉浮、发热、呕吐涎沫、癫痫等症状都是可见可不见的。必见的是引起小便不利。再看它的服用方法，是多饮暖水。病愈的指征是汗出愈，也就是汗出即愈。

我们分析以上特点，湿邪侵犯脾胃导致脾失健运，胃失和降，胃气上逆，或者是通降过度，表现为呕吐泄泻，导致津液不足，出现口渴，小便量少。服用五苓散，多饮暖水的目的是补充丢失的津液，津足才能上承于口，解除口渴；下化成尿液，去除小便不利；外化成汗液，而见汗出则愈。

五苓散的功效应该概括为化湿邪，健脾胃，生津液。

津液代谢失常，造成局部的水壅津亏，五苓散可以达到水液吸收促进剂功效。水病治疗主方由此而想到一列问题的治疗：泽泻汤、青龙汤、桂枝去桂加茯苓白术汤、苓桂术甘汤、肾着汤、外台茯苓饮、真武汤、当归芍药散、枳术丸……

【案 1】五苓散治疗不孕症

苗某，女，34 岁，陕西西安人，2020 年 11 月 9 日初诊。主诉不孕。自六年前结婚以来，未采取避孕措施，但一直未能怀孕。患者身材较高，目测约 170cm，体型丰满，自述能吃能喝，睡眠也好，除月经不调，并无其他不适。曾于医院进行多次检查，身体无任何问题，但就是无法怀孕，心里着急。这几年四处求医，中药也吃了不少，均未能如愿。

刻诊：不孕，月经周期长，2 个月 1 次，月经量少，色深，有血块。尺脉弱，舌淡苔白滑。

辨证：水瘀互结，脾肾两虚。

处方：当归芍药散合抵当汤加减。当归 12g，赤芍 15g，川芎 12g，茯神 15g，麸炒白术 15g，泽泻 15g，桃仁 10g，生大黄 3g，生水蛭 10g，虻虫 10g，丹参 15g，菟丝子 15g，女贞子 10g，墨旱莲 12g，杜仲 15g，川续断 15g，怀牛膝 10g，益母草 30g，泽兰 12g。5 剂，水煎服。

二诊：服药 1 个多月，共计服 40 剂药，3 天前月经至，经量较以往多一些，月经期间未服药，今日特来复诊。原方不变，加生麻黄 3g，5 剂，每日 1 剂，水煎服。

三诊：1 月 19 日患者电话告之前几天去医院检查，确定已怀孕，非常感谢老师，喜悦之情溢于言表。此患者服药 2 月余，共服中药 60 余剂，多年不孕痊愈。

【案 2】五苓散治疗卵巢囊肿

任某，女，33 岁，内蒙古人，2021 年 2 月 28 日初诊。自诉 2020 年 12 月怀孕后，到医院行常规检查时，医生告之其右侧卵巢有一个囊肿，尺寸比较大（10cm×6cm×7cm）。后辗转几家医院，有的医生建议手术切除，有的建议继续观察。患者是中医爱好者，平时也在自学中医，内心实在不想进行手术治疗，又不愿被动等待，故下定决心，采取中医保守治疗。

刻诊：右侧卵巢生一囊肿，正在孕期（怀孕 2 个多月），易饥，尿频；腰部疲乏无力，舌淡红，苔薄白，右弦滑，左弦细滑。

辨证：脾肾阳虚，湿阻气机。

处方：五苓散加减。茯苓 30g，菟丝子 30g，金樱子 30g，泽泻 15g，猪苓 15g，肉桂 6g，焦杜仲 30g，怀山药 30g，生白术 50g，川续断 15g。15 剂，水煎服，日服 3 次。

复诊：2021 年 3 月 20 日反馈服药后各方面都有改善，血压基本正常，以前是 100/60mmHg，现在升到 110/70mmHg；最明显的感觉是以前每次抽血都会头晕，前几天检查抽了 2 管血，没有头晕的感觉；易烦、尿频也有很大改善。周三（3 月 17 日）在医院复查 B 超，囊肿明显缩小，由原来的 10cm×6cm×7cm 减至 8.8cm×8.5cm×4cm，此外，胎儿发育也非常好。效不更方。

三诊：患者于 2021 年 4 月 14 微信反馈 B 超检查示囊肿已经彻底消失，胎儿发育正常。初诊时卵巢囊肿是 10cm×6cm×7cm，有压痛，现检查是 6cm×5cm×2cm，无压痛。停药后出现尿频，遇寒稍有增加，便秘程度明显增加，用力排便会阴道见血（不会持续，血量很少），其他一切都好。

【案3】泽泻汤治疗高血压

张某，女，60岁，陕西西安人，2021年5月10日初诊。患者有高血压病史，一直服用西药降压，5月10日清晨血压突升至180/120mmHg，头晕站立不稳，经人介绍前来求诊。

刻诊：高血压，头晕，胃胀，纳差，腿酸腿软，舌胖大，苔白厚，寸关弦滑。

处方：茯苓30g，茯神30g，泽泻70g，生白术30g，怀牛膝30g，陈皮30g，蓝布正30g，生姜10片，肉桂10g，代赭石30g。3剂，水煎服。

复诊：患者于2021年5月13日反馈服2剂药后，血压降至140/90mmHg，头疼头晕消失，腿酸软改善；舌苔厚略减轻，疗效满意。另胃胀未消除，有颈动脉斑块，里急后重。原方略作加减，处方如下。

处方：茯苓30g，茯神30g，泽泻70g，生白术30g，怀牛膝30g，陈皮30g，蓝布正30g，生姜10片，肉桂10g，代赭石30g，薤白30g，厚补30g，枳壳30g，太子参15g，焦三仙各15g。

【案4】五苓散治疗高血压

胡某，男，65岁，陕西西安人，2021年4月29日初诊。

刻诊：高血压（150/70mmHg），尿酸高，尿频，窦性心律，心动过缓。舌胖苔白，苔略厚，舌樱线，舌边有齿痕，脉沉。

处方：五苓散加减。茯苓30g，茯神30g，猪苓30g，泽泻45g，肉桂10g，炒白术30g，杜仲30g，葶苈子20g，车前子20g，蓝布正30g。7剂，水煎服。

复诊：患者于2021年5月13日反馈服7剂药后，血压变化不明显；尿频改善，窦性心律过缓改善。原方略作加减，去葶苈子，加苍术30g，钩藤30g，生百合30g，怀牛膝30g，生甘草10g。7剂，水煎服。

【案5】五苓散治疗高血压

夏某，女，56岁，陕西西安人，2021年4月27日初诊。

刻诊：高血压，后头痛，头顶麻，心悸，胆汁反流性胃炎，目胀咽痛。舌淡苔白腻，脉浮滑。

处方：五苓散加减。柴葛根60g，怀牛膝30g，茵陈30g，茯苓45g，猪苓

30g，肉桂 10g，生白术 45g，泽泻 50g，车前子 20g，代赭石 40g。7 剂，水煎服。

复诊：患者于 2021 年 5 月 11 日反馈服 14 剂药后，血压基本正常，头晕减轻，后头痛、头顶麻改善；目胀消失。另有脚麻，梦多不寐。原方略作加减，改茯苓为茯神，加蓝布正 30g，生甘草 6g，全蝎 5g，炒酸枣仁 30g。7 剂，水煎服。

【案 6】五苓散治疗黄斑水肿

李某，女，65 岁，陕西榆林人，2021 年 3 月 20 日初诊。

刻诊：左眼眼底出血，黄斑水肿，视物模糊，脉沉滑，舌淡嫩，苔白水滑。

处方：五苓散合抵当汤加减。泽泻 30g，猪苓 20g，茯苓 30g，桂枝 15g，麸炒白术 30g，生水蛭 10g，桃仁 10g，虻虫 10g，酒大黄 10g，生麻黄 6g，羌活 6g，车前子 20g，怀牛膝 10g，葶苈子 3g。10 剂，水煎服。

从 3 月 20 日初诊至 5 月 9 日五诊，患者共服药 50 剂，黄斑水肿渐消，视力明显改善，目前仍在治疗中。治疗过程中，一直以五苓散合抵当汤为主，随症加减，患者各项症状都在持续改善。

五诊处方：泽泻 30g，猪苓 30g，茯苓 45g，桂枝 15g，生水蛭 10g，桃仁 10g，虻虫 10g，生麻黄 6g，羌活 10g，车前子 20g，葶苈子 3g，土鳖虫 10g，木贼 10g，丹参 30g，肉桂 10g，怀牛膝 10g，生白术 50g，香附 30g，夜明砂 30g，夏枯草 30g。

【案 7】五苓散治疗腺样体肥大

宋某，女，6 岁，陕西西安人；2021 年 4 月 22 日初诊。

刻诊：腺样体肥大，睡觉打鼾，纳差，便干，舌尖边红苔厚瘀点。

处方：五苓散、阳和汤合消瘰丸加减。猪苓 15g，泽泻 10g，茯苓 15g，肉桂 3g，生白术 45g，生麻黄 3g，白芥子 6g，生甘草 6g，炮姜 3g，酒大黄 3g，生地黄 10g，生牡蛎 15g，玄参 30g，浙贝母 15g，砂仁 6g，石菖蒲 10g，佩兰叶 6g，刘寄奴 3g，鹿角霜 15g，黄连 3g，竹茹 10g。10 剂，水煎服。

复诊：患者于 2021 年 5 月 11 日反馈服 10 剂药后，睡觉打鼾明显改善；大便正常，食量增多，只是孩子小，服药困难，不想再服汤药。处方略加减如下。

处方：猪苓 30g，泽泻 30g，肉桂 6g，生白术 25g，苍术 25g，生麻黄 5g，浙贝母 30g，穿山甲 20g，茯神 45g，川贝母 10g。2 剂，共研细末，每日 2 次，每次 6g。

【案 8】五苓散治疗痿证

李某，女，42 岁，陕西安康平利人，2020 年 11 月 8 日初诊。

刻诊：痿证（渐冻症）四年，四肢痿软，言语不清，四年前麻醉后引起双关浮滑，舌淡红苔剥。

处方：生麻黄 15g，桂枝 15g，肉桂 10g，苦杏仁 10g，生甘草 15g，高丽参 30g，当归 15g，川芎 10g，细辛 3g，干姜 10g，生石膏 30g，鸡血藤 30g，穿破石 30g，穿山甲 10g，制南星 30g，生黄芪 60g，陈皮 10g，苍术 15g，炒白术 15g，熟地黄 30g，生姜 6 片，大枣 3 枚，山茱萸 30g。

患者分别于 2021 年 1 月 10 日二诊；2021 年 3 月 30 日三诊；2021 年 4 月 26 日四诊。其中初诊、二诊方药变化不大；三诊、四诊时依据舌脉指征，加入五苓散，疗效显著，处方如下。

处方：粉葛根 15g，柴葛根 15g，忍冬藤 30g，卷柏 15g，淫羊藿 30g，鹿角胶 10g，熟地黄 30g，木瓜 10g，白芍 30g，炒薏苡仁 30g，合欢皮 15g，泽泻 15g，炙甘草 10g，生晒参 10g，穿山甲 6g，生麻黄 15g，鹿茸 3g，穿破石 30g，生黄芪 60g，苍术 10g，茯苓 30g，猪苓 30g，桂枝 15g。

五诊：失眠，四肢无力，脉沉弱无力，舌淡苔剥脱。

处方：金雀根 30g，生麻黄 20g，桂枝 25g，苦杏仁 10g，生甘草 10g，（细）生晒参 20g，当归 15g，生黄芪 90g，茯神 30g，生白术 30g，猪苓 15g，泽泻 20g，厚朴 10g，陈皮 10g，淫羊藿 30g，鹿茸 5g，怀山药 30g，五味子 30g，路路通 10g，烫狗脊 15g，杜仲 30g，川续断 15g，柴葛根 30g，鸡矢藤 30g，龟甲胶 15g，首乌藤 30g，炒酸枣仁 30g。每日 1 剂，服用 30 天，共 30 剂。另马钱子胶囊 30 粒（每粒 0.6g），每日 1 次，临睡前服 1 粒。

【案 9】五苓散治疗脑部占位性病变

付某，女，47 岁，四川成都人。

刻诊：脑部占位性病变，颈椎麻木僵硬疼痛，眩晕头昏，全身无力，纳可，汗多，眠差易醒，右寸关浮软左寸沉弱，舌淡，苔白，边有齿痕。

处方：桂枝加葛根汤、五苓散合抵当汤加减。桂枝 30g，白芍 30g，生甘草 10g，柴葛根 60g，生黄芪 90g，党参 30g，茯神 30g，泽泻 30g，猪苓 30g，生白术 30g，酒大黄 10g，生水蛭 10g，虻虫 10g，桃仁 10g，生牡蛎 30g，生龙骨 30g，山茱萸 30g，牛蒡子 10g，生姜 6 片，大枣 3 枚。15 剂，水煎服，日 3 服。

复诊：2021 年 5 月 4 日患者于网上反馈 15 剂药服完，眩晕头昏好转，后自行照原方继续服用，现在基本上不会昏倒了；颈椎病改善，出汗有所减轻。因病情减轻，心里焦虑减少，故不想来面诊，请老师在网上开方。除以上反馈的情况，偶有头痛，服药后出现腹泻，干呕、头痛、腹胀加消化不良，并言明不愿服生姜。

处方：旋覆代赭汤加减。旋覆花（包煎）30g，代赭石 30g，南沙参 60g，姜半夏 15g，枳壳 15g，陈皮 10g，厚朴 10g，砂仁 10g，炒神曲、炒山楂、炒麦芽各 15g，生姜 10 片，大枣（切）3 个。3 剂，水煎服，日 3 次。

家属反馈 3 剂药服完后，总体来说状态还不错。不再头痛呕吐，左边身体有轻微的手痛、脚痛、腰痛（均是左侧）。恢复原方，1 剂药分 3 天吃。半月后改为每两日 1 剂。25 剂后略作加减，调整为下方。

处方：生黄芪 60g，桂枝 30g，白芍 30g，仙鹤草 30g，枳壳 30g，柴葛根 60g，茯神 60g，泽泻 30g，猪苓 30g，炒白术 45g，苍术 30g，酒大黄 6g，生水蛭 10g，虻虫 10g，桃仁 10g，生牡蛎 30g，牛蒡子 10g，蔓荆子 10g，生龙骨 30g，山茱萸 30g，干姜 15g，肉桂 6g，车前草 20g，生姜 6 片，大枣 3 枚。20 剂，水煎服，日 3 服。

加仙鹤草 30g 益气收敛止泻，加干姜 15g 温阳止泻，加蔓荆子 10g 通络止头痛。

按：这是一个治疗脑胶质瘤的相对成功的医案。该案主要以五苓散合抵当汤加牛蒡子、蔓荆子为主方，其余的药都是针对当时的症状进行加减的。以五苓散进行加减治疗脑瘤，是我多年思考的结果。我一贯认为脑瘤之类对应中医学的痰饮和包块，五苓散是一个利水化饮的专方，符合病机。以抵当汤治疗脑瘤，是取活血祛瘀之意。这个经验来自于北京名医裴永清老师的推广，裴老师用这个方子进行加减，治疗了很多的脑部疾病。本案中的两个专药，蔓荆子是治疗头部诸窍的一味良药，能治脑瘤是全国肿瘤专家王三虎老师的经验。牛蒡子是我多年思考整理出来的一味专治头部肿瘤药物。最早是从普济消毒饮中引起我注意的。普济消毒饮是治头面肿壅，咽喉不利的一个名方。其病位就在头部。裴永清老师将此方作为专治头部肿瘤的一个验方，有很多成功的案例。我琢磨了很长时间，突然发现其中的主药应该是牛蒡子。为什么这样认识呢？我过去看了很多牛蒡子功效的验案，基本上都是治疗头部疾病。再结合裴老师的经验，我认为其是一味专治头部脑瘤的妙药。而后在临床实践中大量的使用验证，结果功夫不负有心人，证实了我的猜想。这个病例只是我治疗脑瘤的其中的一例。故在此提出，并向大家推荐。（古道瘦马医案）

【案10】异功散治疗肺癌

吕某，女，78岁，四川成都人，2021年2月2日初诊。自诉肺癌已转移，肺部疼痛。

处方：异功散加减。陈皮10g，茯苓30g，麸炒白术30g，生甘草15g，半枝莲30g，白花蛇舌草30g，鸡矢藤60g，生晒参20g。10剂，水煎服，日3服。

复诊：2021年5月13日患者诉患病后自学中医，买了王老师全套书，懂一些医理，在别处看中医，处方大都是抗癌药的堆积，服用后感觉胃不舒服，病情也无改善。王老师开方虽然药味少，也不是针对肺癌，服药后感觉很好，各方面都有改善，故特来西安复诊。

刻诊：肺癌骨转移，肺部疼痛，左腿肿胀疼痛，胃胀，便溏，鼻干痒痛，右浮数软，舌淡苔净。原方略作加减。

处方：陈皮10g，茯苓30g，麸炒白术30g，生甘草15g，半枝莲30g，白花蛇舌草50g，鸡矢藤120g，生晒参20g，砂仁15g，冬虫夏草1g，大枣6枚。20剂，水煎服，日3服。

【案11】五苓散治疗脊髓空洞

段某，男，34岁，陕西西安人，2021年5月4日初诊。

刻诊：脊髓空洞，心动过速，重度脂肪肝，慢性肠炎，咽部滤泡增生。怕冷易感，易疲劳，汗多。舌胖大有齿痕、苔黄腻，脉沉弱。

处方：五苓散合玉屏风散加减。麸炒白术 30g，苍术 30g，制附子 6g，干姜 30g，生甘草 15g，茯苓 25g，泽泻 30g，猪苓 30g，肉桂 10g，生黄芪 45g，防风 10g，仙鹤草 30g，茯神 25g。7 剂，水煎服。

【案 12】五苓散治疗荨麻疹

马某，女，38 岁，陕西西安人，2021 年 5 月 10 日初诊。

刻诊：荨麻疹 3 个月余，月经量少，烦躁。舌胖大有齿痕、苔白，脉浮濡。

处方：五苓散合逍遥散加减。柴胡 10g，当归 12g，川芎 10g，茯神 30g，生白术 45g，泽泻 30g，白芍 10g，桂枝 10g，生麻黄 6g，猪苓 15g，肉桂 3g，徐长卿 20g，白鲜皮 30g，蝉蜕 10g，地肤子 15g，生甘草 10g，鸡血藤 30g，生姜 6 片，大枣 6 枚。10 剂，水煎服，日 3 服。

【案 13】五苓散治疗口水多

李某，女，36 岁，陕西西安人，2021 年 4 月 29 日初诊。

刻诊：口水多（多年），月经延后，手脚冰凉，失眠。舌胖大有齿痕、水滑，脉浮细无力（左沉细无力）。

处方：五苓散合附子理中汤加减。制附子 10g，干姜 20g，益智仁 30g，生甘草 30g，猪苓 30g，茯苓 45g，泽泻 30g，肉桂 10g，当归 15g，白芍 15g，川芎 10g，太子参 30g，麸炒白术 30g，茯神 15g，清半夏 15g，桂枝 15g，鹿角胶 10g。7 剂，水煎服。

【案 14】当归芍药散治疗子宫腺肌症

杨某，女，32 岁，陕西西安人，2021 年 5 月 11 日初诊。

刻诊：痛经严重（子宫腺肌症），月经量大，舌淡，苔白厚、水滑，左寸关浮软，右浮滑。

处方：当归芍药散加减。当归 15g，白芍 30g，麸炒白术 30g，茯神 30g，川芎 10g，泽泻 30g，熟地黄 30g，生麻黄 3g，鸡血藤 30g，穿山甲 3g，白芥子 10g，肉桂 10g，苍术 30g，鹿角霜 30g，生牡蛎 30g，生姜 10 片。10 剂，水煎服。

【案 15】当归芍药散治多囊

闫某，女，31 岁，陕西西安人，2021 年 5 月 4 日初诊。

刻诊：多囊卵巢，甲状腺结节，舌淡，苔白，边有齿痕，脉浮滑。

处方：当归芍药散合玉屏风散加减。当归 15g，赤芍 15g，川芎 10g，茯神 30g，生白术 45g，泽泻 30g，丹参 30g，急性子（凤仙花子）3g，生麻黄 6g，积雪草 30g，菟丝子 30g，杜伸 15g，怀牛膝 10g，白芥子 10g，生甘草 10g，女贞子 10g，墨旱莲 10g，生姜 10 片。15 剂，水煎服。

【案 16】五苓散治冠心病

苗某，女，82 岁，陕西西安人，2021 年 5 月 6 日初诊。

刻诊：头晕，疲乏无力，胸闷胸痛，舌红，苔薄，边有齿痕，脉弦硬（动脉硬化）。

处方：五苓散合冠心 2 号加减。茯苓 30g，泽泻 30g，猪苓 30g，生白术 45g，肉桂 10g，羊红膻 30g，丹参 30g，鸡血藤 30g，天麻片 30g，赤芍 10g，川芎 30g，红花 10g，降香 6g，金荞麦 30g，炒麦芽 10g，炒神曲 10g，生姜 6 片，大枣 3 枚。7 剂，水煎服。

浅析理冲汤

理冲汤出自现代名医张锡纯所著《医学衷中参西录》。

组成：生黄芪三钱（9g），党参二钱（6g），于术（白术）二钱（6g），生山药五钱（15g），天花粉四钱（12g），知母四钱（12g），三棱三钱（9g），莪术三钱（9g），生鸡内金（黄者）三钱（9g）。

主治：女性经闭不行或产后恶露不尽，结为癥瘕，以致阴虚作热，阳虚作冷，食少劳嗽，虚证沓来。服此汤十余剂后，虚证自退，三十剂后，瘀血可尽消。亦治室女月闭血枯，治男子劳瘵，一切脏腑癥瘕、积聚、气郁、脾弱、满闷、痞胀，不能饮食。

煎煮方法：至将成，加好醋少许，滚数沸服。加减：闷者，减去白术；觉气弱者，减三棱、莪术各一钱；泻者，以白芍代知母，白术改用四钱；热者，加生地、天冬各数钱；凉者，知母、花粉各减半，或皆不用；凉甚者，加肉桂（捣细冲服）、乌附子各二钱；瘀血坚甚者，加生水蛭（不用炙）二钱；若其人坚壮无他病，惟用以消癥瘕积聚者，宜去山药；室女与妇人未产育者，若用此方，三棱、莪术宜斟酌少用，减知母之半，加生地数钱，以濡血分之枯；若其人血分虽瘀，而未见癥瘕，或月信犹未闭者，虽在已产育之妇人，亦少用三棱、莪术；若患者身体羸弱，脉象虚数者，去三棱、莪术，将鸡内金改用四钱，因此药能化瘀血，又不伤气分也，迨气血渐壮，瘀血未尽消者，再用三棱、莪术未晚。若男子劳瘵，三棱、莪术亦宜少用，或用鸡内金代之亦可。

我们先从该方每一味药的功效与作用分析。

1. 黄芪性甘温，归脾肺经，补气第一药，主治脾肺气虚所致的食少便溏、气短乏力等症；中气下陷所致的久泻脱肛、子宫脱垂、脏器下垂（胃下垂等）等症；气虚不能摄血所致的便血、崩漏等症；卫气不固所致的表虚自汗；气血不足所致的痈疽不溃或溃久不敛；气虚失运所致的浮肿尿少；气虚血滞所致的肢体麻木、关节痹痛、半身不遂等症；气虚津亏所致的消渴症等。从脉学角度讲，右寸脉候气和肺，右寸脉弱是阳气不足、气虚的表现，也就是黄芪脉，是用黄芪的指导性脉象。

2. 党参味甘，性平，可补中益气、止渴、健脾益肺，养血生津。主治脾肺气虚，食少倦怠，咳嗽虚喘，气血不足，面色萎黄，心悸气短，津伤口渴，内热消渴；懒言短气、四肢无力、食欲不佳、气虚、气津两虚、气血双亏以及血虚萎黄等。

3. 白术性温，味甘、苦，归脾经、胃经；健脾，益气，燥湿利水，止汗，安胎，属补气药。主治脾胃气弱、不思饮食、倦怠少气、虚胀、泄泻、痰饮、水肿、黄疸、湿痹、小便不利、头晕、自汗、胎气不安等。王幸福老师通过临床研究发现大剂量白术应用，有白蛋白样作用，对于白蛋白低者，有很好的疗效。

4. 山药，生者性凉，熟则化凉为温，入脾、肺、肾经；健脾，补肺，固肾，益精。主治脾虚泄泻，久痢，虚劳咳嗽，消渴，遗精、带下，小便频数。补脾养胃，生津益肺，补肾涩精。用于脾虚食少、久泻不止、肺虚喘咳、肾虚遗精、带下、尿频、虚热消渴。麸炒山药补脾健胃，用于脾虚食少，泄泻便溏，白带过多。

5. 天花粉性微寒，味甘、微苦，归肺经、胃经；清热生津，消肿排脓。主治热病烦渴、肺热燥咳、内热消渴、疮疡肿毒。

6. 知母性寒、味苦，有清热泻火，滋阴润燥之功效。主治热病烦渴，肺热燥咳，骨蒸潮热，内热消渴，肠燥便秘。

7. 三棱性平，味辛、苦，归肝经、脾经；破血行气，消积止痛。主治癥瘕痞块、瘀血经闭、食积胀痛、心腹痛、痛经、跌打伤痛。

8. 莪术性温，味辛、苦，归脾经、肝经；行气破血，消积止痛。本药属于活血化瘀药下属的破血消癥药，用于治疗癥瘕痞块、瘀血经闭、食积胀痛、早期宫颈癌。

9. 鸡内金为血肉有情之品，性平，味甘，归脾经、胃经、小肠经、膀胱经；健胃消食，化顽石，涩精止遗。主治食积不消、呕吐泻痢、小儿疳积、漏尿、遗精，闭经。本药治疗闭经主要有厚膜作用，配合紫河车，鹿胎膏疗效更佳。研究口服鸡内金粉后，胃液分泌量、酸度、消化力三者均增加，胃的运动期延长，蠕动波增加。故我治疗萎缩性胃炎多加入鸡内金。

然后从组方结构分析，黄芪、党参、白术、山药、鸡内金五味药是益气健脾消食药，能健脾胃，疗气虚，补而不滞；天花粉、知母是调节津液药，也是降血糖的良药，能防止前五味药补气生火伤津，同用具有益气养阴之功效。三棱、莪术、生鸡内金三味药，具有破坚结，活血化瘀作用，同时具有消食化积，除肿块痞满之功。统方补而不腻，益气不伤阴，攻伐而不伤正气。

最后从临床应用分析。理冲汤广泛应用于妇科临床多种疾病的治疗，如子宫肌瘤、慢性盆腔炎、闭经、输卵管不通、不孕症、卵巢早衰、多囊卵巢综合征、其他妇科肿瘤等；还可用于慢性萎缩性胃炎，糖尿病等多种疾病。辨证为气虚血瘀，以及气阴两虚型。血瘀重者加当归、桃仁，称归桃理冲汤，再加水蛭做成蜜丸，称归桃理冲丸。名医朱良春老前辈，善用此方治疗多囊卵巢综合征。痰瘀互结者合当归芍药散或桂枝茯苓丸，也可以配伍生水蛭、炮山甲共细末装胶囊或者做蜜丸，每日2次，每次3g。

临床案例如下。

【案1】多囊卵巢综合征

孟某，女，23岁，已婚，已育一男孩，2020年7月因闭经3个月至医院检查，提示多囊卵巢综合征。舌苔淡白，非面诊，脉象不详。

处方：理冲汤加减。黄芪30g，党参15g，生山药30g，知母6g，天花粉6g，三棱15g，莪术15g，生鸡内金30g，土鳖虫10g，鹿角霜20g，白芷15g，当归15g，泽兰15g，泽泻15g，生白术15g，川芎15g，赤芍15g，浙贝母15g，急性子25g。7剂，水煎服。

服药第6天，患者反馈月经已经来了。予医嘱，如果月经量过少，不用停药，过多则停药。坚持服药有望治愈。患者坚持服60多剂药后，复查彩超显示多囊卵巢消失。

多囊卵巢综合征是常见妇科疾病，易引起闭经，不孕。西医多用炔雌醇环丙孕酮片（达英-35）联合枸橼酸氯米芬胶囊（克罗米芬）治疗，疗效并不理想；中医治疗标本兼治，患者坚持服药1~3个月，多数治愈。近年来运用此方，我临床治愈数例多囊卵巢不孕患者。

【案2】输卵管不通

黄某，女，28岁，2020年8月23日初诊。自诉结婚三年，未怀孕，医院检查示输卵管不通。经通水治疗后，仍然未孕。再次检查示输卵管粘连，一侧通，另一侧通而不畅。月经色暗，有血块，痛经。舌质偏暗、苔白，脉沉涩。

处方：理冲汤加减。黄芪30g，党参15g，生山药30g，知母6g，花粉6g，三棱15g，莪术15g，炒白术15g，土鳖虫12g。15剂，水煎服。

另三七、水蛭、穿山甲、粉碎后做蜜丸。一次6g，每日2次。

复诊：服第10剂时，患者月经来潮，颜色鲜红，痛经消失，经期过后，服完余药。原方续服15剂，嘱服完后到医院检查。服毕，检查结果显示输卵管通畅。又隔2个多月，电话诉卵泡发育不成熟，告之服用调经促孕丸，观察排卵情况。12月28日，电话反馈已经怀孕。

【案3】卵巢囊肿

林某，女，14岁。8岁时因卵巢囊肿切除了一侧卵巢。2019年4月12日，突然腹痛，彩超检查示另一侧卵巢囊肿。家长咨询中医能否治疗，考虑到孩子年龄较小，且已经切除一侧卵巢，我建议先保守治疗。中医治疗该病，多数可以治愈。

刻诊：余无他症。舌苔淡白，脉弦。

处方：黄芪30g，生山药15g，党参15g，生白术15g，知母6g，天花粉6g，生鸡内金30g，三棱10g，莪术10g，当归10g，川芎10g，赤芍15g，茯苓10g，泽泻15g。15剂，日1剂，分早晚2次服用。

服13剂后彩超复查，显示卵巢囊肿消失，全家喜极而泣。

【案4】子宫肌瘤

赵某，女，41岁，2016年6月18日初诊。自诉子宫肌瘤，月经量过大，乏力。彩超检查示子宫肌瘤两个，分别53mm×48mm，39mm×42mm，因害怕手术，接受中医治疗。观其贫血貌，面色萎黄，嘴唇淡白。舌淡白，苔薄白，脉细无力。

中医辨证：气虚血瘀，血水不利形成肿块。

治则：益气活血散结。

处方：理冲汤合桂枝茯苓丸加减。黄芪 30g，当归 10g，生山药 30g，生鸡内金 30g，党参 20g，炒白术 20g，知母 5g，天花粉 5g，三棱 12g，莪术 12g，桂枝 15g，茯苓 15g，赤芍 15g，炒桃仁 12g，牡丹皮 12g，金刚藤 15g。7 剂，分早晚 2 次服用。

复诊：6 月 25 日，面色较之前红润，自诉乏力好转，无其他不适。守方续服 7 剂，嘱服药毕，彩超复查。药尽复查，两个肌瘤分别小了近 2cm，信心大增，要求继续服用，共服用 70 剂，彩超复查，肌瘤消失。

【案 5】糖尿病

赵某，男，63 岁。2021 年 2 月 3 日初诊。自诉 2018 年 3 月体检，发现患有糖尿病，平时口服二甲双胍，空腹血糖在 8~11mmol/L，餐后 2 小时血糖 16~21mmol/L，口渴，乏力，消瘦，纳差，小便频数，大便正常。舌质红苔薄白，少许裂纹，脉细。

中医辨证：气阴两虚。

治则：益气养阴。

处方：理冲汤加减。黄芪 30g，生山药 30g，党参 15g，玄参 15g，苍术 15g，白术 15g，知母 10g，天花粉 12g，丹参 30g，赤芍 15g，葛根 30g，生地黄 12g，天冬 10g，生鸡内金 15g，黄精 15g，鬼箭羽 25g，绞股蓝 15g。7 剂，水煎服，日 1 剂，分早晚两次服。

复诊：2 月 10 日，患者在家里自测空腹血糖 8.3mmol/L，精神好转，饮食增加，口已不渴，小便次数减少，脉较前有力，体重增加 1kg。效不更方，守方服用 40 剂，停服西药，空腹血糖 6.3~6.5mmol/L，体重增加 6kg，血糖平稳，上方做成水丸，巩固治疗。随访血糖稳定。

【案 6】前列腺炎

徐某，男，58 岁。2020 年 9 月 13 日初诊。腰膝酸软，小便不畅，夜尿频，舌质松软胖大、色暗、苔白腻，尺脉无力。

中医辨证：气机不畅，肾气亏虚。

处方：理冲汤加减。黄芪 30g，生山药 30g，党参 15g，炒白术 15g，三棱 15g，莪术 15g，生鸡内金 30g，柴胡 15g，炒枳壳 30g，白芍 15g，甘草 12g，乌药 15g，益智仁 15g，肉桂 6g，制附子 15g，杜仲 15g，骨碎补 15g，怀牛膝 15g。7 剂，水煎服。分早晚 2 次服用。

复诊：9 月 20 日，患者症状明显减轻，多年没有的晨勃亦恢复。效不更方，服用 4 周，治愈。随访半年，未有复发。有一篇文章介绍，单用大剂量枳壳治疗癃闭疗效佳，作为借鉴，方中重用炒枳壳，宽中理气，调节平滑肌。故用此方治疗小便困难，功效大增。

【案 7】慢性萎缩性胃炎

毕某，女，43 岁。2020 年 6 月 6 日初诊。医院检查示慢性萎缩性胃炎，糜烂性胃炎，幽门螺杆菌（Hp）感染。面色黄，消瘦，纳差，乏力，神疲，胃脘胀痛，睡眠差，小便正常，大便 2～3 天 1 次。舌质淡，苔薄白，脉细缓。

中医辨证：脾胃虚弱，气阴两虚。

处方：理冲汤加减。黄芪 30g，生山药 30g，党参 20g，炒白术 15g，知母 6g，天花粉 6g，生鸡内金 15g，炒鸡内金 15g，炒神曲 10g，制香附 12g，五灵脂 15g，丹参 15g，玫瑰花 6g，生麦芽 30g，黄连 5g，蒲公英 25g，刺五加 25g。水煎服，日 1 剂，早、晚饭前服用。糜烂粉（乌贼骨、生蒲黄各等量）20g。7 剂，分 3 次，饭前 1 小时服用。

复诊：6 月 13 日，患者自述精神好转，胃胀痛消失，饮食增加，大便日行 1 次，睡眠也已经好转，要求原方继续服用。

三诊：6 月 20 日，面色红润，体重增加 1.5kg。守方服用半年，体重增加 4kg，复查胃镜为浅表性胃炎，用上方做成水蜜丸善后。

【案 8】胃癌

王某，女，60 岁。2019 年 11 月 12 日初诊。自述饮食即吐，胃脘胀痛，消瘦，乏力，面色萎黄，贫血貌，脉微，舌淡苔白，胃镜检查示胃肿瘤占位，活检报告提示胃癌。无手术指征。

治则：扶正祛邪，益气养阴，化瘀消癥瘕。

处方：理冲汤加减。黄芪 30g，当归 10g，党参 20g，生山药 30g，生鸡内金 30g，三棱 15g，莪术 15g，知母 6g，花粉 6g，五灵脂 20g，急性子 20g，炒白术 15g，炒枳实 10g，桂枝 15g，龙葵 25g，半枝莲 25，白花蛇舌草 25g，仙鹤草 25g。水煎服，每天 1 剂，频服，喝下不吐为度。

服药第 1 天，家属电话反馈：晚上即可进流食不吐。7 剂药服完，饮食基本正常，胀痛也明显减轻。后来因为子女做主，到郑州市医院做化疗，共 5 个疗程，疗程结束后，身体非常虚弱。于 2020 年 6 月 13 日继续接受中药治疗，头发脱落，面色灰黄，纳差，消瘦，乏力，舌淡、苔白，脉细微。

处方以原方加仙茅 15g，淫羊藿 15g，（中药小激素，王老师书中三仙汤一文记载）能迅速提高免疫力，减少化疗不良反应。7 剂，水煎服，每天 1 剂，分 3 次，饭前 1 小时服用。患者服药后，饮食增加，精神好转。守方稍微加减，治疗 5 个月，体重增加 3kg，饮食如常，症状消失。按压胃脘无包块、无疼痛，头发茂密长约 3cm。患者体力有所恢复，可以做部分家务。至今坚持服用中药，每月服药 3 周，休息 1 周，无服药引起的不适。

【案 9】妇科人乳头瘤病毒（HPV）感染

朱某，女，42 岁。2020 年 3 月 18 日在妇幼保健院两癌筛查时，检查出高危病毒 HPV58 阳性，前来我处诊治。自述小腹坠胀，白带黄、量多、腥臭，月经量少色黑。

刻诊：面色暗黄，精神欠佳（与惊吓有关），舌质淡，苔稍黄腻，脉细软无力。

治则：提高免疫力，益气养阴，活血解毒。

处方：理冲汤加减。黄芪 30g，当归 10g，党参 20g，炒白术 20g，生山药 30g，生鸡内金 30g，知母 6g，天花粉 6g，柴胡 15g，郁金 15g，红藤 25g，薏苡仁 30，败酱草 25g，蒲公英 25g，土茯苓 30g，天南星 6g，白马骨 15g，墓头回 15g。7 剂，每日 1 剂，煎两次，日服 3 次，饭后 1 小时服用。

嘱患者保持心情舒畅，适度锻炼，养成良好卫生习惯。

复诊：3 月 25 日，患者自述小腹坠痛消失，带下减少，异味减轻。但是药味太浓烈，难以下咽，原方去墓头回，加藤梨根 25g，共服药 90 剂，剩 5 剂药。休息一周后，去医院复诊，报告单显示 HPV58 已经转阴。HPV 病毒感染在自身免疫力低下时易感染。以清热解毒药治疗，同时提高患者免疫力，可以治愈。

【案 10】肾结石

患者，男，52 岁。患者于 2020 年 10 月 21 日腰痛，检查示右肾结石 7mm，10 月 26 日疼痛缓解后，到我诊所诊治。

刻诊：纳差，气虚乏力，舌淡胖、苔白、有齿痕，右寸无力。

处方：理冲汤加减。黄芪 30g，生山药 30g，生鸡内金 30g，炒白术 15g，党参 15g，三棱 15g，莪术 15g，金钱草 30g，海金沙 30g，金沙牛 15g，杜仲 15g，怀牛膝 15g，威灵仙 30g，炒枳壳 30g，石韦 15g，鱼脑石粉（分两次冲服）15g。7 剂，水煎服，每日 1 剂。

嘱其多饮水，做跳绳运动。2 日后复诊，乏力，腰酸痛，纳差改善。守方 7 剂，服法如前，总服药第 12 天，早上感觉小便时茎痛，少顷排出结石一枚。

总结：理冲汤虚可补，实可攻，扶正祛邪，临床应用广泛，化繁为简，持一方可医多病，方不贵多，贵在灵活运用。

浅谈对阴疽的治疗认识

痈、疽是外科上的两大证，痈为阳证，疽为阴证。痈好治，疽难疗。《外科全生集》以阴阳分之。

人身所有者，气与血耳。一旦气血失调，便产生疾病，痈疽也不例外。痈疽的产生，是病邪侵袭机体后，气血运行不畅，气血滞留凝聚，则生壅肿；日久不散，则血肉腐败而成脓。

痈与疽虽都是由气血凝滞所生，但二者是有区别的。痈属阳性，局部具有红肿热痛，是易脓、易溃、易敛的急性疮疡。疽为阴性，分有头疽与无头疽两种。有头疽发于肌肉，初起即有粟粒状脓头，以后腐烂，形如蜂巢；无头疽发于筋骨之间，初起无头，漫肿色白，根脚散漫，酸多痛少。疽是难消、难溃、难敛的疮疡。

临床上治疗痈证，以仙方活命饮为主，大多有效。我常用大剂当归补血汤合五味消毒饮加桔梗、皂刺、穿山甲（代）等治疗，很快就能治愈。但对阴疽的治疗如深部脓肿、骨髓炎、骨结核，股骨头坏死等，确非易事。

无头疽毒邪多深伏，正气虚惫，排脓无力。治疗不宜用寒凉之品，寒凉可使毒邪郁遏于内，更不利于托毒外出。因此，根据多年临床经验，治疗应补益气血，使其移深居浅，毒邪达外。方宜以阳和汤或八珍汤为基础，加生黄芪、穿山甲（代）、皂角刺之类，双补气血，活血散瘀，消肿散结，以利托毒排脓。骨髓炎、骨结核、股骨头坏死均与肾有关，肾主骨，肾足则骨健，故在治疗股骨头坏死与骨结核中，多加骨碎补、川续断、狗脊、龟板、鹿角霜、狗骨等补肾强筋骨药，以利被破坏的骨质再生，使功能障碍恢复正常。骨髓炎、股骨头坏死严重的多有功能障碍，甚者有畸形。余多在该病愈后，予壮筋骨、通经活络之品进行调理，对功能恢复确有效果。

【病案】张某，女，52岁。

刻诊：中等身材，面黄，来时拄双拐，走路蹒跚，疼痛难忍，坐下艰难。

自述患病三年多，开始只是痛，还能走，因在农村，也没有及时检查治疗，痛时服用医疗站开的止痛片。随着疾病进展，疼痛越来越重，现在痛得无法站立、行走。经县级医院和省级医院 X 线检查，双侧股骨头坏死兼右侧脱臼，院方建议做股骨头置换手术，费用较高，因经济拮据，特请中医治疗。

患者饮食尚可，二便正常，舌淡，苔薄白，脉沉细无力。从久病易虚，肾主骨髓入手，治以阳和汤合八珍汤、封髓潜阳丹为主加减。

处方：生地黄、熟地黄各 25g，淫羊藿 30g，杜仲 15g，川续断 15g，骨碎补 30g，黄柏 25g，砂仁 6g，怀牛膝 15g，制龟板 15g，生黄芪 60g，当归 15g，太子参 15g，苍术 10g，陈皮 10g，土鳖虫 10g，制乳香、制没药各 10g，生甘草 10g，赤芍 15g，川芎 10g，威灵仙 15g，天冬 15g，紫菀 15g，蜈蚣 3 条，全蝎 10g，鹿角霜 30g，石斛 45g。30 剂为 1 疗程，水煎服。

复诊：1 个月以后，已不甚痛，能不用双拐走 10 余步。效不更方，又服 2 个月，已基本不痛，能慢慢行走。X 线检查示原股骨头坏死部位密度增加，股骨头骨质清晰，边缘圆滑，其骨质破坏区已不能清楚看出。建议骨科右侧脱臼复位。后又服 3 个月丸药，基本治愈，行走如初，能操持一般家务活动。

此类病很多中医是按痹证治疗，我觉得不如按阴疽治疗好。按痹证治疗多重于活血祛瘀，温阳通络，不太符合病机。实践证明，按阴疽治疗效果似乎更好一些。一孔之见，仅供参考。

我用此方法曾治多例骨结核、骨髓炎、强直性脊柱炎等，都收到良好效果。并非不治之症或必须手术治疗，中医方面确有长处，吾辈有责任发扬之。

治怪病之名方

礞石滚痰丸一方，出自王隐君《泰定养生主论》。王隐君名珪，字君璋，号中阳，道号洞虚子。因其隐居于虞山，故后世以"隐君"称之，其名反鲜为人知。

礞石滚痰丸由酒蒸大黄、黄芩、青礞石（硝煅）及沉香4味药组成。大黄、黄芩皆苦寒之品，既可清热，又具荡涤之功；沉香行气，是取"人之气道贵乎顺，故善治痰者，不治痰而治气"之意；青礞石质坚而重，经火硝煅后，尤能攻逐顽痰。

从原方剂量看，大黄、黄芩各8两，礞石1两，沉香5钱，可知其意在泻火逐痰，适用于热痰胶结所致的诸般病证。组方合理，用药简洁，为治痰名方。

我常用此丸治疗肺炎，早期与麻杏石甘汤同用，中晚期与竹叶石膏汤同用，可使发热顿挫，咳喘减轻，促进炎灶吸收。亦用以治疗某些"怪病"。如一人自诉舌冷如冰，屡用温热药无效；另一人自诉额头发热，如火烧汤灼，叠进寒凉无效；一人舌根发麻，用息风化痰药无效；一小孩抽搐、烦躁、秽语，用镇静药无效，皆用此丸1～2周治愈。

又常用此丸治疗用半夏厚朴汤治之无效的梅核气患者。盖半夏厚朴汤本为湿痰、郁痰而设，此为痰火，故非此清火涤痰之剂不可建功。亦可用于打鼾、睡中磨牙，此二者多由胃热引起，即《黄帝内经》所谓"胃不和而息有音者，是阳明之逆也"。此外，尚可用于肝阳上亢之高血压病，肝火挟痰所致之头痛，痰火所致之失眠或多寐、癫痫、眩晕、瘰疬、痰核等多种疾病。

礞石滚痰丸的用量，成人体壮实者，可用9～15g，每日2次，饭后服；或每次9g，临睡前一次顿服。小儿酌减。体虽弱病属实证者也可酌用，可改为睡前1次顿服6g。此丸用后腹部会有轻微不适感；肠鸣，大便溏黏如胶酱，每日2～3次。别无其他不良反应。空腹服之，则胃肠刺激会重一些。

前人于此颇多畏忌，认为"气体虚弱者，决不可轻用"。实则此丸并不猛峻，审是痰火胶结，舌红，舌苔垢腻而厚，脉滑大者，有斯证而用斯药，尽可放胆用之。不过，须中病即止，不可多服，更不可常服。

上述内容乃已故名医何绍奇遗文，亦是我学习使用礞石滚痰丸的经验来源，对于一些疑难怪病屡治不效，束手无策时用之，每每收到奇效。前贤云：怪病从痰治之。此言不虚也。

【案1】癫痫

夏某，男，56岁。患癫痫病，平均每月发病2～3次，先是狂躁骂人，继之瞬间仆倒，经常磕得头破血流，醒则如常人，家人甚为忧之。

刻诊：饮食、二便正常。舌红苔厚腻，脉象双寸、关浮滑有力。

我先以柴胡龙骨牡蛎汤合黄连温胆汤治疗1周，以为有效，谁知1周后又再次发作。虽说较轻，但终未治愈；先后用药1个月多，疗效不明显。思之良久，想到了礞石滚痰丸，能祛老痰、顽痰，于是照方配伍1剂，与汤药配合服用。

据患者反映，服后大便稀溏，下有黏条之物，无其他不良反应。用药1个月余，癫痫未发作。效不更方，停服汤药，仅用礞石滚痰丸，每日2次，每次6g，坚持3个月，彻底治愈。

【案2】痰热壅肺

刘某，女，70岁，退休职工。患哮喘性慢性气管炎，经常因感冒引起胸闷气短。经大量抗生素注射治疗后，仅余走路快时及夜间哮喘。平时保健品不断，蜂胶、洋参片、大枣恣意食之。

刻诊：微痰，饮食一般，大便溏臭。舌红，苔白腻。

中医辨证：痰热壅肺，肺失宣降。

因不愿服汤药，故予礞石滚痰丸，每日2次，每次3g。1周后哮喘平息。后以蛤蚧定喘丸善后。随访，一直未再犯哮喘。此亦可见礞石滚痰丸之功也。

按：临床上我曾用此丸治愈过舌尖发麻凉、两足心发热、晨起黏痰不利以及打鼾、肥胖等症，疗效都很好。此药加工起来很容易，有些药店可代为加工制作。诸位同道不妨临床一试，治疗一些"怪病"还是很得力的。

顽固性心力衰竭治疗妙方

组成：葶苈子 30～50g，丹参 10～15g，枳实 10～15g。

服用方法：每日 1 剂，水煎频服。

功用：清肺涤痰，强心利水。

主治：顽固性心力衰竭。心悸胸闷，咳嗽痰多，口唇及指端发绀，气急不足以息，浮肿等症状。

病机：心肺气虚，痰瘀阻肺。

临床经常遇到一些顽固性心力衰竭患者，在总结经验的基础上，我们采用重剂葶苈大枣泻肺汤加枳实治疗心力衰竭 50 例，总有效率为 96%。例如张某患风湿性心瓣膜病、二尖瓣狭窄并闭锁不全，5 年前曾做二尖瓣分离术，术后心房纤颤，心悸气憋尚存，下肢浮肿，长期慢性心力衰竭。经多家医院治疗，连续 5 年服用地高辛和利尿药，病情仍不稳定。由于长期服药，腹胀和胃痛不断加重。就诊时，心率每分钟 120 次，心音强弱不一，心律不齐，肝大于肋弓下 3cm，边锐质中，下肢膝关节以下水肿（++）。口唇发绀，气促不足以息，并时而咳吐泡沫状痰，心悸阵作，苔白，脉结代。诊断为慢性心力衰竭（Ⅲ度）。辨证为心脾气虚，痰浊阻肺。本着急则治其标的原则，以清肺涤痰，强心利尿为大法。

处方：重剂葶苈大枣泻肺汤加枳实。葶苈子 50g，大枣 5 个，枳实 15g。每日 1 剂，水煎频服，停用西药。

3 天后患者笑容满面前来复诊。言及服药后尿量明显增多，咳痰日见减少，心悸气憋减轻，下肢浮肿全消，腹胀及胃痛也有所减轻，口唇红润，苔白，脉结代。心率每分钟 96 次。守方 8 天，心力衰竭已控制。但是，有些患者心力衰竭控制后，每易复发，究其原因，乃标症已除，正气未复。本着治病求本的原则，对慢性心力衰竭和顽固性心力衰竭的治疗，尚需攻补兼施，标本同治。为巩固和提高疗效，在抗心力衰竭Ⅰ号方的基础上加入黄芪等药，定名为益心丸（制成冲剂者谓益心冲剂）。方中大剂葶苈子涤痰泻肺，以使邪祛正安，百脉朝肺的功能得到恢复；黄芪、丹参合用以益气活血；枳实理气化痰，利膈宽胸，行气固脱。

现代药理提示，葶苈子有明显的强心利尿作用；黄芪有强心作用，有加强正常心肌的收缩作用，使心脏收缩的振幅增大，排血量增多，对因中毒或疲劳而陷于衰竭的心脏作用更为明显，并可增强机体的免疫功能；丹参、黄芪合用有协同作用，丹参使黄芪的补气强心作用更为明显，黄芪亦能增强丹参的活血化瘀作用。临床观察益心丸治疗慢性及顽固性心力衰竭疗效很好，不仅心力衰竭易于控制，体质恢复较快，而且未发现不良反应，甚至有的患者连续服药4个月也未发生任何不良反应。（幸良诠《治疗心力衰竭回忆录》）

按：我之前治疗心力衰竭一直喜用四逆汤或参附汤，疗效尚可。但其中的附子用量用法一直不好把握，有煎煮的问题，且药物的质量也是一个大问题，故一直想找一个稳妥的办法。后有幸看到上述文章，运用于临床，效果很好，并在此方的基础上加入人参、蛤蚧等药，使方效更为全面，且疗效更好。曾治一例老年性顽固心力衰竭取得成功，分享如下。

常氏，女，76岁。刻诊：胸憋，气短，端坐呼吸，不能平躺，微咳，咯少量泡沫痰，下肢水肿，小便量少。服用西药去乙酰毛花苷（西地兰），硝普钠，呋塞米等药，均无法改变症状，只得下病危通知单。我接诊后，除上述症状仍存在，还了解到患者兼有糖尿病、高血压、肺气肿，脉滑数有力，舌微红，苔白腻，面黄浮肿，胃痛，呕吐，小便极少，呼吸上气不接下气。

西医诊断：严重心力衰竭。

中医辨证：肺气郁滞，痰停肺阻。

处方：葶苈大枣泻肺汤加减。高丽参20g，蛤蚧2对，葶苈子50g，麦冬30g，五味子15g，炙麻黄10g，大枣10个。1剂，水煎服，1日分多次服完。

复诊：第2天喘息已轻，夜尿量增加到1900ml，大便1次。但是仍感内心发热，烦躁，出汗较多。上方加减。

处方：高丽参1支（约20g），蛤蚧2对，生黄芪100g，葶苈子60g，茯苓60g，桂枝15g，肉桂6g，麦冬50g，辽五味子15g，制附子10g，生甘草15g，大枣10g。1剂，水煎服，一日一夜分多次服下。

三诊：第3天心力衰竭得到纠正，已不喘憋，呼吸顺畅，当天上午大便3次，小便近3000ml，腿已消肿。转方为四君子汤合生脉散、五苓散，此后心力衰竭得到彻底纠正，转入坦途。

按：此案治疗之所以成功，关键在于中医及时介入，启用经方葶苈大枣泻肺汤，一举挽回颓势。该案西医学称为严重心力衰竭，相当于中医学的饮血郁积于肺，导致左心心力衰竭，后引起右心心力衰竭，这时要按中医学急则治其标的原则处理，泻肺水，强心利尿。

该案中葶苈大枣泻肺汤强心利水，生脉散护阴益气，蛤蚧大量培补肺肾，麻黄平喘（见效即停，以免耗气阴，该案一诊后多汗就有此虑），制附子、桂枝、甘草加强恢复阳气，气行则水行。在治疗此患者的同时，我还电话指导一例广东82岁男患者，心力衰竭，水肿，也是用上法，2剂喘平。疗效之高，不次于西医，故望中医人士，不要妄自菲薄，要坚信中医治病是可靠的，是经得起检验的。

五官冒火翘荷汤

秋燥是人在秋季感受燥邪而发生的疾病。病邪从口鼻侵入，初起即有津气干燥的症状，如鼻咽干燥、干咳少痰、皮肤干燥等。秋燥是外感六淫的病因之一，人体极易受燥邪侵袭而伤肺，出现口干咽燥、咳嗽少痰等各种秋燥病证。临床上将其分为凉燥和温燥。凉燥指感受秋凉燥气而发病，即秋燥之偏于寒者；温燥指感受秋季天亢旱燥气而发病，是秋燥之偏于热者。时值秋燥之日分享《医方真谛》专灭五官冒火的"翘荷汤"。

临床上经常遇到心烦、耳鸣、目赤、鼻干、龈肿咽痛等头面孔窍燥热表现的患者，一般都是自作主张，先买几袋黄连上清丸或三黄片类成药服用，结果疗效不理想，有的患者还会因服药不当而出现腹泻。即使找中医诊治，大部分也都是开黄连解毒汤一类药方，取效亦是不佳。实际上，治疗此证有一妙方，即翘荷汤，三五剂即可解除症状。

翘荷汤出自《温病条辨·上焦·秋燥》第57条，组成为"薄荷1钱5分，连翘1钱5分，生甘草1钱，黑栀皮1钱5分，桔梗2钱，绿豆皮2钱。水2杯，煮取1杯，顿服之。日服2剂，甚者日3剂。"

全方以轻见长，且不用过辛、过寒与滋润药，是一首治疗燥热怫郁上焦头面孔窍的重要方剂。目前临床上已经很少用栀子皮、绿豆皮，因此，这两味药可以用栀子、绿豆代替。

我在临床上常用翘荷汤治疗燥火上郁所致的耳鸣、目赤、龈肿、咽痛、鼻疖、流涕、头痛等病证。

方剂常用连翘15g，薄荷10g，桔梗10g，生甘草6g，生栀子10g。还可以随症加减，咽喉不痛者，减桔梗、甘草；耳鸣者，加夏枯草、石菖蒲、蝉蜕等；目干、目赤、目痒者，加菊花、密蒙花、夏枯草、香附、木贼等；咽痛者，加山豆根、蝉蜕、马勃、玄参、射干等；过敏性鼻炎鼻塞流涕者，加谷精草、青葙子、密蒙花、辛夷、荆芥等；头痛者，加蔓荆子、白蒺藜等；牙龈肿痛，或口唇起疱疹者，加升麻、生石膏或大黄等。

【案1】张某，男，72岁。2008年8月初秋来诊。

主诉：近1周双眼干涩，鼻干痛，耳鸣，咽干痛，不咳无痰，纳差，小便略热，大便正常。

刻诊：眼结膜红丝疏布，右鼻孔外有一小疖子。舌红苔薄黄，脉弦微数，寸关尤甚。辨为翘荷汤证。

处方：连翘15g，薄荷10g，桔梗10g，生甘草6g，生栀子10g，玄参10g，射干10g，夏枯草15g，香附子10g，升麻10g，马勃10g，防风10g，黄芩6g。3剂，水煎服。

复诊：3日后上述症状大部分减轻。减黄芩、马勃、香附，又续服3剂，诸症消失，唯纳差未去。又处方益胃汤3剂，痊愈。

【案2】贾某，女，26岁，硕士研究生。2009年6月来诊。

病史：近1周因吃麻辣火锅过多，嘴唇干裂脱皮，越舔越严重，吃各种水果亦不能解除症状。曾到某省级医院专家处就诊，口服维生素，外用派瑞松（曲安奈德益康唑）药膏，不效。因其母常在我处就诊，故带其就诊。

刻诊：口略干，心烦焦急，大便略干，小便正常，月经略黑量少。舌微红，苔薄白，脉弦细。辨为翘荷汤证。

处方：连翘15g，薄荷10g，防风10g，生栀子10g，北沙参30g，生甘草6g，荆芥10g，苦参10g，苍术10g，黄芩10g，大黄6g。3剂，水煎服。

复诊：1周后3剂药服完基本治愈，嘴唇已不干裂。

综观以上两案可以看到，翘荷汤以轻清宣泄上焦郁火为特点，是治疗郁火上佛、头面孔窍火热证的专方。在运用中要注意掌握"火郁发之"的原则，但求轻，不求重。千万不要重药大投，否则会事与愿违，适得其反。

风热感冒退热神方

处方：车前草 30g，桔梗 12g，蛤蟆草 30g，生甘草 10g。水煎服。

3 年前在王老师书中读到《应用车前草治疗扁桃体肿大发热》一文，深受启发，小处方大疗效。记得那时四川一位网友咨询：小孩四岁，扁桃体发炎，发热，有无良方。我就让他采鲜车前草一把煎水服用，没想到第二天不仅热退了，扁桃体发炎症状也明显减轻，共服三天而愈。

后来我以车前草为主药组了个小方：车前草 30g，桔梗 12g，蛤蟆草 30g，生甘草 10g。用于风热感冒的发热咳嗽、扁桃体发炎，屡用屡验。并将经验体会分享多个群，其中同道秦皇岛祖医师/广东农医师临床应用数例，疗效显著。

车前草在我们当地常用于细菌性痢疾、慢性肾炎水肿，有清热解毒、杀菌、利湿功效，王幸福老师用于退热、消肿、散结，拓展了用途。车前草用于风热感冒咳嗽、扁桃体发炎、痔疮出血，具有清热、凉血、消肿、止咳功效，合桔梗、甘草协同增效，药简价廉而效宏，临床值得推广和应用临床。风热咳嗽加桑菊饮；风温肺热加三板斧（黄芩、鱼腥草、金荞麦）。依据王老师思想，临床重症，大方复进，重复用药；轻症，单方小技亦可用。杀鸡不用宰牛刀，但杀牛还是要用牛刀的。

（周厚田）

外感高热

这是湖北荆门黄天刚学生整理的一则医案，我觉得对当前指导治疗流感有一定的意义，分享与大家一同探讨。

【病案】 易某，男，21岁。军人，在探亲归队后突发高热，持续不退，静脉滴注治疗2天无好转，遂转中医治疗。2018年2月1日初诊。

刻诊：颜面潮红，精神萎靡，体温40℃。头痛，浑身无力，畏寒无汗，口干口苦，口唇干裂，咯脓痰，深呼吸以及咳嗽的时候右胸疼痛明显，大便稀，色暗红，小便黄。睡眠、饮食差，舌质暗红、中后部黄腻苔，网诊脉不详。

中医辨证：湿温。

病机：湿热淤积中上焦，热重于湿。

治则：清热、祛湿、化浊、解毒。

处方：2018年2月3日在王幸福老师的指导下处方用药为北柴胡30g，葛根30g，生甘草10g，黄芩30g，金荞麦30g，鱼腥草30g，羌活10g，白芷10g，赤芍10g，桔梗6g，生石膏60g，杏仁10g，清半夏10g，飞滑石30g，生薏苡仁60g，白通草5g，白蔻仁10g，淡竹叶15g，厚朴10g，冬瓜仁10g，桃仁10g，苍术10g，芦根60g，生姜6片，大枣（切）3个。1剂，水煎取600ml，分3～4次喝完。要温服，严密观察。

2月3日服药3次，大便6次，水样便，体温在38.6～39.2℃波动，未出汗，用退热栓1次强行退热。但几个小时后高热又起。2月4日患者说早上感觉舒服一些了，但是右胸痛，咯黄色浓痰，体温39℃，口苦口干，一直无汗，前1天晚上没有大便，寐可，浑身无力，疲倦欲睡，把情况反馈给王老师后，处方调整如下。

处方：麻黄15g，羌活10g，白芷10g，北柴胡50g，生石膏60g，飞滑石30g，生薏苡仁60g，白通草5g，白蔻仁10g，金荞麦30g，鱼腥草30g，黄芩

30g，芦根 30g，淡竹叶 15g，厚朴 10g，冬瓜仁 10g，苍术 15g。1 剂，水煎取 600ml，分 3～4 次喝完。要温服，严密观察。

2 月 4 日服药后微出汗，大便 3 次，体温降至 37℃，但胸痛仍未缓解，口干不欲食，恶心欲吐，嘱清淡饮食。2 月 5 日早上反馈：昨天晚上大汗出，今天舒服很多，体温 37℃，仍然胸痛，咳痰，纳差。王老师再次处方。

处方：北沙参 30g，桃仁 12g，冬瓜仁 30g，生薏苡仁 100g，清半夏 30g，鱼腥草 30g，金荞麦 30g，黄芩 30g，桔梗 10g，生甘草 30g，炙枇杷叶 15g，前胡 15g，炒神曲、炒山楂、炒麦芽各 30g，苍术 10g，厚朴 10g，草果 10g，陈皮 10g，桑白皮 15g。2 剂，水煎服，日 3 次。

2 月 6 日反馈：胸痛仍然未缓解，且左侧也有疼痛感，深呼吸明显，咳嗽好转。嘱继续服药。

2 月 7 日反馈：今天胸痛好转，仍不能深呼吸，精神状态明显好转，睡眠好，汗出。继续服药观察。

2 月 8 日反馈：今天胸痛继续减轻，但有口苦便溏。

处方：柴胡 30g，黄芩 20g，法半夏 30g，陈皮 30g，瓜蒌 15g，薤白 15g，苍术 15g，厚朴 15g，草果 10g，甘草 10g，藿香 15g，佩兰 15g，干姜 10g，金荞麦 30g，薏苡仁 60g，麻黄 10g，杏仁 10g，黄连 10g，焦三仙（焦神曲、焦山楂、焦麦芽）各 15g，黄柏 15g，大枣 6 枚。3 剂。

2 月 9 日反馈胸痛继续好转，舌苔褪去，但大便时肛门灼热感，嘱继续服药观察。

2 月 10 日反馈胸痛基本消失，肛门灼热感减轻很多，嘱继续服药观察。

2 月 12 日反馈症状消失，基本痊愈。后期注意饮食调理。

在治疗中王老师一再强调，治外感病一定要胆大心细，抓住时机，随证用药，证变方变，不可一成不变，即古人所言"走马看伤寒"。另外要注意湿温病治疗和一般病外感治疗不一样，此病治疗时间长，病情易反复，一般需要 10～15 天。此点要注意，不可操之过急。

名老中医关于秘方的细节

1. 蒲辅周

蒲辅周（1888—1975 年），四川梓潼人。三世精匡，祖父尤知名。十五岁始继承家学，三年后独立应诊于乡，后悬壶于成都，声誉日隆，于一九五五年调中医研究院工作。倾心中医事业凡七十余年，医理精深，经验宏富，长于内、妇、儿科，尤擅治温病，在中医学的许多领域内皆有独到见解，为当代杰出的中医学家和临床家。一生忙于诊务，未暇从事著作，晚年由其门生整理出版了《蒲辅周医案》《蒲辅周医疗经验》等。

他一生不耻下问。在梓潼时，幕龚老名，谦恭追随数年不懈，龚老甚为感动，于临逝世前，授以内眼病秘方九子地黄丸。他广泛收集民间有效疗法，随闻随采，交往医界名流，总是虚怀若谷，善以人之长补己之短，从不存门户之见。他经常说，学问学问，不但要勤学，而且要好问。只学不问，无以启思，只问不学，无以明理。要有"每事问"的精神，才能在学识上有所进益。

九子地黄丸

药物组成：熟地黄 2 两，山茱萸 5 钱，山药 5 钱，茯苓 5 钱，泽泻 5 钱，牡丹皮 5 钱，五味子 5 钱，枸杞子 5 钱，沙苑子 5 钱，决明子 5 钱，青葙子 5 钱，茺蔚子 5 钱，菟丝子 5 钱，覆盆子 5 钱，车前子 5 钱。

处方来源：《蒲辅周医疗经验》。

主治：内眼病及白内障。

功用：滋补肝肾，明目除疾。

用药禁忌：忌辛辣、酒、大蒜；不过用目力。

制备方法：上为细末；醋制龟甲 1 两，另研细；灵磁石 1 两，火煅醋淬 3次，另研细；沉香粉 1 钱，不见火，诸药和匀，炼蜜为丸。

用法用量：早、晚各服 3 钱，淡盐汤送下。

2. 李斯炽

李斯炽（1892—1979 年），成都人，生前系成都中医学院（今成都中医药大学）教授、院长。二十三岁在四川高等师范作理化助教时，便立志献身于中医事业。通过刻苦自学，终于夙愿得偿。毕生矢志振兴中医学事业，曾对扼杀中医行径进行过针锋相对的斗争，并通过捐资、借贷办学，培养了不少中医人才，为四川地区造就了一批骨干力量。六十年间，结合教学和临床，对古典医籍进行了深入的研究，著有《中医内科杂病》《医学三字经浅释》《运气学说管窥》《素问玄机原病式初探》《实用内经选释义》《医学歌诀三种》《李斯炽医案（一、二辑）》等二十余本著作。曾先后当选为第二、三届全国人民代表大会代表，第五届全国政协委员，并曾荣获中华人民共和国卫生部颁发的金质奖章。

李斯炽擅于向同道学习。同道中经验宏富者亦不乏人，只要肯虚心请教，大多能谈其一般心得，但因受保守思想之束缚，其关键处则多秘而不宣。对学习同道中的经验，李斯炽采取的办法是促膝谈心，互相交流，实际观察，临床验证。在他多次组织的义务医疗队中，即以虚心诚恳待人，收到了互相学习、共同提高的良好效果。如壬申年成都地区霍乱流行，他组织壬申防疫队，同道者二十余人参加，互相推诚相见，争献秘方。经过临床证实，以蚕矢汤和防疫避瘟丹疗效最佳。这不仅对控制疫情起了很大作用，也为其以后治疗霍乱、中暑、痧证、闷乱呕吐、腹泻等提供了有效的办法。又如同道谢某，惯用升降散加减治疗多种外感疾病，他虚心求教，谢某以实告之，用于临床，确获显效。诸如此类，不胜枚举。

蚕矢汤

药物组成：晚蚕沙 15g，生薏苡仁、大豆黄卷各 12g，陈木瓜 9g，川黄连（姜汁炒）9g，制半夏、黄芩（酒炒）、通草各 3g，焦山栀 4.5g，陈吴萸（泡淡）0.9g。

处方来源：《霍乱论·卷下》。

功用：清热利湿，升清降浊。

主治：湿热内蕴之霍乱，吐泻腹痛，肢冷转筋，口渴烦躁，目陷脉伏，舌苔厚黄而干，脉濡数或伏。

方解：蚕沙祛湿，尤善化胃肠之湿浊为君。黄连、黄芩、栀子清热燥湿为臣。半夏、吴茱萸降浊止吐，大黄豆卷、薏苡仁、木瓜宣化畅中，利湿舒筋，共为佐。通草渗湿热亦为佐使。

防疫避瘟丹

药物组成：乳香 1 两，苍术 1 两，细辛 1 两，甘松 1 两，川芎 1 两，真降香 1 两。

处方来源：《奇方类编·卷下》。

功用：阻止瘟疫传染。

制备方法：上为末，枣肉为丸，如芡实大。

用法用量：烧之。

3. 肖龙友

肖龙友（1870—1960 年），名方骏，字以行。四川省三台县人，名中医师。精通文史，医文并茂，自学成医。一生精研历代中医书籍，理论联系实际，临床经验极为丰富，疗效甚高。曾任第一、二届全国人民代表大会代表，中央文史馆馆员，中国科学院生物地学部委员，卫生部中医研究院学术委员，名誉院长，中华医学会副会长，中央人民医院顾问等。

以下为肖龙友之孙口述。

我的祖父肖龙友先生是"北京四大名医"之一，他的一生为发展中医事业作出了很大贡献，在中医界享有很高的威望，曾有"北方肖龙友，南方陆渊雷"之说。我从小生活在祖父身边，共同生活整整二十年，他慈祥的面容，刚直不阿的性格，刻苦勤奋的学习精神，都给我留下深刻的印象。我深感他是一位不平凡的中医大师。这篇文章仅是我亲身感受结合手头掌握的材料汇总而成，远不能反映龙友先生的全部情况，疏漏和错误之处，望了解龙友先生的前辈和同志们不吝指正。

以下为肖龙友之侄口述。

先伯常说，凡中病而效者即为秘方。先伯在为钱今阳先生《中国儿科学》作序时谈蒿虫散最为详细。序中有曰："龙友昔年治病，对于儿科亦颇重视，医乳孩之病，仅以一方普治之，无不奏效，从未出错，其方即所谓蒿虫散是也。方载《本草纲目》虫部之青蒿蛀虫下。其词曰：'一捧朱砂一捧雪，其功全在青蒿节（虫生在蒿之节）；纵教死去也还魂，妙用不离亲娘血（即乳汁也）。'

旧法系用青蒿虫 7 条，朱砂、轻粉各 0.3g 同研成末，用末擦在乳头上，与儿服。如婴儿初吃乳时，即与之服，将来出痘麻也稀少，或可以不出，而胎毒自解，真是儿科圣药。即不吃乳之儿有病，亦可用少许冲白糖水服，胜服一切儿科药也。此龙友数十年之秘方，特为抄出，拟请附于大著《中国儿科学》之后。"关于蒿虫散，查《本草纲目》原引自《保婴集》，此方用治惊风，十不失一。其诗云："一半朱砂一半雪，其功只在青蒿节；任教死去也还魂，服时须用生人血。"《纲目》青蒿蠹虫项下："时珍曰：此青蒿节间虫也，状如小蚕，久亦成蛾。气味缺；主治急慢惊风。用虫捣和朱砂、汞粉各五分（1.5g），丸粟粒大，一岁一丸，乳汁服。"

大伯父运用蒿虫散不在于治惊风，而用于防痘麻。北京家中数十口人，从未患天花，出水痘、麻疹亦轻，与用蒿虫散不无关系。当然，我们小时也是种牛痘的，但其时尚无麻疹疫苗。《纲目》引《保婴集》诗，与先伯所引，文辞有出入，或因版本不同，或先伯诊务忙未暇查对原书。但比较起来，"妙用不离亲娘血"，较诸"生人血"似更明确，且青蒿虫 7 条，分量清楚。朱砂、轻粉各 0.3g，治不在惊风，少用些甚是恰当，是在学古中又有变通和发展了。

4. 龚志贤

龚志贤（1907—1984 年），四川巴县人，从事中医事业五十余年。对《伤寒论》《金匮要略》体会较深，擅长灵活运用《伤寒杂病论》方剂于临床实践，经验丰富，医理精湛。近几年来，总结平生所学所得，写出了《四诊概要》《临床经验集》《肝炎、肝硬化的初步治疗经验》等论著。曾荣获第一届全国科学大会和重庆市科学大会奖状，并出席了全国科学大会。

霞庆名医吴棹仙开办国医药馆，荟萃名中医多人，我亦参加在国医药馆执行中医业务。这是我向许多老师学医的好机会。吴棹仙对《内经》和《伤寒论》有较深的研究，能全部背诵原文，我在诊余时请他解惑析疑，受益不少。同时还向唐阳春、周湘船、文仲宣等几位临床经验丰富的中医师请教。我用番木鳖 30g、枳壳 90g、白术 180g 为蜜丸，每丸重 3g，早晚饭后各服 1 丸，温开水吞下。治疗脏器下垂和骨质增生有较好的疗效，特别对胃下垂疗效更好，这是向唐阳春中医师学来的。周湘船中医师对"阴阳五行""五运六气"有较深的研究，临床上善于应用仲景的方剂。

以乌梅丸治疗上热下寒、肝风掉眩的眩晕证（多属现代医学的梅尼埃病），有较好的疗效，是我向周湘船中医师学来的。以四逆散（伤寒论方）加味治疗肠痈（阑尾炎）取得较好的疗效，是向文仲宣中医师学来的。肠痈是因寒温不适、饮食不节、饱食后急走等致大肠运化痞塞、气血瘀滞，湿热内生积于肠中而发病。

四逆散加味理气活血，清热解湿，无论热重、湿重、气滞三者皆可用之。处方：柴胡20g，白芍30g，炒枳壳20g，甘草6g，广木香10g，黄连6g，炒川楝子10g。此方治肠痈无论急性慢性均可服，急性服三五剂即可治愈，慢性服三五剂可见显效，但难以根除。愈后复发时，仍可再服此方。

当时有一位草医，善于用外洗药治疗皮肤湿疹，但很保守，对求治的皮肤湿疹的患者，他只予药不给处方，且将药切成细末混杂在一起交予病家。我请教他多次，他都推诿。当时草医不为医界所重视，但我很尊敬他，亲近他，虚心向他请教，必要时还在经济上给他一些帮助，他终于向我公开了秘方。处方是苦参60g，蛇床子30g，百部30g，益母草30g，煎水洗涤湿疹，如患全身湿疹，可用药水洗澡。每剂药可煎洗2～3次。我配合内服清热解毒的中草药，更提高了疗效。

5. 关幼波

关幼波（1913—2005年），北京市人。医承家学，广撷博采。临床四十多年，对于肝病的治疗，积累了丰富的经验。在专业技术人员协助下，创制"关幼波肝病辨证施治电子计算器程序"，并获得成功。著有《关幼波临床经验选》等。逝世前任中华中医学会常务理事、中华医学会内科分会理事、北京市中医学会名誉理事长、北京市科协常委等。

关幼波对于治疗口腔溃疡、白塞综合征等均有良方。

博采思路广。关老曾同时在几个药铺坐堂，如前门大街的永安堂、体乾堂，三里河大街的同和堂、保德堂等。曾与北京四大名医之一施今墨同一药铺坐堂，施老为下午4—6点，关老为下午6—8点。关老每天曾都早去柜台浏览施的脉案，并亲自询问服药后的变化，洞察其中奥妙，正所谓"行家看门道"，稍有所得便默记脑海。日久天长，像孔伯华、肖龙友、汪逢春等名家经验都成了他的活教材。

另外，他广交同道谈论医道，像前门地区名医康乃安、赵瑞麟等都是他的挚友。由于关幼波勤学好问，康在临死前把家传秘方"鹅口散"传给他，经他推广使用对于口腔溃疡、白塞综合征等都有良效，现改名"口腔溃疡散"，由药材公司公开出售。1953 年他在北京市第一中医门诊部工作期间，与妇科名老中医刘奉五对桌应诊。刘是国医学院科班出身，又曾在校任教，理论基础扎实，临床疗效也好，关老打破了"文人相轻"的旧习，主动与刘探讨医术，并互相交换病例。关老当时把所能接触到的前辈和同行，都当成了老师，履行了仲景"勤求古训、博采众方"的遗训。

鹅口散

处方：生蒲黄、牛黄、煅石膏、冰片。

用法：上药研末成粉剂，每瓶内装 3g。使用时最好先用生理盐水清洗患处，然后用消毒棉棒蘸药涂敷患处，每日 3～4 次。为使药物接触患处时间更长些，在涂药 1 小时内暂不喂奶。

适应证：新生儿鹅口疮，症见口中黏膜发炎、生腐屑、疼痛、不能吮乳而影响健康生长等。

按：鹅口疮为胎中伏热，蕴积心脾，上蒸口腔，或口腔不洁，相继感染而出现红肿疼痛，表面覆盖白色腐屑物及口内产生特殊气味与灼热感，小便短赤，大便秘结。《圣济总录》曰："……谓之鹅口。此由胎中禀受谷气偏多，既生之后，心脾气热，上熏于口，致成斯疾，盖心主舌，脾之络脉，散舌下数也。"现代医学认为，此系口腔黏膜白色念珠菌感染。鹅口散系家传验方，纯中药制剂，具有清热解毒，消肿止痛，活血化瘀，祛腐生肌的作用。现代药理研究认为，蒲黄能抗炎、改善微循环、促进炎性物质的重吸收；煅石膏能清热、收敛黏膜、减少分泌；西黄（牛黄）能抗炎解毒；冰片能镇痛及防腐、抑菌。诸药合用使腐去、肿消、痛止。

6. 朱仁康

朱仁康（1908—2000 年），江苏无锡人。从事中医事业五十余年，于疮疡皮肤外科有较高的造诣。治学衷中参西，多所创新，著有《中西医学汇综》《实用外科中药治疗学》《朱仁康临床经验集》等。

少年时，朱家赁居无锡南郊。当时外科名医章氏因避兵乱，由郊区乔迁来城区与朱家合居，方圆百里，慕名而来求治者络绎不绝。凡贫困患者，章氏非特分文不取，甚至相赠药金，故深得百姓爱戴。章老先生不但专长外科，亦熟谐内科。朱家人有病，经其诊治，无不霍然而愈。某年朱父因心境不畅，郁火结聚，脑后发疽，肿痛日重。章氏为其遣方用药，并嘱家人宰三年老母鸡一只，炖熟予服。初疑不敢从命，章谓此乃以毒攻毒，坚议不妨，才放心服用。不久疮头收束，顶透脓泄而愈，全家信服。后朝夕相处，章与朱父交称莫逆，朱父遂有使家中两兄弟从师学医之意。朱仁康兄长其四岁，先从章氏执弟子礼，三载学成，悬壶锡地郊区行医，全家亦移居相随。朱仁康即从兄长随诊抄方学习，因而亦尽得章氏薪传之秘。

章氏对疮疡外科有独到之处。常惯用虫类药如山甲、全蝎、斑蝥、蜈蚣之类，配成秘方丸散，用以内消疮疡，功效卓著，故能驰名于世。

7. 陈源生

陈源生（1897—1992 年），四川铜梁县人，生于中医世家，致力于中医临床工作六十余年。对《伤寒论》《金匮要略》的临床意义多有阐发，善于汲取各家学说的长处，对中草药的研究尤其心得。治病不拘成法，主张轻灵巧取，在内、妇、儿科临床上，有较深的造诣。著有《临床常用中草药选编》《简便验方歌括》。

冬瓜子治咳喘脓痰、肺痈、肠痈、女性带下以及湿热病过程中出现的浊湿阻滞上焦和中焦的症状。

学问并非尽载名家论著。广采博搜，不嫌点滴琐碎，"处处留心皆学问"。例如，同乡有李姓草医，祖传疳积秘方，以其简便验廉，远近求治者不少。该医视为枕中之秘。为学习伊之长处，乃与其结交至好，并于医道共相切磋，久之情深，伊知我乃方脉医，非卖药谋生，渐去戒心，偶于醉后道出真言，曰："一味鸡矢藤研末即是"。事虽小而启发大。鸡矢藤一药，我几十年来屡用于肝胆脾胃诸病，证实其有健脾消食，行气止痛，利水消胀的良好效果。

《金匮》治肺病、肠痈皆用冬瓜子，而冬瓜乃瓜果菜食之物，其子何能有此效？常见冬瓜子抛入猪粪坑中而不腐烂，次年凡施用猪粪之处可自然生长冬瓜。于秽浊中生长的冬瓜，其味甘淡，甚为爽口。我观察这一现象，从而省悟此物极善浊中生清，其子抗生力强，更属清轻之品。根据冬瓜子升清降浊，轻可去实的特点，用治咳喘脓痰、肺痈、肠痈、女性带下以及湿热病过程中出现的浊湿阻滞上焦和中焦的症状，都有显著疗效。

（竹溪客）

对岳美中教授所谈专病专方的体验

著名中医岳美中教授在抱病住院期间，几位研究生和我，一边学习岳老的学术思想和临床经验，一边给老人家治病。三年多的时间，他将毕生学术精粹源源不断地口传心授，让我们受益匪浅。现就岳老所提倡的专病专方思想，略谈学习后的体验。

【案 1】半夏天麻白术汤治眩晕案

戈某，男，68 岁。1981 年 11 月 3 日初诊。

病史：患者体胖，平素咳嗽气喘，吐白痰，易外感，偶因饮食不适而晕厥。近日头昏眩晕，卧则安，起则头眩，动则天倾地旋，身不支而行走艰难，故邀余到家诊视。

刻诊：语音不扬，气短喘嘘，头倾不欲睁眼，舌体胖，苔白，脉虚大而数。血压 80/40mmHg。诊为眩晕，证属气虚夹痰。治宜补气健脾化痰，拟予岳老治低血压眩晕方，即半夏天麻白术汤。

处方：半夏 10g，天麻 10g，苍术、白术各 10g，炒麦芽 10g，神曲 12g，党参 10g，黄芪 15g，陈皮 6g，茯苓 12g，泽泻 12g，黄柏 10g，干姜 5g。6 剂，水煎服。

11 月 10 日复诊，头晕消失，精神转佳，饮食增进，咯痰明显减少，咳嗽气喘也有所减，乘车外出工作也不觉眩晕。因年近七旬，肾气虚衰，针对年高肾虚体质给予肾气丸，活血通脉片常服，以温阳益肾、补气活血巩固疗效。随访 8 个月眩晕未见复发。

按：岳老传授半夏天麻白术汤（东垣方）既能治高血压眩晕，又能治低血压眩晕，为双向调治方剂。本病例几经数医给镇静、调节神经中枢、扩血管药治疗，收效甚缓，而用岳老治低血压眩晕专方确收捷效。

岳老在住院期间，有时血压突然升高至 200/90mmHg，出现头晕目眩，闭目不敢睁，怕见光亮，恶闻噪声，稍有转侧，则呕吐食物，甚或绿水，身出大汗。舌质暗红，苔薄白，两脉弦缓。遂予半夏天麻白术汤原方，服药2剂，诸症皆平。岳老自身非一次验证，住院三年多，屡发屡用，每获效如桴鼓之应。可见该方治低血压或高血压眩晕，都是经得起重复验证的。

【案2】芡实合剂治肾病型蛋白尿案

郭某，男，45岁。1980年5月11日初诊。

病史：患肾病已3年，经常下肢浮肿，腰酸腿软，于去年3月经医院诊断为肾病综合征。用激素、吲哚美辛（消炎痛）等免疫抑制剂治疗，症状基本缓解。今年3月出差，因旅途劳累，生活不规律，病情复发，两个月来逐日加重，不愿再服激素，要求中医治疗。

刻诊：面色萎黄，皮肤发亮，下肢水肿，按之没指，舌体胖大，苔白，脉虚数。尿常规示尿蛋白（++++），红、白细胞少许。血浆总蛋白4.1g/L，白蛋白1.7g/L，球蛋白2.4g/L，白蛋白与球蛋白的比值倒置，胆固醇400mmol/L。诊为水肿病，证属脾肾气虚，精气下流。治宜健脾利水，补肾固精，方用岳老推崇治蛋白尿专方芡实合剂。

处方：芡实30g，白术15g，茯苓15g，淮山药15g，菟丝子20g，枇杷叶10g，党参10g，生黄芪20g，金樱子15g，黄精15g，百合15g。嘱先试服4剂，若无不适，续服30剂再来复诊。

复诊：6月15日，下肢浮肿明显消退，体力渐增。尿常规示尿蛋白（++），红、白细胞偶见。守方续服30剂，并嘱其预防感冒，勿使劳累。4个月后，该患者介绍另一慢性肾炎患者来门诊治疗，来人顺便告之郭某的蛋白尿已消失，病情近期痊愈，已上班工作。经随访一年，肾病未见复发。

按：岳老用芡实合剂治愈多例肾病蛋白尿患者，在《岳美中医案》中已有介绍。但是，形成肾病的原因很复杂，一方不可能统治所有肾病的蛋白尿，为了研讨其专方的针对性，我们分析了此方方义，认为其有健脾补肾，通利上下水道的作用，适用于脾肾气虚者。本例病情较为符合，故服之而有效。

手拿三把伞（散），一天走到晚

大学毕业后分到一个山区工作，当地医生告诉我一句话，即"手拿三把伞（散），一天走到晚"。所谓三把伞（散），是指三个中药散剂处方，即银翘散、藿香正气散、五苓散（包括八正散）。因"伞"与"散"音相同，而南方天气多雨湿，使用伞的机会很多，外出或出诊必用之，故借音将"散"称为"伞"。这句话也说明，在当地使用这类处方的机会很多，只要掌握了这三类处方的运用规律进行化裁变化，就可以完成日常的诊疗工作。

历史的原因，山区资源比较缺乏，患病之后，一般的慢性病很少进行治疗。而急性病的出现主要与当地的天气、地理、环境相关，用现在的话说，主要病症出现在呼吸系统、消化系统、泌尿系统三个方面。以上三个处方正好适合治疗这三个方面的疾病，故当地医生有此一说。

一、银翘散

当地山高水冷，受寒湿之邪侵犯的机会很多，但一般感冒，当地的赤脚医生（现称乡村医生）进行治疗应该没有问题。往往一些高热而病情很重，发展又很迅速的疾病则需要到正规医院进行诊疗。

针对此时的病情，我们使用银翘散的机会很多。除一般感冒，很多急性传染病初期，如当地多见的钩端螺旋体病、流行性出血热等，也多使用银翘散加减。金银花、连翘的用量随着病情的轻重而不一样，每味药最少在15g，多则用到半斤。其中的辛凉解表药用量则不宜超过正常用量太多。重症患者，在治疗时可以大量、多次服用银翘散，甚至可以尽量服用。在当地有用大锅煎银翘散给患者服用的方法，是因为金银花、连翘临床上尚未见明显不良反应，甚至有报道金银花长期服用有养颜作用。

在病情很重时，还可加入较大剂量的大青叶、板蓝根等清热解毒药，而解表发散药则不宜大量使用，以免不好控制汗出，引发变证。有时在大量使用金银花、连翘而嫌方中解表能力不足之时，可以加入辛温而润的防风以助之。但很少加温燥的解表药物，如羌活等。当然，若不属于西医所说的钩端螺旋体或流行性出血热等急性传染性疾病，也可偶尔加入羌活等药。

在抗湿邪时一般多根据病情加用苍术、藿香、佩兰、滑石、秦艽、续断等燥湿、祛湿药（其中前4味药用的比较多），而且效果很好。这种用法有点像白虎加苍术汤，虽然这时人体津液缺乏，但湿邪却依然存在。津液（正湿）与湿邪（邪湿）不一样，津液旺盛不代表湿邪多，湿邪亢盛很可能津液十分缺乏；津液缺乏同时可能出现湿邪为患，津液不缺乏也可能有湿邪为患。正邪两种概念，不要混淆。

除温热类疾病，风寒类疾病也可以使用银翘散加减，就如现在不少人感冒动辄服用银翘解毒丸一样。当在风寒入侵、病情不太重时，也多使用银翘散加减变化进行治疗，就是处方中，解表药的药味和用量相对加重而已。如加入羌活、防风等，变成了解表的凉、温药同用的局面，但是效果很好，也并未见明显不良反应。

后来为此事，我专门请教我的老师杨卓寅教授，我说为什么治疗感冒时，不分伤寒、温病，一概使用银翘散也能取得较好效果？他回答说，这种疗法可以归属于病因疗法，用西医的话说，感冒不仅是体温调节出了问题，而是一定有外来微生物侵犯。这些外来微生物很容易成为致病的主要原因，银翘散具有抗击或杀灭这些外来微生物的作用，因此能治疗这些疾病。我认为这一说法可以供我们参考运用。

银翘散处方的君臣佐使历来争论很大，在大学通用教材上，虽然没有明确指出谁属君药，谁属臣药，但解说还是将金银花、连翘等药归属于君药，而将竹叶、薄荷、淡豆豉、荆芥等作为臣药来解释。原因是金银花、连翘虽然主要作用是清热解毒，但其轻清上扬，也具有解表的能力，解毒、解表二者兼顾，因此为君药。再用竹叶助其解毒能力，且因其解毒能力本身较强，故不用太多药物进行协助，而用薄荷、淡豆豉、荆芥助其解表能力，因其解表能力不强，故用较多药物对其协助，从而完成君臣的搭配。

金银花、连翘性寒而质轻，金银花芳香能向上向外而达，连翘味辛，辛能入肺而散表，二者配合能透散外邪为君药。薄荷散肺气以出表，淡豆豉芳香醒胃以祛邪出口，牛蒡子散咽喉之结以祛邪出鼻，竹叶寒凉以增强主药的清解能力，故为臣药。尚恐出表能力不足，故佐以辛温而能透血中之风的荆芥以增强辛凉解表药的解表能力，并佐以能提壶揭盖的桔梗通达肺与大肠之气，以助解表能力，而使以甘润不腻的芦根、甘草养阴生津，合之诸药，使银翘散清热而不碍阴，解表而不伤津。

《温病条辨》方论曰："可见病温者，精气先虚。此方之妙，预护其虚，纯然清肃上焦，不犯中下，无开门揖盗之弊，有轻以去实之能，用之得法，自然奏效，此叶氏立法所以迥出诸家也。"

因此，在临床上只要运用得当，外感初期对银翘散进行适当加减变化，均能取得比较好的疗效。当然，这只是在当时条件和环境下的一种思维方式，真正的恰当治疗，还是要借重辨证论治的方法。

二、藿香正气散

因当时农村卫生条件较差，加上有些地方用水较为困难，饮用水清洁消毒不够，很容易患肠道疾病，其中又以寒湿性泄泻最为常见，故藿香正气散经加减变化后在当地使用非常多。

《医方集解》曰："治外感风寒，内伤饮食，憎寒壮热，头痛呕逆，胸膈满闷，咳嗽气喘；及伤冷，伤湿，疟疾，中暑，霍乱吐泻；凡感岚瘴不正之气者，并宜增减用之（元气虚弱之人慎用）。"这里的病证包含了两个方面：一是外邪入侵，如风寒、暑气、岚瘴等；二是饮食不洁或不当以致脾胃正气受伤（注意：是正气受伤不是元气虚弱，元气虚弱是慎用）。

正如盛心如所说："天时人事，两相感召"而成之病，即可用藿香正气散治疗。但是风寒外感不是指伤寒、温病之属；饮食不洁或不当引起的病情不是指湿热下利之属。

《医方考》曰："凡受四时不正之气，憎寒壮热者，此方主之。风寒客于皮毛，理宜解表，四时不正之气由鼻而入，不在表而在里，故不用大汗以解表，但用芳香利气之品以主之；白芷、紫苏、藿香、陈皮、大腹皮、厚朴、桔梗，皆气胜者也，故足以正不正之气；白术、茯苓、半夏、甘草，则甘平之品耳，所以培养中气，而树中营之帜者也……若病在太阳，与此汤全无相干"。

一般情况下，下利病是可以有发热症状的，泄泻病应该没有发热症状，藿香正气散所主之病是可以有发热一症的。

20世纪70年代曾出现过有发热症状的泄泻病，而且呈流行性趋势，患者很多，当时称为肠道流感，全国从上到下通知，此病应该使用藿香正气散治疗，包括西医医院内也是提倡使用藿香正气丸治疗此病，几乎成了当时的唯一疗法，效果也十分的明显。直至现在，我们在治疗以泄泻为主的肠道疾病时，也多是以内有寒湿、外有发热两点作为使用藿香正气散的主要条件。当然，内有寒湿症状是主要的，若无发热，可以使用其他方法进行治疗，但有发热主要使用藿香正气散进行治疗。

藿香正气散主要由三方面组成，一是芳香透散药，其目的是化湿和透表，如藿香、紫苏、白芷、桔梗等；二是培补脾胃药，其目的是培补受伤的脾胃之气，如四君子汤之类；三是燥湿除满药，其目的是祛除寒湿和食积，如平陈汤之类。其中藿香芳香辛温，理气而宣内外，和中而止呕泄，善辟秽恶而解表里，是君药中的主药；以紫苏之芳香透散加强藿香和中辟秽的能力以除里湿，以白芷之辛温发散加强藿香宣外而解表的能力以祛表邪，以桔梗之提壶揭盖宣肺气加强藿香开窍以透表祛湿，三者为君中之臣药。但上四药解表和中，起到治疗此病的主要作用，共同组成本方的君药。厚朴、大腹皮行水消满，橘皮、半夏散逆除痰，疏通里滞，为臣药，因本病感受之时有正气受伤，故用白术、茯苓、甘草益脾祛湿以辅正气，正气一通，则邪自除，故为佐使药。

藿香正气散（丸）不仅在中医临床使用很多，在农村、山区使用的更多，一般老百姓也多明白其中的用法。以前很多乐善好施的单位或个人都在夏秋之交，主动将藿香正气散（丸）发给患者或有此需要的人，有的单位甚至常年施药，为此颇有好评。现在百姓的家庭药箱里，藿香正气散（丸）也多是常备药，多数情况下，只要是肠道疾病，不需医嘱就自行服用，可见使用之多，效果之好。

三、五苓散

五苓散包括八正散及其变方在当地使用也是非常多，因山高天寒雾多，地下水冷寒湿重，春冬之季容易出现以五苓散证为主的病情，秋夏之季容易出现以八正散证为主的病情。从西医的观点来看，这些病都与泌尿系统有密切关系。

八正散证的病情比较容易诊断，多以尿急、尿频、尿热、尿痛为主症，当地老百姓在发病初期一般自己采摘遍地都是的车前草煎水服用，即使到医院诊疗，也大多处以导赤散变化，不愈或病情加重时改方为八正散变化，一般治疗效果都比较满意。

但是对五苓散证进行治疗，一般老百姓很难把握，多需要医生处方。五苓散证以尿短、浮肿为其主要表现，也有伤寒和杂证两大类表现。

在伤寒类疾病中，多先有外感寒湿，随之太阳之热传于膀胱之腑，出现发热恶寒、面部浮肿等病情。开始多表现为风水证，若治疗不及时或处理不恰当，转手即为五苓散证。西医此时多诊断为急性肾小球性肾炎。

中医学认为水液代谢主要靠肺、脾、肾三脏调节，五苓散治疗此类疾病是从这三个方面进行的，如《医方集解》所言："陈来章曰，治秘之道有三：一曰肺燥不能化气，故用二苓、泽泻之甘淡，以泄肺而降气；一曰脾湿不能升津，故用白术之苦温，以燥脾而升津；一曰膀胱无阳不能化气，故用肉桂之辛热，以温膀胱而化阴，使水道通利，则上可以止渴，中可以祛湿，下可以泄邪热也。"治疗时各味药物的分量，可以根据水热所在脏腑不同而不同。若水热主要在表，此时桂枝的用量可以适当加大；主要在脾，则白术、茯苓的用量可以适当加大；主要在肾，则泽泻、猪苓的用量可以适当加大。

本证的要点为热与水结于膀胱（可有外邪，也可无外邪），而膀胱之气受制或受损，致使水液停留在膀胱之中。泽泻甘、寒，入膀胱以泻热利水，应为君药中的主药。猪苓甘淡助泽泻利水，与泽泻共同组成本方君药。茯苓、白术补脾肺之气，化湿利水以为臣药。桂枝外解肌表之寒湿，内散膀胱之热结，为本方之佐使药。

在杂证中，五苓散的治疗实际上与伤寒类并没有本质的区别，均是水结膀胱，在伤寒类疾病中，属于水热结于膀胱，膀胱受制而不能气化；在杂证中属于水湿停留膀胱（多有寒热夹杂），膀胱之气受损而不能气化。西医此时多认为是急性肾炎转化成慢性肾炎的时候，或慢性肾炎急性发作。

程郊倩言："用五苓者，取其开结利水也，水泉不致留结，邪热从小便出矣；若热微消渴，是则热入膀胱，而燥其津液，乃成消渴，此膀胱无邪水之蓄，亦用五苓者，以化气回津也，使膀胱之气腾化，故渴亦止而病愈。"其中的要点，一为开结利水，一为化气回津，均是针对膀胱而言。

在杂证中，一般无发热恶寒症状，则桂枝可改用肉桂。罗东逸言："伤寒之用五苓，允为太阳寒邪犯本，热在膀胱，故以五苓利水泻热。然用桂枝者，所以宣邪而仍治太阳也。杂证之用五苓，特以膀胱之虚，寒水为壅，兹必肉桂之厚以君之，而虚寒之气始得运行宣泄。二症之用稍异不可不辨。"

若小便出现血尿，则五苓散去桂枝，名为四苓散；若癃症性小便不出，可在本方中加入辰砂，名为辰砂五苓散；若下焦寒湿阻滞，小便淋沥不尽，则可在本方中加入苍术，名为苍桂五苓散；若湿热壅滞中下焦，小便发黄、便秘、烦渴，甚至眼白珠黄、皮肤黄等，可在本方加入茵陈，名为茵陈五苓散；若食滞发热，溺涩便结，可在本方中加入羌活，名为元戎五苓散；若中焦受湿，暑热熏蒸，小便赤短，头痛疲乏，可在本方中加入石膏、滑石、寒水石，以清六腑之热，名为桂苓甘露饮；若中暑伤热，热蓄膀胱，小便短赤，大便秘而渴，可在本方中加入栀子、滑石、甘草、食盐、灯草，名为节庵导赤散；若停饮夹湿，腹痛泄泻，本方可与平胃散合成胃苓汤；若伤暑泄泻，本方可与黄连香薷饮合成为薷苓汤；若寒热往来，热多寒少，口燥心烦，本方可与小柴胡汤合成柴苓汤。

以上三类处方，不仅在山区很实用，而且是常见病、多发病的主要治疗方剂，也是快速掌握中医治疗的一种重要方法。我们可以以此为切入点，学习中医疗法，进而举一反三，从少到多，逐渐熟悉当地的病种，逐渐学习处方的变化，从而成为一名合格的中医师。

（彭荣琛）

治疗痛风灵验方

千方易得，一效难求。大浪淘沙方显良方之真迹。本篇记录的是王幸福老师几十年中读万卷书、治数万例病得到的效验灵方，其取舍标准为"非验不录，非灵不取"，且方方皆有出处，案案皆有验证。只要你一卷在手，心领神会，就会取得满意疗效。

主方：桂枝 12g，白芍 15g，知母 30g，防己 30g，苍术 12g，制附子 6g，麻黄 10g，生甘草 15g，土茯苓 100g，猪苓 15g，泽泻 30g，滑石 30g，川萆薢 30g。

疼痛加制乳香、制没药各 10g，丹参 30g，体虚高龄加黄芪。

主治：痛风尿酸高。

此方为桂枝芍药知母汤合猪苓汤加减，运用于临床多年效果可靠。

【病案】樊某，男，76 岁。

病史：近 1 个月患痛风病，右足大踇趾红肿热痛，且波及整个足面水肿，痛的无法走路，难以忍受。在某大医院治疗月余，予秋水仙碱等药，只能一时止痛，一停药就反复，无法彻底治愈。经人介绍来我处寻求中医治疗。

刻诊：人高大魁梧，面略暗，舌淡苔白，脉浮滑有力。除足肿痛，化验尿酸高，余无他症可辨。我根据以往治疗此病的经验，处予桂枝芍药知母汤合猪苓汤加减。

处方：桂枝 12g，白芍 15g，知母 30g，防己 15g，苍术 12g，制附子 6g，麻黄 10g，生甘草 15g，土茯苓 60g，猪苓 15g，泽泻 30g，滑石 30g，制乳香、制没药各 10g，丹参 30g。7 剂，水煎服，日 3 次。

复诊：1 周后痛轻，足肿略消。患者甚喜，效不更方，又续 7 剂，肿消痛大减，而后继续以此方为主调理 1 个月痊愈。

按：痛风一证，西医又称"高尿酸血症"，嘌呤代谢障碍，属于关节炎一种。痛风是人体内嘌呤物质的新陈代谢发生紊乱，尿酸的合成增加或排出减少，造成高尿酸血症，血尿酸浓度过高时，尿酸以钠盐的形式沉积在关节、软骨和肾脏中，引起组织异物炎性反应。此证可以归属于中医学风湿痹证一类，桂枝芍药知母汤是治疗风湿的有效方子，湿毒瘀结，猪苓汤又是对之方，再加上治疗痛风的专药土茯苓、滑石等，方证对应，故收效较快。这里需要指出的是土茯苓和滑石一定要重用。土茯苓我临床上治疗此病一般取 60～150g，滑石取 30～100g，因人因证具体取量。对于疼痛一症可加用活络效灵丹，重用乳香、没药止痛，效果也较好。

师从王幸福老师医案纪实

余有幸师从当代中医实战派王幸福老师在临床上学习年余，深感王老的医术精湛，医德高尚。虽师从年余，学习的知识仍不及其临床经验之沧海一粟。王老师病机＋专方＋专药、大方复进，重复用药以及中西医理药理之汇通的学术思想是我们这些临床医生提高疗效的有效方法。王老用量上的独到和胆略，使人敬佩不已。王老的胸怀和中医情怀更令人感动，他的经验从不独享，只要你想学都是有问必答仔细讲解，只要有利于中医药的发展更是不遗余力。现在虽然不再亲侍老师身旁，但每每拜读最多的仍然是王老的几本著作，令我在临床上获得很满意的疗效。下面写几例实践老师思想和经验的病案，供大家参考。

【案1】丁某，女，59岁。

主诉口干，口苦，失眠，出汗，烘热心烦，舌干，活动量大时憋气。前段时间生过闷气，饮食大小便尚可，左心室肥大，舌淡苔白，左右寸关尺细弱。这是一例比较典型的围绝经期综合征患者。

处方：二仙汤、生脉饮合犀角地黄汤加减。淫羊藿12g，仙茅8g，巴戟天12g，黄柏15g，知母18g，当归10g，太子参15g，麦冬15g，五味子15g，山茱萸30g，水牛角40g，生地黄15g，牡丹皮12g，赤芍12g，柴胡15g，白芍15g，砂仁8g，龟甲10g，丹参30g。

前后一共服用6剂，诸多症状都有好转。二仙汤是王幸福老师临床上治疗围绝经期综合征的一张常用方剂，也是行之有效的一张方。此方分一组阳药一组阴药，根据患者的体质调整阴阳两组药的剂量，再根据患者的具体症状进行加减，本案患者以阴虚为主就重用阴性组药，有是证用是药，加上生脉饮和犀角地黄汤，看似情况复杂，实为围绝经期综合征，用之确实效果颇佳，临床上屡试屡效。

【案2】尹某，女，67岁。

刻诊：患者身材偏瘦，面黄微黑，精神抑郁，周身瘙痒不适多年，眠差，胃肠功能不佳，血压160/80mmHg，脉象双寸尺弱，关微弦，舌边尖红苔黄微干，饮食、二便尚可。证属风寒郁表，营卫失调，气血不和。治以疏风散寒，调和营卫，补气生血。

处方：麻黄桂枝各半汤合当归补血汤加减。黄芪30g，当归10g，桂枝12g，白芍12g，生甘草6g，生麻黄4g，杏仁8g，徐长卿10g，丹参30g，路路通12g，柴胡12g，黄芩12g，郁金10g，生麦芽30g，生姜4片，大枣5枚。4剂，水煎服，分早晚温服。

二诊患者反馈，全身瘙痒已经痊愈，睡眠和胃肠也有所好转。

按：患者身体消瘦，脉象较弱，为机体气血亏虚之象。外感风寒邪气乘虚侵袭，郁遏肌表，导致营卫失调，气血不和，肌肤失于濡润而发病。

麻黄桂枝各半汤出自《伤寒论》第23条："面色反有热色者，未欲解也，以其不能得小汗出，身必痒，宜桂枝麻黄各半汤。"此方针对的是表郁轻证，临床上多取其疏风散寒、调和营卫之效，治疗皮肤瘙痒诸症，多有效验。正所谓"治风先治血，血行风自灭"，当归补血汤补气生血，气血运行调畅，正气充足，则邪自去；肌肤得以濡润，则痒自止。此外，亦可在方中加入玉屏风散益气固表，以扶正祛邪。丹参、路路通、徐长卿为王幸福老师治疗皮肤瘙痒诸症的一组常用角药。由于此病已有多年，患者情绪抑郁，关脉略弦，恐内有肝郁，故加入郁金、生麦芽以疏肝解郁，兼顾胃气。患者舌边尖红苔黄微干，故加柴胡、黄芩，取小柴胡汤之意，以疏肝理气、清利湿热。

【案3】孟某，男，68岁。

主诉胃胀不思饮食，失眠，出汗。大便秘结，几日一行，大便排不出胃胀更严重，如此恶性循环已经几年，甚是痛苦。多医求治乏效，曾见前医处方用大承气汤加减，大便仍然下不来。患者说前几年一直喜欢用三黄类苦寒药物治疗便秘，就成了现在的这种状况。

刻诊：胃胀便秘，余正常。舌边尖红苔黄腻，寸关尺细弱数。

处方：当归60g，肉苁蓉30g，枳实15g，升麻12g，生白术70g，牵牛子15g，香附12g，鸡内金15g，五灵脂12g，生地黄50g，莪术10g，桔梗5g，泽泻 12g，山茱萸 30g，丹参 20g，柴胡 12g，炒莱菔子 15g，黄芪 50g，蒲公英 20g，黄芩 12g。4 剂。

服用第 1 剂后就收到很好的效果，4 剂服完排便通畅，然后按上方做丸药，继续巩固疗效，以形成正常的排便规律。随访半年没有再出现过便秘。

按：老年便秘我喜欢用济川煎加大量生白术，是师父王幸福教我的，而重用黄芪加莪术是学习朱良春老师的治胃病的经验方。临床上遇到几个老年患者，一便秘就吃清热下火的苦寒药，结果最后都有很严重的伤阴和败胃的问题。我曾见过一老妇人长时间用硝黄类药导致损胃伤津液，舌头光剥无苔，痛苦不堪。所以在治疗年老便秘的患者时，医者不能光图一时方便，一味地用苦寒泻下之药，一定要首先考虑润肠通便，护正益阴，除非真的有实火才可以用大承气汤一类。

【案 4】彭某，女，49 岁。

自诉头晕，天突穴处突发出不来气的感觉，而且出不来气同时伴随全身抖动不适，有时心慌气短，烘热，容易上火，血压正常，血脂高、脂肪肝，曾经因为这些症状突发时去做过详细检查，西医检查基本正常。

刻诊：中等身材，微胖。左右寸关细弱尺脉不及，舌淡苔白略干，大小便正常。

中医辨证：围绝经期综合征，又遵王幸福老师的教诲"症状诸多，查无实据，血府逐瘀汤主之"和"怪病从痰从瘀治"，于是舍去二仙汤选择血府逐瘀汤合封髓丹加减。

处方：砂仁 10g，黄柏 6g，肉桂 4g，甘草 5g，桂枝 15g，太子参 15g，麦冬 12g，五味子 12g，柴胡 15g，枳实 10g，桃仁 10g，红花 10g，生地黄 15g，川芎 10g，当归 12g，牛膝 15g，桔梗 8g，丹参 20g。2 剂。

患者服完未有反馈。半个月后来找我说要求再开 3 剂，自述效果不错，唯一不足是服完此方有点腹部不舒服，于是又开了 3 剂在此方基础上稍作加减。一个月后带女儿来看病，我问现在如何，患者说诸证悉除，只剩下双腿困软。

血府逐瘀汤是王清任的名方，临床上很好用，而王老的一句"症状诸多，查无实据"确为干货。

【案 5】刘某，女，48 岁。

未见患者，其丈夫代为转述：右前臂及手痛、麻，晚上睡觉的时候手放在被子里感觉有些热，不舒服，询问如何治疗。我想没有见到患者的舌脉诊断，但其手发热只能先服药让手不太热，就开了四妙勇安汤，原方未加减，而且量也比较小。

处方：玄参 15g，金银花 18g，当归 10g，甘草 6g。3 剂。

3 天后其丈夫来说第 1 剂服完手就不痛了，3 剂服完也不发热了，现在反有一点麻，也比之前减轻了很多，要求再开 3 剂。我觉得只要是四肢不明原因的热都可以用四妙勇安汤，方虽然小，但解决患者不明原因的不适有效率比较高。这张方也是我看见王幸福老师经常用，学来的。

【案 6】刘某，主诉心慌气短胸闷。

刻诊：舌大边尖红，有齿痕，苔黄干，脉细弱弦数。

中医辨证：胸阳不振，痰饮扰心。

处方：瓜蒌薤白桂枝汤、葶苈大枣泻肺汤合生脉饮加减。瓜蒌 15g，薤白 15g，桂枝 15g，厚朴 12g，枳实 12g，葶苈子 15g，红景天 12g，绞股蓝 12g，红参 10g，麦冬 12g，五味子 15g，灵芝 10g，龟甲 12g，丹参 30g，黄芪 45g，大枣（切）6 枚。7 剂。诸证大减。

此方以瓜蒌薤白桂枝汤合生脉饮为底，加入王幸福老师常用的几组角药，红景天、红参、绞股蓝、丹参、枳实、葶苈子，效果不错。以此方为底治疗心肺病，辨证加入补骨脂、山茱萸、蛤蚧和一些祛痰药，效果不错。

【案 7】何某，女，68 岁。主诉左膝肿痛，里面不凉也不热，走路一瘸一拐，很不舒服，西医诊断为滑膜炎。

刻诊：左膝肿，拒按，走路拐，纳可，二便尚可，舌淡苔白，左右寸关尺弱。

处方：四妙勇安汤、四味健步汤合活络效灵丹加减。玄参 12g，当归 12g，金银花 30g，甘草 10g，生薏苡仁 40g，赤芍 12g，石斛 15g，丹参 20g，牛膝 20g，乳香 8g，没药 8g，大血藤 15g，鸡血藤 15g，白芥子 15g，杜仲 15g，葛根 30g，独活 8g。2 剂。

2 剂服完患者走路基本正常，膝肿消失。我常用这三方合用加减治疗下肢关节不适疼痛，用于热证或者寒证不明显的患者效果不错，我常用鸡鸣散加减治疗寒证，效果也还不错。

【案8】夏某，女，60岁。身材瘦小，面色暗黄。

病史：近日上下眼睑肿，小腿肿，特别是小腿感觉痛、僵硬，按之没指。有高血压病史，未系统用药，目前血压正常，心脏无不适，纳可，二便尚可。其工作比较辛苦，长期处于受风寒侵袭和熬夜的环境。舌淡白，苔白腻，双寸尺脉细弱、关脉弦。

处方：真武汤、当归芍药散合鸡鸣散加减。附子（另包先煎）10g、白芍12g，白术15g，茯苓20g，当归15g，川芎10g，泽泻12g，苏叶15g，陈皮10g，吴茱萸7g，槟榔15g，桔梗10g，生薏苡仁20g，木瓜15g，山茱萸15g，桂枝5g，生麻黄2g，生姜4片，甘草5g。4剂，水煎服，日3次。

复诊：4剂喝完后腿发热，感觉有一股热气从大腿走到足底，腿也不像以前那么僵硬了，也不肿了。虽然还怕冷，但腿已经不凉了，上下眼睑亦不肿了。唯有干一天活后，踝关节处有一点痛和肿，要求再服几剂药。自述近几日口苦，于是去上方中生薏苡仁、桂枝，加柴胡12g，龙胆草3g，又开2剂。10余天后回访说只服了一次药就诸症状消失，剩下1剂药未服。

【按语】此人有高血压病史。眼睑肿、小腿肿，怀疑系高血压导致的肾系疾病，建议先去做相关检查，但老人不允，要求先用中药试试。症见怕冷，舌淡苔白腻，中医诊断为阳虚水泛，经络瘀阻。不通则痛，不行则肿，故用真武汤温阳化水，辛温散寒；水肿多有水和血的矛盾，故用当归芍药散解决血与水的矛盾；最后又加入行气降浊，化湿通络，治疗足胫肿无力的鸡鸣散。3方合用，收到理想效果。

【案9】彭某，女，50岁。

刻诊：右侧头痛，隐痛、跳痛，头鸣，胃中灼热，纳可，二便正常，舌淡苔白，左右寸关尺细弱。

处方：散偏汤（专治偏头痛）合清震汤加减。柴胡15g，川芎30g，白芍15g，白芥子9g，香附10g，甘草5g，白芷10g，郁李仁12g，苍术8g，荷叶10g，升麻8g，黄芩12g，蔓荆子10g，藁本10g，熟地黄30g，菟丝子30g，丹参30g。4剂。

患者反馈，服完第 1 剂跳痛消失，4 剂吃完就基本不痛了。第一次用散偏汤治疗偏头痛效果不错，王幸福老师的经验是要重用川芎，巧用清震汤合散偏汤治疗偏头痛效果佳。

【案 10】罗某，男，38。人偏瘦，面色萎黄。

主诉：肛门处有潮湿感，似有水液流出有时还比较臭、瘙痒，两年余。纳可，小便正常，大便有时日行 1 次，有时 2～3 日 1 次，舌瘦，边尖红，苔黄腻，脉寸关尺细弱缓。

中医辨证：脾虚，湿热下注。

处方：完带汤合四妙散加减。党参 15g，白术 15g，苍术 15g，车前子 15g，甘草 5g，山药 20g，陈皮 30g，柴胡 12g，白芍 12g，蛇床子 12g，地肤子 10g，葛根 15g，黄连 6g，黄柏 12g，牛膝 20g，黄芪 30g，仙鹤草 30g，羌活 5g。3 剂。

患者反馈服完 2 剂后诸症皆无。

按： 此方用完带汤为我师兄董建锋（也是王幸福老师的弟子）教我，凡慢性患者出现如阴囊潮湿等，和女性的带下量多有相似之处，以傅青主的完带汤加减就可以收功。因有臭味加之舌红、苔黄腻，故用四妙散加上专药黄芪、仙鹤草。羌活可以改善局部的微循环，也可以解表。

【案 11】这是我在临床上治疗一例白带多的患者实际案例，请各位老师指正。患者，女，43 岁，近来月经结束后，白带清稀如水，无臭味，很是痛苦，去医院检查，医生说害怕癌变，让其做子宫内膜刮片和癌胚原检查，患者恐惧不愿去做，后经人介绍找我治疗。正值我不在家，故打电话和我描述症状，面色萎黄面瘦常与丈夫吵架，余无他症，因无法看舌脉，我让其买补中益气丸按说明的两倍服用，同时买生薏苡仁、山药、芡实每次各 50g 煮水，送服两倍的补中益气丸，一天 3 次。不料 3 次后患者反映诸症皆愈，后半年多又有点类似症状，不过较之前轻了许多，于是又嘱用前法，又获全胜，然后让其再服 3 盒补中益气丸巩固，至今未再犯。

（马愉骁）

痛风及面瘫经验方

1. 四妙散加减妙治痛风性关节炎

余从医三十二年来，深感基层中医传承之艰难，今欣闻王幸福老师收集全国各地学生的中医学习心得，甚感高兴。兹将本人的治疗经验贡献出来，以供同道借鉴耳。

【病案】周某，男，85岁。2019年5月25日初诊。

主诉：右足背部红肿热痛7天之久。

脉诊：舌红苔干燥（主热证）；寸关尺脉数洪大（主热证）。

辨证：患者平素嗜烟酒辛辣，膏粱厚味之品，年老肾功能下降，排毒能力差。诊断为风湿热痹（痛风性关节炎）。患者家属邀余诊治，欣然前往。

处方：黄柏15g，川牛膝15g，怀牛膝15g，薏苡仁30g，苍术30g，延胡索10g，萆薢15g，银花10g，连翘10g，木瓜30g，茯苓皮15g，赤小豆10g，桑皮10g，大腹皮10g，土茯苓10g，炒栀子10g。3剂。

外用方：大黄30g，生栀子（研粉）30g，三七粉20g。红醋外调敷观后，1剂服2天，3剂服完，痊愈。

按：四妙丸（黄柏、牛膝、薏苡仁、苍术）治痛风性关节炎优于西药治疗，曾治一位92岁老爷子，同样有效！

2. 治疗面瘫经验方

牵正散是治面中风的经典方，大家都比较熟悉。然而临床上使用却时效时不效，这一点大家可能都有体会。针对这个问题，我思考了很长时间，认为光祛风化痰还不够，面中风者，多半气血虚弱，必须同时温补气血。于是想到了补阳还五汤。并重用黄芪50～100g，颈椎病者加葛根；便秘者加桃仁；睡眠欠佳者加法半夏、首乌藤。经过本人多年临床实践，效果斐然。牵正散加补阳还五汤，对各个年龄段人都有效果，现推荐给大家，希望同道用之。

【案1】范某，女，74岁，黄石市人。口眼歪斜1个月。

诊断：①面瘫；②高血压；③高脂血症；④颈椎病；⑤腰椎间盘突出；6.脑梗死。在黄石市某医院针灸推拿科治疗，效果不明显，转入我门诊治疗。

处方：全蝎 5g，白附子 10g，白僵蚕 10g，赤芍 15g，川芎 15g，当归 20g，黄芪 30g，桃仁 15g，红花 10g，葛根 20g，地龙 12g，鸡血藤 20g，丹参 30g，柏子仁 15g，法半夏 12g。水煎服。

上方共服 5 剂后，患者扔掉拐杖，口眼歪斜完全好转，于 2015 年 9 月 26 日，介绍蔡女士前来治疗面瘫。

【案 2】卢某，男，75 岁，南昌市人。口眼歪斜 3 月余，在黄石市某医院治疗无效，曾外敷黄鳝血等偏方无效，上方共服 15 剂痊愈。

（曹梦春）

民间医秘"三两三"

宋孝志先生说"三两三"是民间医秘传镇宅之宝，无创作者和书籍流传于世。19世纪30年代民间医生袁国华先生在湖南宜章执业，与宋老性情相投，交往年余，因其年已古稀，没有著作，也不带徒，因恐家中秘传良方失传，故将三两三口传心授于宋老。也有学者提出"三两三"出自名医宋向元先生。其源流所述不一，但是可以肯定，"三两三"多为民间秘方，一般掌握在铃医手中，草药医掌握的更多，其方剂大多都属于"各承家技，秘而不传"。

"跌打三两三"

患者从高树或楼上失足跌下，伤重垂危，看伤者没有破皮折骨，只用"跌打三两三"就行了。

处方：全当归30g，金银花30g，大川芎30g，穿山甲（代）9g，滇三七（研冲）0.1g。

煎服法：此药将酒一碗，水两碗，合煎取一碗半，分2次温服。服第1次约经4小时，伤者必然大便，若便中带血，不必惊讶，继续二煎服下。次日必渐能行动。再将原方配服一剂，静养2～3日就可以劳动了。

用药的理论依据：《素问·玉机真脏论》曰："急虚身中，卒至五脏闭绝，脉道不通，气不往来，譬于坠溺，不可为期……"就是说，跌仆、溺水这一类外伤，就由于本身虚竭，猝然不支而出现失足沉溺，以致五脏闭绝，脉道不通，气不往来，这在诊脉上是不可以预期的。如由高坠下，必须一时出现目眩心悸才会失足跌下，这就是所谓急虚身中。

治则：通经脉，活气血。因为是急虚，所以着重通气活血；因为是身中，所以着重在解结祛瘀。

方解：本方当归除客血内塞，温中止痛，破恶血，生新血，协同川芎理一切血，祛瘀血，养新血；金银花通行十二经，消诸肿痛；穿山甲（代）出阴入阳，通串经络，能直达病所；三七散血止痛，于跌仆未出血者，更为要药。君臣佐使配合得宜，真有起死回生之妙。如果骨断筋折，就不属于本方范畴了。

论真脏脉：《素问·玉机真脏论》"急虚身中"一段，读不明，历来注家都解释为"内伤"，不想想在临床上的"内伤急中"是没有不出现真脏脉的，只有坠溺之类的外伤，虽由急虚所引起，但不会出现真脏脉。古人正恐人误会内伤，所以举例"譬于坠溺，不可为期"。其脉绝不来，若人一息五六至，其形肉不脱，真脏脉虽不见犹死也。这里要指出的内伤脉象，一息五六至是不会死人的。外伤就不同了，血伤之后，应当脉见迟涩，若有数象，证明瘀血入心，舌中必见瘀点，这就是很危险。

第二天我特地访问伤者，他说："昨日服药后，大便下了 2 次血，当时觉得周身舒服，疼痛减轻。"我问："你怎样在树上摔下来的？"他说："我在树上，忽然心中悸动，头晕眼花，手脚支持不住，就跌下来了。"这样对照袁医师所说，确实和事实相符，不能不令人心折。以后这一"跌打三两三"，我常在临床上应用，都收到了如期效果。

1947 年，有一曾姓者，由高楼跌下，牙关紧闭，气绝无声，其家中人请村中一跌打医师出诊。该医师见病危重，连摇头表示不可救药。当时我正在该村出诊，遂请同往救治，检查伤势后即处原方予之，那位跌打医师不信，并有激词。我即对伤家说："服了这 3 剂药便可挽救。"药煎好，即将滇三七末调入汤中与服。药后腹中雷鸣，过了 3 个多小时，伤者渐知人事，再将二煎药服下，又过一时许大便 1 次，便中纯为紫色血块；第 2 日原方继续服 1 剂，又下紫黑血块 2 次，疼痛消失，已能步履；第 3 日再服 1 剂，便中已无血，伤势也基本好了，那位跌打医师方才信服。以后三四年当中他用此方治疗 15 例，没有无效的。

按：1976 年五建老工人队为中医研究院盖房，墙高 2 米多，夜间施工，一老工人失足从铁架跌下，上午 8 点多用担架抬至门诊，神志清醒，跌下已 5 小时，不见出血征象，受了点惊吓，臀部先着地，地下是从根基翻上的湿土松软，所以伤得不重，脉无涩象，方处以减半"跌打三两三" 5 剂，7 天假满就能来上班了。

"溃疡三两三"

处方：赤小豆 30g，天花粉 30g，浙贝母 30g，大冰片 0.1g。

主治：痈疽溃后，久不敛口，或远年近日之溃疡均可敷贴。

用法：上药各研成极细末，称足分量后，再将药末和匀，视疮口大小分为 2 或 3 包，每包用鸡蛋清调敷，日换 1 次，换下之药，不可扔掉，将脓血放置净土上，（地气）吸去其毒，次日仍以鸡蛋白合前药匀调包敷，以 1 剂交替使用，至愈为止，药力始可用尽。

此药用后可保存，使用次数越多，效越大，看来不符合卫生和科学原理，但在实践中确是如此，原理在哪里，仍不可得。

【病案】彭某，男，60 余岁，中医师，足生痈毒，冬愈春发，往始 20 余年，内服外敷，百药不效，后来求诊时自称为臁疮。遂予本方敷贴 20 余日，即告痊愈。

吴氏，女，患手背发 1 年余，溃后肉腐见骨，更历十余医，均未见效，因家贫寒异常，遂教向彭某家乞其余药，敷贴 10 余日，即生肌敛口而愈。其邻居家有小孩，头部生一疖毒，已 3 年余，医药未效，吴氏以余药予之，敷贴 6～7 日，亦获痊愈。

"镇衄三两三"临床应用与拓展

【案 1】系统性红斑狼疮

张某，女，49 岁。2017 年 3 月 18 日初诊。红斑狼疮病史 5 年。自述多年在北京某大医院医治，服用含有大量激素的药物，病情不稳定，乏力，心慌，尿蛋白（++），饮食二便可，睡眠尚可。望诊皮肤白中泛黄，面部和手部有红色瘀斑，舌质暗红，苔薄白，有瘀斑，脉细无力。

中医辨证：红斑狼疮初期，热血妄行，造成皮下黏膜，形成红斑，日久气虚不能统血，血溢于脉外。

处方：生地黄 30g，桑叶 30g，白茅根 30g，党参 20g，黄芪 60g，当归 10g，益母草 25g，生白芍 15g，丹参 25g，牡丹皮 10g，生牡蛎、生龙骨（均打碎包煎）各 25g，仙鹤草 100g。7 剂，水煎服，每日 1 剂，煎 2 次，分 3 次饭前服用。西药按原剂量服用。

二诊：2017 年 3 月 25 日自述感觉乏力减轻，望诊面色稍微红润，红斑消退，舌质淡红，脉较有力。原方加甘草 10g，15 剂，服法如前，嘱咐药物减 1/3。

三诊：2017 年 4 月 10 日自述自我感觉良好，自己在步梯 3 楼，平时都是歇一会，2 次才能上去，有 1 天居然一口气上了 5 楼，仔细一看，走过头了，心中非常高兴。望诊，全身红斑消失，面色红润。舌质淡红，舌苔淡白，脉象平缓有力。疗效显著，守方继服，西药递减，3 个月后复查，尿蛋白消失。嘱其停服西药，为了防止复发，单独服用中药，坚持服用 1 年，痊愈。随访至今未见复发。

【案 2】血小板减少

梁某，女，25 岁。河南虞城人，16 岁确诊精神分裂症，2014 年 3 月因常服用西药，检查发现血小板减少。之后一直服用北京某医院中西药，血小板维持在（30~60）×10^9/L，其父母为她治病折磨的筋疲力尽。因其母亲弟媳与我同学，介绍与她，她母亲半信半疑，曾经来到我诊所咨询过 3 次，最后才下了决心，2018 年 4 月 12 日带着患者来医治。舌质瘦红，舌苔薄黄，脉弦细。

主诉：总是感觉有人偷看她，心烦，睡眠不好，便秘，有自杀的念头，头脑感觉沉闷，不能工作。她妈说她有照镜子的爱好，会超过一小时。血常规检查，血小板 32×10^9/L。

处方：生地黄 30g，桑叶 30g，白茅根 30g，党参 20g，仙鹤草 60g，柴胡 12g，白芍 24g，玉竹 12g，茯苓 15g，生龙骨、生牡蛎（均打碎包煎）各 24g，郁金 15g，甘草 12g，大枣 6 枚。7 剂，水煎服，每天 1 剂，分早晚空腹服用。

复诊：2018 年 4 月 19 日，患者睡眠改善，头比以前感觉轻松，思路清晰，便秘稍微改善，心情也好了很多，舌质淡红，苔薄白，脉弦，较之前有力。

处方：生地黄 30g，桑叶 30g，白茅根 30g，党参 20g，仙鹤草 60g，柴胡 12g，白芍 24g，玉竹 12g，茯苓 15g，生龙骨、生牡蛎（均打碎包煎）各 24g，郁金 15g，甘草 12g，代赭石 12g，大枣 6 枚。7 剂，服法如前。

三诊：2018 年 4 月 25 日，血常规检查，血小板值升到 76×10^9/L，其他症状也减轻很多，母女俩非常高兴。

处方：生地黄 30g，桑叶 30g，白茅根 30g，党参 20g，仙鹤草 60g，柴胡 12g，白芍 24g，玉竹 12g，茯苓 15g，生龙骨、生牡蛎（均打碎包煎）各 24g，郁金 15g，甘草 12g，代赭石 12g，灵磁石 10g，大枣 6 枚。15 剂，服法如前。

四诊：2018 年 5 月 10 日，血常规检查，血小板 132×10^9/L，已经达到正常值，精神尚可，睡眠正常，可以从事工作。守方续服 3 月，检查血小板为 186×10^9/L。停药观察随访，血小板一直正常范围，口服小剂量抗抑郁药，可以正常生活和工作。如王老师书中所言：镇衄三两三，治疗血小板减少良方。

【案 3】崩漏

刘某，女，月经淋漓不尽 40 多天，医生，在医院治疗，一直未愈。2018 年 3 月 26 日，慕名前来医治。

刻诊：口唇发红，属于热入血分。舌质红，舌苔薄黄，脉洪大。

处方：生地黄 30g，桑叶 30g，白茅根 30g，玄参 15g，黄芩 15g，焦杜仲 15g，牡丹皮 10g，仙鹤草 100g，墓头回 25g，7 剂，水煎服，每日 1 剂。另外生藕汁 50g，加冰糖 10g 榨汁服用。

患者反馈，服药第 5 天，经血止，7 剂尽，治愈。半年后随访，月经正常。

【案 4】肺癌咳血

康某，男，65 岁。肺癌咳血，2018 年 5 月 16 日初诊，女儿代述 3 月前检查出肺癌晚期，无手术指征，担心化疗的不良反应，在郑州某医院接受中医诊治，服药半个月，咳血加重，经邻居介绍（曾是肺癌患者，用王老师书中介绍的肺癌专药五朵云、泽漆汤加减，带肿瘤无症状生存已经 3 年多）前来医治。她带着未服完的 15 剂中药，让我看，打开药包，分析一下，是千金苇茎汤加减方。

刻诊：舌苔瘦红，苔薄，脉细无力。属于肺癌晚期，阴虚肺燥。

处方：药方治疗思路正确，在原基础上加生地黄 30g，桑叶 30g，白茅根 30g，党参 30g，白及 25g，仙鹤草 100g，泽漆 40g。15 剂，嘱与郑州的药各 1 包一起煎服。

服药第 3 天，他女儿电话反馈，咳血基本消失。药服完，复诊，我仍用千金苇茎汤合上方，加泽漆汤。由于患者不想服中药，断断续续服了半年，病情稳定，复查，肿瘤无明显变化。后来患者转去医院住院接受化疗，两个疗程后去世。

顽固湿疹专治方

主方：土茯苓 60g，莪术 10g，川芎 10g，甘草 6g，白鲜皮 30g，苦参 10g。水煎服，每日 1 剂。有渗液者加黄连 5g，金银花 12g，干性者加地骨皮 10g，紫草 15g。

主治：急、慢性湿疹，神经性皮炎等。

此方是治疗急、慢性湿疹和神经性皮炎的卓有显效之方。我最早是 30 年前从《千家妙方》一书中看到，作者是湖南老中医胡天雄先生，后又在《中医临床家胡天雄》一书中，再次看到，胡老称其为皮肤解毒汤。

据胡先生介绍，本方出《续名家方选》（日本村上图基撰），分量为余所拟定。原名从革解毒汤，据云为治疥疮之有效方。原注云："不用他方，不加他药，奏效之奇剂也"。经多年之临床观察，知本方对多种皮肤病有效，对过敏性皮炎效果尤著，对疥疮无显著效果，当是误认湿疹为疥疮也。

概皮肤疮疡，多湿热为病，而瘙痒则主于风邪，土茯苓解风湿热毒，故为此方主药。凡皮肤病湿热胜而渗出旺盛者，方内有黄连、金银花，收效殊佳；其风热胜为干性者，瘙痒较剧，则以地骨皮、紫草易黄连、金银花，大有凉血止痒之功，气血不足者，归、芪亦可加入。因去"从革"二字，改用今名。

治疗皮肤病中的湿疹类病证，我过去一直以消风散为主加减，临床时有效时无效，很不顺手，一直想找一个疗效较好的方子。经过查找文献，翻阅名老中医之医案，发现了这首皮肤解毒汤，验证于临床，确无虚言，治疗急、慢性湿疹十中八九，心中甚为惬意。该方简洁明了，很好掌握，易于加减。我临床上因嫌其中个药量偏小，常增量，并加入其他药，效果更好，更显著。现举二例示之。

【案 1】唐某，男，11 岁。

刻诊：全身瘙痒，尤其是双臂双腿，泛红色暗深，因出小湿疹，痒甚，被抓挠的血痂遍布，惨不忍睹；身上其余地方散在痒疹，但不及腿臂集中，饮食可，二便基本正常。舌淡红，苔薄白，脉浮数。经医院皮肤科诊断为湿疹，屡用西药和外用药膏无效，于是转治于中医。

处方：皮肤解毒汤加减。土茯苓60g，莪术10g，川芎6g，生甘草10g，地骨皮30g，紫草15g，苦参10g，白鲜皮30g，地肤子12g。7剂，水煎服，日3次。

复诊：1周后据其母云，真见效，已不痒了，也未见再出新疹。效不更方，又续7剂，基本痊愈，仅双腿胳臂遗留暗红色印迹。

三诊处方：土茯苓60g，莪术10g，川芎10g，甘草6g，地骨皮10g，紫草15g，桃仁6g，红花6g，当归6g，赤芍6g，生地黄10g。10剂巩固治疗，后彻底痊愈。要求忌口3个月。

【案2】1973年4月，在沅江县，有何姓小孩两姐妹，患渗出性湿疹，其姐年9岁，患此症已7年，妹已患病3年，余投此方，妹服3剂，即基本痊愈。其姐因腹泻纳差，以此方加白术、陈皮等健脾药，其愈亦在八九剂间。(胡天雄医案)

【案3】长沙蓄电池厂何某，患遍身红色丘疹，瘙痒无度，无渗液，缠绵8年不愈；一日来诊室，自我介绍是印尼归国华侨，因城市医院分科严，余告以余不治皮肤科，患者坚坐，非索一方不去；乃书皮肤解毒汤，以紫草、地骨皮易黄连、金银花，以5剂付之。越数日来，揭衣卷袖示余，则全身皮肤光滑如常矣。(《中国百年百名中医临床家丛书：胡天雄》)

治口舌怪病之妙药

董某，女，60岁。有慢性肾病，找我专看舌及口腔溃疡。说是在一个老中医那里看肾病，吃了1个多月的药，吃的满嘴都是血疱和溃疡。其伸出舌头一看，吓我一跳，这么多年我还没有见过这样骇人的舌头：满舌头的大小血疱和瘀斑，有十几个，口腔两侧也有大小不等的溃疡。吃稍硬点食物就擦起个疱，现吃不成饭、喝不了水，痛苦至极。患者说老中医也没有什么办法了，只好来找你了，因前年在你这里吃过几剂药，效果不错。

刻诊：大便略干，小便稍黄，腰痛。脉弦细数。一派火热之毒，想必是前医用热药过多，造成血热脉溢。

治则：散血凉血，引血下行。

处方：犀角地黄汤合潜阳丹加蒲黄。水牛角（先煎）100g，赤芍12g，牡丹皮12g，生地黄50g，制附子6g，砂仁3g，制龟甲15g，生蒲黄（包）30g。5剂，水煎服。每日服3～5次。

复诊：1周后血疱已平成瘀斑。效不更方，前方水牛角减为60g，加炒杜仲30g，续服7剂。

三诊：口腔溃疡已愈，舌上瘀斑消退2/3，已能吃饭喝水。继续7剂，瘀斑消净，舌复常态。

按：此案点睛之处在于用了关键之药生蒲黄。也许有人问，你怎么能想到用这味药？不瞒大家说，这得益于我平时爱看医话医案，多了就记住了，需要时就会从脑海里蹦出来。所以我经常跟学生说要多看医话医案，好处多多。

小议天然激素三仙汤

　　淫羊藿、仙茅、仙鹤草三味药组成的一个小方子，国医圣手老中医干祖望先生，戏称"中药小激素"。临床主要用于扶正补虚，益气提神，此三味药物美价廉，效果很好。我临床上非常喜欢运用，有时还用其代替人参，效果也不差。细解"三仙"可以看到，此三味药古今贤达已运用非常娴熟。

　　淫羊藿，又称仙灵脾、放杖草、弃杖草、千两金等，性温，味辛，入肝、肾经。最早记载于《神农本草经》"主阴痿绝伤，益气力，强志"。《本草纲目》记载淫羊藿"益精气，坚筋骨，补腰膝，强心力"。现代人认为淫羊藿有益气安神之效。福建地区民间习俗遇劳累过度，体倦乏力，常自购淫羊藿100～200g，或加墨鱼，煎调红酒服，服后体力多能恢复。

　　仙茅，始载于《海药本草》，其叶似茅，根状茎久服益精补髓，增添精神，故有仙茅之称，别名山党参（福建）、仙茅参（云南）、海南参（海南）、黄茅参等。性温，味甘、辛。入肾、肝二经。有补肾阳、强筋骨、祛湿寒、明目、益精止血、解毒消肿之能。治神经衰弱、肾虚阳痿、遗精、脾虚食少、步行无力、大便稀溏、老人失溺、腰膝冷痛、女性更年期高血压、慢性肾炎等。《海药本草》说它"治一切风气，补暖腰脚，清安五脏，强筋骨，消食。宣而复补，久服轻身益颜色，治丈夫五劳七伤，明耳目，填骨髓"。《日华子本草》谓其"能开胃消食，下气，益房事不倦"。《生草药性备要》记载仙茅"用砂糖藏好，早晨茶送，能壮精神，乌须发"。

　　仙鹤草又名脱力草，性味苦涩而平，功能主要是收敛止血，通常广泛应用于吐血、咳血、衄血、便血、尿血、崩漏等身体各部分出血之症，无论寒热虚实皆可单用或配伍应用。

　　另外，仙鹤草还有一个重要的功能就是强壮扶正补虚，在辨治脱力劳伤、神疲乏力、面色萎黄、气虚自汗、心悸怔忡等症中可获得良好的疗效。正如干祖望所说："凡人精神不振、四肢无力、疲劳怠惰或重劳动之后的困乏等，土语称'脱力'。于是到药铺里抓一包脱力草（不计分量的）加赤砂（即红糖，也不拘多少），浓煎两次，服用，一般轻者 1～2 服，重者 3～4 服，必能恢复精神。"现代著名中医药学家叶橘泉在其编著的《现代实用中药》中概括仙鹤草的功能"为强壮性收敛止血药，兼有强心作用"。

综述上三味药的功效可以看到，其共同之处是都具有扶正补虚，益气安神的作用，干祖望老中医将其叠加复用，使其作用更加强大迅速，直逼激素，且无激素之不良反应，高也，伟也。根据其作用，我在临床上常用其治疗心脏病、脾胃病、肺心病、慢性咳嗽、腹泻肠炎、体困疲乏、精神萎靡（西医称的亚健康状态）等一系列中医称为气虚之证。

【案 1】患者，男，40 岁，企业主管。最近整日乏困，无精打采，到医院检查，各项指标都正常，也无实质性疾病，心中甚为烦恼，遂前来就诊。但坚称不想喝苦药，我说好办，你这是西医称的亚健康状态，中医的气虚证，我不让你喝苦药，给你补点天然激素，每天用点"大力神"饮料。其一听，乐了，说好啊，赶紧开。

处方：三仙汤。淫羊藿 30g，仙茅 10g，仙鹤草 50g，冰糖 50g，大枣 10 枚。1 剂煎 3 杯，连服 1 周。

复诊：患者告曰自从喝了你配的大力神饮料，现在好多了，人不累了，也有精神了。

我呵呵一笑，希望你以后经常喝我的"大力神"。

【案 2】患者，中年男性，胸闷，气短，常心慌怔忡，疲乏无力，上楼无力，腿沉如灌铅，饮食一般，二便基本正常，脉浮濡无力，舌淡苔白。西医诊为冠心病，称供血不足，中医辨为心气不足，血不养心。

处方：三仙汤加味。淫羊藿 50g，仙茅 10g，仙鹤草 100g，桂枝 30g，甘草 30g，当归 30g，熟地黄 50g，大枣 15 枚。3 剂，水煎服，每日 1 剂，分 3 次服。

二诊：告之上述症状已减轻，大有好转。效不更方，续服 10 剂，诸症消失。

我在临床上治此类病，一般不用黄芪、人参之类，主要是考虑患者的经济状况，节约药费；其次是用得顺手，感觉效果很好。我还喜欢用此三味药代替各种方中的人参药，效果也是不错的，同道不妨一试。

外感咳嗽特效方

主方：荆芥 10g，前胡 15g，桔梗 10g，甜杏仁 10g，甘草 10g，枇杷叶 10g，白前 10g，紫菀 15g，陈皮 10g，天竺黄 20g，浙贝母 15g，芦根 20g。（痰涎黏稠垢腻者加全瓜蒌 20g）

主治：外感咳嗽（《杏林集叶》）

用法：以上为成人量，小儿患者应按年龄或体重计算用量。如咳嗽兼喘者（喘不甚重者宜，重者非本方所治），以麻黄易荆芥。因此方药味不苦，故尤宜于小儿患者。

主治：外感咳嗽，咳嗽剧烈，喉间痰声辘辘，听诊双肺啰音长久不消，可有低热或午后低热，体温一般在 38℃ 以下，病程大都在十几天至一两个月，用过多种抗生素（尤其是静脉滴注药物）和止咳药无效。或因失治误治而致长期咳嗽不愈，或伴低热不退者，小儿患者尤宜。

加减：午后低热不退，可加桑白皮、地骨皮、白薇、鳖甲；外感风邪较重可加防风；喘者可去荆芥而用麻黄；川贝母价贵，也可以不用或用浙贝母代替。

【病案】刘某，男，17 岁。咳嗽半月之久，其间静脉滴注抗生素一周，用药不详，越发加重。其母甚为着急，找到我，要求中药治疗，孩子要高考复习，时间紧。

刻诊：人高面白，不停咳嗽，吐浓痰，不喘，胸腔阵痛，低热 37.5℃ 左右。纳可，二便尚可。舌淡苔腻，微黄，脉象浮滑。

处方：前胡止嗽汤加减。荆芥 10g，前胡 15g，桔梗 15g，甜杏仁 10g，甘草 10g，枇杷叶 15g，白前 10g，紫菀 15g，陈皮 10g，天竺黄 30g，浙贝母 30g，芦根 20g，全瓜蒌 30g，鱼腥草 30g，冬瓜仁 30g，党参 30g。5 剂，水煎服，日 3 次。忌油腻生冷。

复诊：1 周后其母反馈此药真神，吃 3 天后，咳嗽减轻，痰量减少，基本

上不咳嗽了。效不更方，再续3剂，痊愈。(古道瘦马医案)

按：此方乃郭永来老中医一生得意之方，大有刘草窗一生由痛泻要方而名之比。自从我得到郭医之方，验之临床，确无虚言，真有相见恨晚之憾！我屡用屡验，稍为作一加减即可，现已成我手中王牌专方，治愈病例无数。说明一点，对于早期外感风寒咳嗽，内兼痰饮者，小青龙汤还是首选，这一点请习医者注意。

郭老中医特意指出运用此方的要点为：①外感（非内伤）；②有痰（非干咳）；③不喘（有痰先治喘）。六字真言，画龙点睛，要言不反烦。

浅谈消瘰丸

清代程国彭《医学心悟》卷四：元参（蒸），牡蛎（煅，醋研），贝母（去心，蒸），各四两。

上药 3 味，共为末，炼蜜为丸，如梧桐子大，每服 9g，开水下，日 2 服。

功用：清热滋阴，化痰散结。

主治：肝肾阴亏所致的瘰疬。

【方论选萃】张锡纯《医学衷中参西录》载上方，另加入生黄芪四两，三棱、莪术各二两，朱血竭、生明乳香、没药各一两，龙胆草一两，牡蛎十两。

上 10 味，共为细末，蜜丸，梧桐子大，每服 9g，用海带 15g 洗净切丝，煎汤送下，日再服。方中重用牡蛎、海带以消痰软坚，为治瘰疬的主药。恐脾胃弱者，久服有碍，故用黄芪、三棱、莪术以开胃健脾，使脾胃强壮，自能运化药力，以达病所。且此证之根在于肝胆，而三棱、莪术善理肝胆之郁；此证既成，坚如铁石，三棱、莪术善开至坚之结。又佐以朱血竭、生明乳香、没药以通气活血，使气血毫无滞碍，瘰疬自易消散也。而犹恐少阳之火盛，加胆草直入肝胆以泻之；玄参、贝母清肃肺金以镇之。总观此方，实即《医学心悟》消瘰丸改进加味而成。

【期刊论文刊登】

(1) 治疗淋巴结核：周廖筈以本方治疗淋巴结结核 30 例，加生地、瓜蒌皮、太子参以加强滋阴化痰散结，其中颈淋巴结结核 26 例，颌下淋巴结结核 3 例，股淋巴结结核 1 例。结果治愈 20 例，总有效率 93.44%，认为本方既能清热化痰凉血，软坚散结，且能补益气阴，使扶正而不留邪。[周廖筈 . 中药治疗淋巴结结核 42 例疗效观察 [J]. 江苏中医，1987（2）：16]

(2) 治疗甲亢：刘书华以本方加夏枯草、代赭石、柴胡、甘草治疗甲亢，疗效满意，认为本方有调气清火，化痰软坚，镇肝潜阳之功。蜈蚣对结核杆菌有特殊抑制作用，为治疗结核病如瘰疬的特效药，可作为胶囊配合消瘰丸吞服。[刘书华·消瘰丸加味治疗甲状腺功能亢进二例 [J]. 福建中医药，1983（2）：57]

止嗽散合桑杏汤加减治疗肺咳

张某，女，46岁。2018年3月16日初诊。

病史：自述咳嗽2个多月，咯痰10余天，痰色略黄，胸闷咳嗽，1周前因受风寒出现鼻塞流清涕，咽痛，头痛，咳嗽，夜晚咳嗽剧烈，嗓子痒，扁桃体红肿。X线检查示双肺纹理增粗。口服川贝枇杷露，头孢克肟胶囊等治疗5天，效果不佳，咳嗽明显加重。故来我处寻求中医治疗。

中医诊断：肺气虚（肺咳），风热犯肺。

西医诊断：慢性支气管炎、慢性肺咳。

治则：疏风清热，健脾化痰，宣肺止咳。

处方：桑杏汤合止嗽散加减。冬桑叶15g，杏仁10g，北沙参12g，梨皮8g，蜜紫菀15g，紫苏叶10g，桔梗15g，荆芥12g，白前12g，炙百部15g，橘红12g，枳壳10g，全瓜蒌8g，陈皮12g，甘草8g。6剂，水煎服，日1剂，早晚口服。

二诊：2018年3月23日，患者诉服药后嗓子痒、咳嗽减轻，咯白色黏痰，舌质淡红，舌苔薄白，脉滑数。

处方：党参15g，炒白术12g，茯苓12g，冬桑叶15g，鱼腥草15g，炙百部15g，炙紫菀12g，款冬花15g，桑白皮12g，杏仁12g，黄芩12g，白前12g，藿香12g，枇杷叶15g。7剂，日1剂，水煎，早晚口服。

三诊：2018年4月3日，患者反馈咳嗽、咳痰均消失，无其他不适。前来就诊再服几剂中药以巩固疗效。

处方：党参20g，炒白术12g，茯苓12g，炙甘草8g，陈皮12g，麦冬12g，五味子10g，桔梗12g，桑白皮12g，北沙参15g，杏仁8g，生姜8g，大枣5枚。6剂，水煎服，日1剂，早晚口服。

按：咳嗽3周以上为顽固性咳嗽（又称肺久咳）。桑杏汤出自《温病条辨》，可清宣温燥，凉润止咳，多用于燥邪犯肺，外感温燥病。止嗽散出自《医学心悟》，方中的紫菀、白前、炙百部止咳化痰；陈皮、桔梗宣肺理气；荆芥祛风解表；炙甘草调和诸药。

我在治疗肺咳病时，常加入紫苏叶助荆芥疏风解表，助枳壳、陈皮宣肺理气；加黄芩、鱼腥草清解肺热，加桑叶、瓜蒌、杏仁、款冬花化痰止咳，以清肺热化痰之功，共奏宣肺理气、止咳化痰之功，临床治疗肺咳疗效满意。

我认为止嗽散七味药，组方合理，具有温而不燥，润而不腻，散寒不助热，解表不伤正的特点。此方为名中医王幸福先生治疗呼吸肺病咳嗽的经验方，辨证加减治疗多用于上呼吸道感染、肺炎、急慢性支气管炎等疾病久治不愈，治疗顽固性咳嗽。临床应用多年收效良好。

（罗建华）

哮喘治疗除根方

主方：紫河车粉 500g，蛤蚧 300g，生水蛭 100g，川贝母 80g，蜈蚣 60g，甘草 60g，桔梗 150g，陈皮 120g（经济条件好者可加入冬虫夏草）。

将上述中药共研细末，装入胶囊，每粒为 0.3g。装瓶、消毒、密封。

功用：消炎、平喘、祛痰、固本。

用法：每日 3 次，每次 6 粒。

此方来自于民间，经过增减定型于此，用于顽固性哮喘效果相当好。笔者临床上一般用于顽固性哮喘的后期治疗。急性期兼有炎症先用西药或汤药处理，再配此方巩固治疗 3 个月，一般即痊愈。现举两例示之。

【案 1】肺气肿、哮喘

芦某，女，65 岁。慢性气管炎兼肺气肿哮喘 10 多年，每年一入冬，遇外感即引发哮喘，胸闷，气短，咳嗽，痰多。辨证属急性期，用射干麻黄汤加减治之，1 周后即诸症平息，转入上方胶囊服之，3 个月一冬过去，未再复发。第 2 年秋末开始再服 1 剂。此后未见旧疾再犯，老人甚是高兴。

【案 2】支气管扩张性哮喘

陈某，男，42 岁。自幼患支气管哮喘，多方寻医，久治不愈，经人介绍求诊我处。

刻诊：中等个子，面略黑泛油，人胖。胸闷，气短，咳嗽，痰中带血。纳可，二便尚可。观舌暗红，苔厚腻。

西医诊断：支气管扩张性哮喘。

中医辨证：痰热阻肺，湿热蕴结。

处甘露消毒丹加白及，10 剂，诸症平息。后以上方加入牛黄粉、冬虫夏草制成胶囊服用一冬，支气管扩张性哮喘痊愈。追访未见再犯。

小青龙汤的故事

古道瘦马按：小青龙汤是《伤寒论》中的名方，临床上用的频率很高，疗效也很显著。伤寒大家刘渡舟讲得最好，这是我的认识。临床上我特别偏爱小青龙汤，桂麻姜芍草辛三，夏味半升要记牢。伤寒表不解，心下有水气，干呕发热而咳……很好掌握。

下文讲得更通俗易懂，故录之。

小青龙针对的是什么症状呢？是感冒后，在心下有水气。怎么来理解呢？就是在胸腔里有大量的水不能及时的转化掉。本来水应该往下走，肺就是一个冷却器，水气遇冷应该变成水往下走，或者是变成水蒸气通过汗液排泄掉。但现在这两条路出现了问题。由于受风寒，皮肤毛孔都关闭了，汗液不能排泄，皮肤就影响肺的功能，水也不能顺利地往下走了，于是就聚集到心下部位。水气停留在心下部位，不能被机体正常的运化，不能转化成正常的津液，所以津液就不足，出现口渴的现象。有的时候还有小便不利的情况。小便少，是因为水在心下停留，导致膀胱功能失调。

现在这种情况比较多，一个原因就是静脉滴注造成的。本来受了风寒，应该发一下汗，把风寒赶出来就好了，但是患者却去静脉滴注了。这样风寒随着静脉滴注一起往体内走，首先影响的就是胸腔部位。所以好多人感冒了去静脉滴注，然后可能就不发热了，但是面色很苍白，胃口也不好，怕冷，特别是咳嗽长期不好，有时候会绵延 1 个多月。这个时候用小青龙汤效果非常好。特别是秋冬季节，很容易感冒，如果出现了上述这些症状，大家可以用一下小青龙汤。

处方：麻黄 3g，桂枝 5g，炙甘草 5g，白芍 5g，半夏 5g，细辛 6g，干姜 5g，五味子 6g。

这个方子虽然叫小青龙，不过也比较猛，一般说应用不要超过 5 剂。因为这个方子比较燥热，所以不能经常服，有的时候患者要是用多了，有可能出现鼻子出血的问题，不过这个方子里面有些药物的量都降低了。方中细辛稍微多一点，但是如果少了的话，治疗咳嗽效果就不好了。有一句俗话，叫作"细辛不过钱"，其实原来指的是在散剂中用的，作汤剂的时候量这么少可能就没有疗效。

　　小青龙汤证在宏观上的表现就是身体体表有寒，里面有水气。也就是说外有寒，里有水。对于老年性慢性支气管哮喘、慢性支气管炎等疾病，如果符合这个原则都可以用，都会有很好的疗效。

　　以前有一个朋友，12月感冒了，当时天气比较凉，肯定受的是风寒，一感冒马上就去医院里静脉滴注；后来热慢慢退了，但是咳嗽越来越严重，咳嗽得不能睡觉，脸憋得通红，再去做检查，成肺炎了。于是换上更高级的抗生素，治疗多日，肺炎好像有越来越严重的表现。后来电话问我，我当时在外地出差，就开了小青龙汤。先让他用了3剂，等我回来问他，说服完1剂咳嗽就开始好转，3剂药服完后去检查，肺部的炎症就恢复得差不多了，然后过2日就慢慢恢复了。上面这个案例是本来受风寒感冒了，静脉滴注的时候液体在体内运化不了，这个水都存在胸腔了，所以检查肯定是不正常的。如果风寒感冒的时候，服用银翘片或者其他的治疗风热感冒的药，也会造成这种情况，原理是差不多的。

　　另外还有一个朋友，不知道什么原因，就是老咳嗽，特别是到了晚上，一声接一声的咳嗽，根本不能睡觉。正好我们在一起吃饭，她当时连话都说不出来了，嗓子都哑了，非常的憔悴。诊断后就开了2剂小青龙的加减方，晚上她回去就吃。结果第1剂药吃了不到20分钟，声音就恢复正常了。她很高兴地给我打电话，说：没有想到你还很神呢。（来自网络，作者不详）

　　古道瘦马按：我临床上用量比这大，诸位可以自己掌握。不必局限于此文中的用量。

热深厥深大青龙

这是一则追忆式医案。想当年在读《伤寒论》时，读到"厥深者热亦深，厥微者热亦微"一句，意思明白，认识不深，临床多年也一直未见到这样的患者，直到 2009 年才身临其境，体会颇深，医圣仲景不欺我也！

2009 年 5 月间，一日我感冒发热，第 1 天吃了几片药，未见好转。第 2 天中午以后，又开始发热身痛无汗。测体温 40℃之多，乏力无神，本想用点解表发汗退热的药，不料一会儿，全身发冷，四肢冰凉，连盖 3 床被子无济于事，犹如年轻时打摆子一样，一派厥象。

我本阳虚体质，自思是否昨日发热，用复方阿司匹林片过度发汗造成厥逆证。怎么办？用四逆汤急救回阳。但又细想，不该这么快就现寒厥证，摸脉沉滑有力不微，测体温，体温表已测不出，因最高刻度只有 42℃。我年轻时曾有过高热突破 42℃的经历，表显热，症显寒，这时突然联想到《伤寒论》的"厥深者热亦深，厥微者热亦微"。这应该就是张仲景说的"凡厥者，阴阳气不相顺接便为厥。厥者，手足逆冷者是也"。内热甚，外愈寒，内外不通也。

开外清内，实为正治，于是果断开了 1 剂大青龙汤。

处方：麻黄 30g，桂枝 15g，生石膏 100g，杏仁 12g，生甘草 10g，生姜 10 片，大枣 12 个。

恐怕不能发汗，又加了 1 片复方阿司匹林片，服后半小时内，心中烦躁，四肢、全身更冷，直打寒战，覆被 1 小时后，大汗淋漓，湿透衣衫，寒厥顿除，体温逐渐退至 37℃。全身也不痛了，精神好转，后以米汤代替桂枝汤善后，2 日痊愈。（古道瘦马医案）

经此一证，使我进一步确信《伤寒论》是一部伟大的临证指南，古人不虚言也。书上记载的内容不是以我们个人的认识为转移的，我们没见过的不等于古人没见过，圣贤先哲们，经过几千年与疾病的斗争经验是可靠的，也是丰富的，很值得我们继承和发扬。

神效验方失眠立效饮

主方：地黄 180～500g，肉桂 5～10g。

主治：顽固性失眠。

使用方法：取地黄 180～500g，加适量的凉水煎煮，煎药时，不用泡，直接煮就是了。先把地黄放到砂锅中，加水，以水漫过药物两横指（一般的是一横指，因为这里只有一味药，故可以加水多点）为度，放在火上煎煮，火力不要太大，中等就成。等水烧开后 10 分钟的时候，放入肉桂 5～10g，再煎煮 10 分钟，关火，沥药；再加适量的凉水，煎煮至水开后 10 分钟，把药液沥出，和第一次煎煮的药液混合。晚上临睡前半小时服，也就是一次把两次煎煮的药液喝完。

注意事项：①失眠患者，如果舌质发红的，处方中的地黄需用生地黄；如果舌质不发红的，则需用熟地黄。②失眠轻的患者，处方用量为地黄 180g，肉桂 5g；失眠特别重的患者，处方用量为地黄 500g，肉桂 10g。③胃不和而夜不安，有人煎煮时加水太多，以致煎煮之后的药液太多，一次性喝完，胃有点胀，这时不但不能治失眠，反而有可能会导致失眠加重，所以，煎煮时需加水量要少，或是煎煮之后把沥出的药液再在药锅里熬一会儿，蒸发一下水分。④用药之后大便质稀，颜色发黑，这是正常的用药反应，停药之后大便即可恢复正常。

此方是我从姬领会中医师那里学习的，据姬医师说他是从《陕西中医函授》1992 年第 2 期第 4 页上看到的一个病例中借鉴而来。该文谈道：一中医治疗刘某失眠，月余目不交睫，疲惫烦躁欲死，百治罔效，投以熟地黄 500g，肉桂 6g，服后酣睡如雷，而病如失。后运用临床收到好的效果，并举例示之。

有一患者，女性，63 岁，因严重失眠来看诊。失眠近 1 年，白天不困，晚上不睡，心烦得不成。听了别人推荐，来到我的门诊，我看了舌头，稍红，苔薄白，脉数稍虚。询问之后，患者还有严重的膝关节炎，变天就痛得严重。

我说我给你治疗失眠吧，关节疼痛，你可以用白酒泡辣椒外用试试。于是处以生地黄180g，白芍30g，肉桂（后下）10g，3剂。嘱咐每天晚上熬药，连续熬两次，合在一起，临睡前一次服完，这就是中医上说的"顿服"。由于患者有心烦、易生气的情况，故加白芍滋阴养肝，以缓解这个症状。患者今天过来说，晚上9点上床，好像11点半才睡，不过，早上4点多才起来，睡得好香啊。呵呵，睡觉香真是福啊。于是，又让患者按原方再服3天之后，再号脉改处方。（姬领会医案）

古道瘦马按：看了这两则病案，我觉得很神奇。因为临床上对顽固性失眠的治疗是很棘手的。中药想要收到立竿见影，堪比安定（艾司唑仑）是很困难的，此方竟有如此功效，不得不令人高看一眼。

写得好，不如试一试，因为我是一个不轻易相信书本的人。于是我在临床上特别选了一例，失眠近30年的患者，常年靠安定入睡，还睡不好，第2天仍乏困没精神，加之还有其他病，很是烦恼。该患者，男，86岁，西安某军队干休所离休老干部。为了先扭转长期失眠状况，打破恶性循环，就用了这个方子。熟地黄500g（因患者常年有慢性肠炎，故不用生地），肉桂10g，按照上法要求，临睡前顿服。患者因第1晚上不保险，又加服了西药，虽说睡着了，但看不出中药的效果。故第2天要求患者不得服西药，以证药效，结果，不出意外，熟睡一晚，患者高兴万分，说中医太神奇了，要求继续用药。我在患者服完3剂药后，改方针对病因处方继续治疗，最终收效。（古道瘦马医案）

【案1】胥某，女，67岁，前一段时间体检查出脑部有一个小胶质瘤，认为得了不治之症，自此忧心忡忡，后发展为整天烦躁易怒，睡不着觉。后在某老中医处吃药半个多月，基本为酸枣仁一类药，仍然解决不了睡眠问题，白天黑夜无法入睡，人几乎到了精神崩溃的地步，经人介绍求诊于余，要求先治疗失眠问题。

刻诊：人憔悴不堪，两眼圈乌青，焦急烦躁，手脚心发烫，小便黄，大便黏溏，舌红苔黄腻，脉弦滑有力。

中医辨证：肝郁胆热，热扰心神。

处方：生地黄500g，肉桂10g，蝉蜕25g，黄连10g。3剂，水煎服。按上法要求晚上顿服。

本想用黄连温胆汤，恐缓不济急，于是启用上方。结果当天晚上熟睡 7 个小时，3 剂服完，连睡 3 天，患者高兴万分，逢人便赞遇到了神医。我笑曰，不是神医，是神方。后为巩固疗效，改为丹栀逍遥散合温胆汤 7 剂，彻底治愈失眠。（古道瘦马医案）

【案 2】张某，女，60 岁。失眠已经十几年了，一直依靠地西泮入睡，但是近 3 天也失灵了，加大剂量也无济于事，已经连续 3 天没有入睡。人烦躁不宁，精神疲惫。要求服用中药试试。

刻诊：面显憔悴，两目血丝密布，纳可，大便略干，余无他症。舌淡红，苔薄白，双手寸关脉浮滑。迫切要求解决失眠问题。

中医辨证：心肝火旺，神不得安宁。

处方：生地黄 500g，肉桂 10g，百合 30g，知母 10g，蝉蜕 10g。3 剂水煎两遍，取 250ml 左右，临睡前 1 小时服下。3 天后转方。

复诊：3 天后述，第 1 天晚上服完药，肠鸣一阵，睡了 2 小时。第 2 天晚上睡了 6 小时，第 3 晚上睡了 6 小时，现按先生要求来转方。平脉，寸关已不浮滑，火已平定。

转方：黄精 50g，辽五味子 15g，合欢花 15g，山楂 15g。续服 1 周，睡觉时好时差。多年痼疾亦从缓计之。以麦味地黄丸合复方枣仁胶囊长期服用，1 月后睡眠渐渐趋于正常。

注：此案例药量仅适用于心火过旺，大便偏秘者，脾弱中虚者不宜用。如果想用可以把生地改为熟地为宜。（古道瘦马医案）

后我用此方屡用屡效，此为后话。要说明的是，此方只能作为打破恶性循环之需要，起临时作用，这一点也很重要，最终还要靠辨证施治，针对病因治疗失眠之证。

神效验方红枣膏

俗谚"五个乌梅三个枣，七个杏仁一齐捣，男用黄酒女用醋，不得心痛活到老"。该方剂就叫红枣膏，见于《叶士女科》安胎门心胃痛附方中。原方指征为胎气上逆所致之心胃痛，药仅以上三味，方剂平淡无奇，药少价廉，但在南林老师手里，小方却屡见奇功。仅举案例一二，以资说明。

【案1】妊娠胃脘痛

任某，女，28岁，农民。妊娠5个月，因情绪波动而突发胃脘疼痛，经用中西药治疗未效，转来求南老师治疗。察其舌红润苔薄黄，诊其脉弦滑略数。询病史知其久患气痛，平素痛处固定于右上腹，发作时窜痛可彻全腹、胸胁，伴呕恶。

处方：乌梅16g，杏仁9g，大枣8枚，紫苏叶8g，黄连8g。2剂，水煎服。

南师指出此证肝旺胃弱，挟有气滞血瘀，且已化热。活血理气，恐伤胎元。经曰："肝苦急，急食甘以缓之。""肝欲散，急食辛以散之……酸泻之。"故肝气壅郁，往往以酸为泻。乌梅酸味至厚，配以大枣，酸甘合化，以缓肝之急，抑木扶土，杏仁宣开肺气兼可活络，但不伤胎，大枣甘缓补中，加苏叶、黄连清降上逆之气，于胎元丝毫无损。一剂痛减呕止，二剂其病告愈。药价不及半元，可谓简、效、廉、验矣！

【案2】妊娠胆道蛔虫症

倪某，女，干部。妊娠6个月，以胆道蛔虫症收入院，诊其右上腹疼痛，阵发性加剧，发作时大汗淋漓，静止时如常人，已历五日，曾吐出蛔虫2条。主管大夫颇踌躇，遂请中医会诊。南老师即给疏方。

处方：乌梅20g，杏仁10g，川楝子9g，槟榔9g，大枣5枚。

1剂后痛止，继以苦楝根皮易川楝子，加雷丸10g。服2剂，排虫1条。患者即不觉痛。后以柴芍异功散调理两日出院。

多年来的临床经验证明红枣膏不仅对以上两证有效，而且男女老幼所患的"心胃气痛""胆道蛔虫"等，皆可应用此方。(《陕西名老中医经验选》)

浅谈失眠治疗的几种思考

失眠一证临床很常见，小小一证要不了人命，但是有时却把人折磨得痛不欲生。人急了往往会找几片安定一吃了事，也能解决一时问题，然而对于长期失眠者，治疗起来确非容易，中西医亦然。临床几十年，经过不断的探索实践，总算找到了一些有效的方药和治疗思路，现简单谈一谈。

在治疗失眠证时，我一般分两种思路处理：一种是用具有安神镇静的药物，诸如半夏、酸枣仁、黄精、五味子、首乌藤、合欢皮、珍珠母；另一种是针对病因治疗，釜底抽薪，不用安神镇静的药物。两种方法针对不同情况，分别施用，基本上能把失眠证解决个八九不离十。

先说用安神镇静方药的运用，这是大家都很熟悉的常规方法，一般中医都会用。我自己的体会和认识是两点：一是重用安神镇静药，如半夏80～90g，酸枣仁60～100g，黄精30～50g，五味子15～30g，首乌藤60～100g，珍珠母30～60g等，非此量不足以起速效。二是选好对证方子，并把上述安神镇静之药加进去就行了。如舌苔厚腻，脾胃不和，用半夏秫米汤合温胆汤，兼热合竹茹温胆汤；心肾不交，舌红心烦，黄连阿胶汤加五味子；血虚神惊，酸枣仁汤加首乌藤；气虚乏困，四君子汤加黄精；肝郁不寐，逍遥散加珍珠母等。

一句话，先识对证，选好方，加重有专长的安神镇静药，有的放矢，箭发即效；不要一股脑的都是酸枣仁、首乌藤、合欢皮的，乱发一气。不分证，不讲究药的特长，用再大的量也是无效和枉然的。常看我文章的读者，已经熟悉了我擅用半夏和首乌藤治失眠了，在此我不举这方面的例子了。现举一例用黄精的案例以示之。

我在某医院工作时，曾接诊一宁夏来西安打工的中年男子，三十七八岁，长途跋涉，几天未合眼，心烦急躁，疲倦之极，双目血丝满布。求诊，尽快用药让他睡几天。我观别无他症，仅疲乏过度，神无法安静。

处方：四君汤加减。北沙参50g，茯神50g，白术12g，黄精50g，五味子

10g，甘草 6g，大枣 6 枚。3 剂，水煎服。

服法：下午 5 点起服第 1 次，量为药的 1/3，晚上 9 点服第 2 次，量为药的 2/3，后热水洗脚上床睡觉。

3 日后复诊，述之：按先生要求服药当晚就睡着了，一觉就到了第二天上午 9 点，起来后，已不疲乏，精神也为之安静。我随即告之，不用再服药了，注意劳逸结合就行了。

此类失眠我临床一般都是针对不同证情，选好方子，加重有效安神之药即能收覆杯之效。此案重点在于用了黄精，稍佐五味子。

治疗失眠不用安神镇静的方药，针对病因，釜底抽薪，达到阴阳平衡。这也是一种很好的方法，如营卫不和的桂枝汤证之失眠、阳明热盛的承气汤之失眠，心血不足的归脾汤之失眠、围绝经期综合征之失眠等等，只要是证清，首先就针对病因，直接用是证之方，就可以收到不用安神镇静之药而神安熟睡。这方面的验案很多，我也常用。在此举几例示之（有名医医案，也有我的医案）。

【案 1】战某，男，38 岁。1982 年 3 月 4 日初诊。连续失眠十余日，彻夜不寐，服大量安眠药无用，痛苦不堪。面红目赤，大便不通多日，舌苔黄厚，脉大。

处方：大承气汤。大黄 9g，芒硝 6g，枳实 6g，厚朴 9g。

仅服 1 剂，腑通，当夜酣然入眠。

按：姜老说："此属胃家实，腑浊上攻于心，心神受扰而不宁，故不眠。如用安神镇静之品，是治标而遗其本，服大量安眠药无效即是明证。法当去胃腑之实，实祛浊除，心神得宁，自然安寐。"《姜春华中医学术思想研究及临床经验选粹》

【案 2】韩某，女，35 岁。1974 年 3 月 15 日初诊。失眠已 3 个月以上，烦躁难入眠（每天最多睡约 2 小时），心悸不安，白昼头昏，昏然思睡。舌尖红，脉细弦。

处方：黄连阿胶汤及交泰丸加减。黄连 3g，肉桂 1.5g，阿胶（烊化）9g，白芍 9g，生地黄 9g。7 剂。

药后睡眠显著改善，续方 7 剂治愈。

按：本案失眠属于心火上炎，肾阴亏损，心肾不交所致。以黄连泻心火为主药，配阿胶、白芍、生地之类滋养肾阴，以肉桂温肾阳，引火归源，是为"交通心肾"治法。(《姜春华中医学术思想研究及临床经验选粹》)

【案3】余曾治一失眠症，通宵不寐，常自汗出，历服天王补心丹、养血安神片、酸枣仁汤罔效。余用桂枝汤治之，汗止而寤寐如常。学生奇而问之："如之奈何？师不用一安眠药而能获如此神效。"答曰："营卫不和，卫不入于营，故不寐。今服桂枝汤则营卫和，故汗之而能寐也。"

失眠专题常用方剂

睡眠问题是一个既浅显又深邃的问题，是生命科学中的一大奥秘，曾引起古往今来无数科学家的浓厚兴趣。失眠症是指在具备充分的睡眠机会和环境时，发生以失眠为主的睡眠质量不满意。

失眠是睡眠医学所关注的重要疾病（或症状）之一。现代医学所称之失眠，又叫入睡和维持睡眠障碍，是以经常不能获得正常睡眠为特征的一种病证，为各种原因引起入睡困难、睡眠深度或频度过短（浅睡性失眠）、早醒及睡眠时间不足或质量差等。临床以不易入睡，睡后易醒，醒后不能再睡，时睡时醒，或彻夜不睡为其证候特点，并常伴有日间精神不振，反应迟钝，体倦乏力，甚则心烦懊憹，严重影响身心健康及工作、学习和生活。

中医学对睡眠的研究源远流长，独具特色，临床上对失眠的辨识与治疗积累了丰富的经验。中医睡眠医学涉及失眠、嗜睡、梦游、梦呓、梦交、梦遗、梦惊、磨牙、打鼾、遗尿、失魂等睡眠障碍问题。根据不同情况应辨证施治。常用以下方剂进行治疗。

1. **保和丸**　消食剂，具有消食，导滞，和胃之功效。主治食积停滞，脘腹胀满，嗳腐吞酸，不欲饮食。

组成：山楂（焦）、六神曲（炒）、半夏（制）、茯苓、陈皮、连翘、莱菔子（炒）、麦芽（炒）。

2. **人参归脾丸**　益气补血，健脾养心。用于气血不足，心悸，失眠，食少乏力，面色萎黄，月经量少，色淡。

组成：人参、白术（麸炒）、茯苓、甘草（蜜炙）、黄芪（蜜炙）、当归、木香、远志（去心）、甘草（炙）、龙眼肉、酸枣仁（炒）。

3. **大承气汤**　泻下之寒下剂，具有峻下热结之功效。主治阳明腑实证，大便不通，频转矢气，脘腹痞满，腹痛拒按，按之则硬，甚或潮热谵语，手足濈然汗出，舌苔黄燥起刺，或焦黑燥裂，脉沉实；热结旁流证，下利清谷，色纯青，其气臭秽，脐腹疼痛，按之坚硬有块，口舌干燥，脉滑实；里热实证之热厥、痉病或发狂等。

组成：大黄 12g，厚朴 24g，枳实 12g，芒硝 9g。

4. **附子理中丸**　用于脾胃虚寒，脘腹冷痛，呕吐泄泻，手足不温。

组成：附子（制）、党参、白术（炒）、干姜、甘草。

5. **麦味地黄丸**　滋肾养肺。用于肺肾阴亏，潮热盗汗，咽干，眩晕耳鸣，腰膝酸软。

组成：熟地黄，山茱萸，山药，茯苓，牡丹皮，泽泻，麦冬，五味子。

6. **二仙汤**　温肾阳、补肾精、泻相火、调冲任。主要用于治疗围绝经期综合征见肾精不足（腰酸、膝软、尿频、头晕、目眩、耳鸣、神萎、脉沉细）和相火旺（烘热、汗出、五心烦热、烦躁易怒、口干、便艰、失眠多梦、舌红、虚火上炎）。

组成：仙茅 9g，淫羊藿 9g，巴戟天 9g，当归 9g，黄柏 6g，知母 6g。

7. **桂枝龙牡汤**　气血双补剂。主治失眠、遗精、梦交、盗汗者，本方可调和阴阳，引阳入阴。

组成：桂枝、白芍、生姜、大枣各 9g，龙骨、牡蛎各 24g，甘草 6g。

8. **半夏秫米汤**　主症是失眠属痰之轻症。主治痰浊阻滞三焦，卫气出入受阻，卫气不能入于营阴而失眠不寐者，是《灵枢·邪客》中现存最早的古方之一。

组成：生半夏五合（约 65g），秫米一升（约 200ml）。

其病新发者，覆杯则卧，汗出则已矣。久者，三饮而已。方中半夏祛三焦痰浊，令阳能入阴，秫米温胃健脾，能呈祛痰涤浊、交通阴阳之功。临床可先将秫米 30～60g（重症可用 250g）煎水，再与温胆汤诸药同煎，有效。

9. **温胆汤**　温胆汤之名，首载于《外台秘要》，后世多种方书均有温胆汤之名，药味略有加减。何谓"温胆"？诸家讨论颇多。本文所指之温胆汤方证，为宋代陈言《三因极一病证方论》中所载三首温胆汤之一，即卷九之温胆汤。

组成：半夏汤洗七次，竹茹、枳实（麸炒去瓤）各二两，陈皮三两，甘草（炙）一两，茯苓一两半。

用法：上锉为散，每服四大钱，水一盏半，加生姜五片，大枣一枚，煎七分，去滓，食前服。

主症：失眠，惊悸，多梦，呕恶，属痰所扰者。兼症：眩晕，多涎，苔腻，脉滑。

病机：胆胃不和，痰热内扰。

治法：理气化痰，清热和胃。

10.**酸枣仁汤** "虚劳，虚烦不得眠，酸枣仁汤主之。"（《金匮要略》）"人寤则魂寓于目，寐则魂藏于肝。虚劳之人，肝气不荣，则魂不得藏，魂不得藏故不得眠……皆所以求肝之治，而宅其魂也。"（《金匮要略心典》）

组成：酸枣仁二升，甘草一两，知母二两，茯苓二两，川芎二两（原注：深师有生姜二两）。

用法：上五味，以水八升，煮酸枣仁，得六升，内诸药，煮取三升，分温三服。

方歌：酸枣二升先煮汤，茯知二两佐之良，芎甘各一相调剂，服后恬然是睡乡。

主症：不得眠，心中烦扰，郁而不宁，属虚者。兼症：头目昏花，双眼干涩。

病机：肝血不足，魂不守舍。

治法：养血安神。

11.**甘麦大枣汤方证**（《金匮要略》） 主症是失眠兼烘热出汗者。"妇人脏躁，喜悲伤欲哭，象如神灵所作，数欠伸，甘麦大枣汤主之。"治脏阴不足，心神失养，躁扰不宁。常用于烘热出汗，失眠属心肾不足者。

12.**丹栀逍遥散方证**（《内科摘要》） 主症是失眠，烦躁，胸闷，头晕，脉弦细。肝郁则气机不畅而内生郁火，火扰心神，由此可以导致失眠。常加珍珠母平肝、酸枣仁补肝、香附子舒肝、合欢花清肝，其安眠疗效更好。

13.**四君子汤** 补益剂，具有补气，益气健脾之功效。主治脾胃气虚证，面色萎黄，语声低微，气短乏力，食少便溏，舌淡苔白，脉虚数。

组成：人参、白术、茯苓、甘草。

14.**黄连阿胶汤** "少阴病，得之二三日以上，心中烦，不得卧，黄连阿胶汤主之。"（《伤寒论》）

组成：黄连四两，黄芩二两，芍药二两，鸡子黄二枚，阿胶三两。

用法：上五味，以水六升，先煮三物，取二升，去滓，内胶烊尽，小冷，内鸡子黄，搅令相得，温服七合，日三服。

主症：失眠（入睡困难为主），心中烦热，夜卧不安。兼症：精神亢奋，浮想联翩，舌质红，少津液，脉细数。

病机：肾阴不足，心火偏亢，心肾不交。

治法：交通心肾，水升火降。

15. 百合地黄汤方证（《金匮要略》）　主症是失眠而兼症特多者，"意欲食，复不能食，常默然，欲卧不能卧，欲行不能行……如寒无寒，如热无热，口苦，小便赤，诸药不能治……如有神灵者，而身形如和。"本方能凉血清热、益气安神，主治围绝经期郁证、烦热失眠，常与黄连阿胶汤一起用，加夏枯草治失眠更好。

16. 血府逐瘀汤方证（《医林改错》）　主症是失眠属瘀血内扰者。痰与瘀同为机体的病理产物，故有"痰瘀同源""痰瘀互结"之说，也即"水血同源"之说。故王清任在本方的主治中，除了瘀血内阻所致的头痛、胸痛、胁痛和月经不调之外，还专门提到治失眠多梦、心悸、怔忡、急躁易怒。对于失眠，是因血行不畅，营阴不能上荣元神，阴血不能涵阳所致。凡久病之失眠，外伤之失眠，一切瘀血为患之失眠，用本方很好。

附：网友交流

气血养生（微信昵称）：顽固失眠立效方

2017 年 7 月 10 日，有一位失眠患者找到我，说自己最近睡眠不佳，整宿整宿睡不着，我问她怎么不早点找中医治，她说一直在吃中药，实在不行了就吃西药压压，但是现在西药效果不佳。听说我是跟一个"神奇的校医"学的，就被她熟人（我的朋友）给领来了。这就是顽固性失眠证，我直接想到了王幸福老师用大量地黄加肉桂的特效方，先打破患者失眠的恶性循环状态，于是开方 3 剂。

处方：肉桂 5g，生地黄 200g。加水 1L，先煎生地黄，水开了调成中火再烧 20 分钟，然后放肉桂，再煎 10 分钟，让患者睡前 30 分钟服下熬好的药液。

当晚患者按我说的去做了，从晚上 10 点多一直睡到凌晨 5 点，醒来后起床排出了一些稀稀的黑乎乎的大便，跟我说太舒服了，居然让她睡的这么香，我心想，真是顽固失眠立效方，1 剂见效。嘱咐她继续服用，并告诉她排出黑色稀大便没事，放心吃。

三天后再来，我用酸枣仁汤善后又让她服用了七天，结果患者失眠基本上好了。我叮嘱她一定要作息时间规律化，适量运动，饮食以清淡为主，荤素搭配。

长期腹胀失眠，应以调脾胃为重

【病案】这位患者患失眠多年，一直使用西药助眠；近期由于身体其他不适前来就医，没想到 7 剂药服完，失眠问题也一并得到了改善。患者的职业是警察，体型壮硕略胖，皮肤微黑，经朋友介绍前来就诊。患者称其因工作原因，生活不规律，忙的时候甚至顾不上吃饭和睡觉。也许是长期生活不规律，这两年出现了很多症状，最突出的就是容易腹胀，经常一晚上躺在床上翻来覆去睡不着觉，腹部胀得难受，睡不好觉。单位每年体检，所有指标都正常，没有检查出任何器质性病变，但就是睡不好觉，折腾得人整日没精神，昏昏欲睡。患者常常感觉焦虑、疲惫，已严重影响到工作。单位同事在老师这里看过病，建议其来找老师，看中医能不能调理一下。

老师诊舌脉毕，对我说：你观察一下患者的手。患者的手肥厚、微微泛红，是典型的"肝掌"。这种手掌一般提示患者有脂肪肝、高血脂、高粘血症等，临床验证多例，无一例外。

我还没开口，患者说：以前有重度脂肪肝，经过治疗和坚持锻炼，也戒了酒，去年体检的时候已经转为轻度了。

老师笑了笑：看你的手就知道了。食欲怎么样？

患者：吃饭没问题，饭量很好，但就是不敢多吃，尤其是晚上那顿，一吃就腹胀难耐。昨天晚上就因为吃了点，肚子胀的几乎一晚上没睡，把我难受死了！

老师：入睡难还是易醒？

患者：入睡倒不难，就是易醒，睡一会就醒了，一肚子胀就醒了，醒了就再也睡不着了。

老师：二便如何？

患者：大便有点稀，小便正常。我这到底是什么病啊？严重不？到医院也查不出来什么毛病，但就是成天不舒服。

老师：你这症状在中医来讲就是肝郁脾虚，西医来讲就是消化不良。食欲好、能吃，但消化不了，也就是我们中医讲的"胃强脾弱"，放心，没多大问题，吃几剂药调调。

患者松了一口气，笑着说：那就好，我就怕查不出来毛病，等查出来就是大毛病。

老师转向我：小张，你说说，用什么方？

柴胡疏肝散，我答道。

老师：对，用柴胡疏肝散，再加上厚姜半甘参汤，就这样处方吧。

处方笺如下。

患者：王某，男，42岁，西安本地人，2019年3月5日初诊。

刻诊：腹胀、眠差易醒。脂肪肝。舌淡，苔白略腻，脉象弦滑。

中医诊断：肝郁脾虚。

治法：疏肝健脾，理气除胀。

处方：柴胡疏肝散合厚姜半甘参汤加减。柴胡10g，枳壳30g，白芍15g，陈皮30g，香附12g，川芎10g，厚朴30g，生姜30g，清半夏15g，党参10g，生甘草10g，苍术10g，鸡矢藤30g，七里香10g，炒山楂30g，炒神曲30g，炒麦芽30g。7剂，水煎服，日3服。

方解：患者为肝郁脾虚，以柴胡疏肝散疏肝解郁，理气健脾；食后腹胀，为脾虚气滞，以厚姜半甘参汤健脾理气消胀；鸡矢藤、七里香为老师临床常用对药，有疏肝、健脾、消食之效，用在这里以加强疏肝健脾之作用；加焦三仙消食和胃；患者大便略溏、舌苔略腻，加苍术健脾除湿。

老师特别强调，运用厚姜半甘参汤必须严格遵照《伤寒论》原方比例（方歌：厚朴半斤姜半斤，一参二草亦须分。半升夏最除虚满，汗后调和法出群），厚朴和生姜的量相等，都为半斤，换算为今日量约30g。原方中这两味药量远大于其他三味药，如改变原方比例，或加大党参、甘草用量，患者服用后可能会出现腹胀更甚的情况。

抓好药，患者过来问：大夫，服药期间我还要注意什么？

老师：饮食稍微清淡一点，不要喝酒，要给脾胃自我修复的时间。

患者频频答应离去。

3月19日二诊，患者一进门就说：实在不好意思，王大夫，上次的药早就服完了，本来想上周来的，工作太忙脱不开身。这周我想无论如何都要抽时间来一趟，我怕药接不上，影响疗效。

老师笑着问：上次服完药觉得咋样？有没有改善？

患者答：好多了！腹部不太胀了，偶尔有点胀，但是比原来轻多了，感觉肚子也小了。睡觉也改善了很多，原来晚上睡不实在，现在好多了！但是问题就是服药期间感觉很好，药稍微停上两天，就又有些腹胀。

老师：治病需要过程，你形成这个病也不是一天两天，自然也不是几剂药就能完全治愈。

患者：对，现在这效果我已经很满意了！我以前胀的难受时，胃药、泻药都服过，但都没效果，感觉还越来越严重；这次服药后明显感觉轻了很多，所以这次来，还想请您继续治疗。

老师查了舌脉，示意我也观察一下舌脉。患者舌苔基本正常，没有上次那么腻，只是稍微还有点齿痕，右手脉象沉软，已不像上次弦滑。效不更方，加八味除烦汤清解郁热，除烦安神，进一步改善睡眠。

处方：柴胡10g，麸炒枳壳30g，白芍15g，鸡矢藤30g，七里香10g，陈皮30g，香附12g，川芎10g，厚朴30g，生姜30g，清半夏15g，党参10g，苍术10g，炒山楂30g，炒神曲30g，炒麦芽30g，生甘草10g，栀子10g，紫苏梗15g，茯神30g，黄连30g，黄芩10g。7剂，水煎服，日3服。

方解：八味除烦汤是南京中医药大学黄煌教授的临床经验方，以半夏厚朴汤合栀子厚朴汤加连翘、黄芩组成。对于咽喉不利、胃不和、腹胀导致的烦躁失眠，疗效确切。

一周后复诊，腹胀、失眠、烦躁基本痊愈，原方继服7剂巩固。

张光按：此案很好的验证了《黄帝内经》"胃不和则卧不安"的理论。前后两次用方，没有使用任何针对失眠的中药，只是根据舌脉对症下药，着力解决患者肝郁脾虚腹胀的问题，结果一诊后患者不仅腹胀减轻，睡眠也得到了很大改善。临床遇到失眠的患者很多，王老师经常说不同的年龄、不同的人，失眠的原因各有不同。作为中医，不能按照西医的思路治疗失眠；更不能一见失眠就镇静安神，只会用酸枣仁、首乌藤等。一定要审证求因，有是证用是药，才能收到好的疗效。作为一名中医医生，如果只会镇静安神，可能大多数失眠都是治不好的。

双粉双藤方治疗失眠

【病案】王某，39岁，十堰市郧阳区人。餐馆老板，在广东从事餐饮业。由于长期熬夜，身体机能下降，失眠近两年余。曾求治数医，效不佳。去年秋，因乙脑住院治疗后病愈。但失眠一证难除，日夜难眠，几乎失去信心。于2019年4月7日回老家郧阳区探亲经朋友介绍，来我处求诊。

刻诊：人略胖，个高，精神可。舌质淡边尖红，苔白滑，脉细弱略滑。

中医辨证：心肾不交，痰湿内阻，阳虚不运。

处方一：延胡索120g，生酸枣仁、炒酸枣仁各100g（研末用汤药送服，每次1匙10g，日3次）。

处方二：首乌藤100g，鸡血藤100g，生地黄160g，肉桂16g，黄连10g，川芎30g，羌活40g，柴胡20g，夏枯草18g。5剂，水煎服，日1剂。

1周后，随访患者，告之效佳，诸症消失。患者甚是高兴，问是否照方继服。答曰：停药，注意起居饮食习惯。

按：失眠一症，病位在脑，与心、肝、肾关系密切。上述处方一与处方二为"双粉双藤方"（延胡索胡粉、酸枣仁粉、首乌藤、鸡血藤），为西安名医王幸福老师所创，临床应用效果绝佳。我在辨证基础上加入交泰丸，并大刀阔斧地根据王老师的用药经验加入羌活40g，川芎30g，用以改善头部血液循环，起到活血止痛之功；大量生地凉血补肾阴不足；同时佐以柴胡清热疏肝解郁升阳，夏枯草清肝之痰源并散结。全方共奏"养心、安神、补血、活血、止痛、清肝、凉血、补肾"之功。

丹栀逍遥治失眠

失眠一症临床很是多见，但观很多中医处理此症，多是酸枣仁汤之类，一方统管，不管辨证，故临床效果好坏参半。实际上失眠临床上有多种原因，一定要辨证处理，针对病因下方用药。

【案1】刘某，女，50岁。2016年1月20日初诊。自诉每晚难以入睡，即使睡着两三小时就又醒了，10余年来被失眠折磨得十分痛苦，经人介绍求治中医。此人失眠多梦，性急，便干，月经已绝。纳可，小便尚可、大便偏干。舌淡苔白，脉象双关浮滑。

中医辨证：肝郁化火，脾虚津少。

处方：丹栀逍遥散合百合生地知母汤加减。牡丹皮12g，栀子12g，柴胡12g，当归15g，川芎20g，茯神30g，生白术30g，生甘草10g，合欢皮30g，白蒺藜30g，首乌藤50g，生地黄30g，知母10g，法半夏30g，浮小麦30g，大枣10枚，香附子12g。7剂。水煎服，日3次。

复诊：1周后大便通畅，睡眠改善，一夜能睡6小时，患者甚为高兴，要求继续服药巩固。再续7剂，睡眠正常。（古道瘦马医案）

【案2】刘某，女，50岁。

刻诊：患者最近3日，心情烦躁，昼夜不能睡，几近精神崩溃，痛苦之极。眼结膜红丝满布，饮食正常，大便不干，烦躁不安，易怒无故发脾气，偶有头晕心悸，咽干痛。此人舌红瘦，苔薄黄，脉弦细数，尺不足。

中医辨证：肝阴不足，肝阳上亢，神不得安宁。

处方：丹栀逍遥散合二至丸加减。牡丹皮12g，栀子18g，柴胡12g，当归12g，白芍15g，茯神15g，白术10g，薄荷10g，女贞子30g，墨旱莲15g，知母12g，首乌藤50g，清半夏45g，法半夏45g。3剂。水煎服，每日2次。

服法：下午5时服1/3量，临睡前1小时服2/3量。

复诊：3日后，患者告之，服药当晚即入睡6小时，这两天已正常入睡，

烦躁好转，效不更方，续服 3 剂，痊愈。（古道瘦马医案）

　　按： 该案就是针对肝阴不足，肝郁化火，平肝散火，滋补阴液，用丹栀逍遥散合二至丸，外加安神药首乌藤、半夏、知母。辨证加辨病，故收效较快。这里要指出的是首乌藤、半夏一定要重用，量小杯水车薪不管用，切记！

痰热失眠验案一则

郭某，女，63 岁。2010 年 1 月 12 日初诊。

主诉：晚上不能入睡已 1 周，完全要靠地西泮才能入睡。因不想长期服西药，要求中医治疗。

刻诊：该患者有高血压、冠心病。现突出症状是失眠，心烦不安。饮食、二便均正常。舌红，苔白腻，脉弦滑。

中医辨证：痰火郁积，化火扰神。

处方：黄连温胆汤加减。黄连 10g，竹茹 15g，枳实 15g，陈皮 15g，清半夏、法半夏各 60g，茯神 30g，生甘草 10g，生薏苡仁 45g，玄参 15g，首乌藤 50g，生龙骨、生牡蛎各 30g。3 剂。水煎服，日 2 次。

服法：晚饭前服 1/3 量，睡前 1 小时服 2/3 量，睡前用热水洗脚，不得喝咖啡、饮茶及看情节曲折激烈之电视节目。

对要求再三叮咛。此点很重要，切莫轻视。

二诊：1 月 15 日，患者遵嘱服药后，当晚即不需服用地西泮而入睡 6 小时。患者甚喜，说睡醒精神很好，不像服地西泮入睡后醒来时头昏脑涨。有点胸闷、心悸、咽干，舌尖红，苔白腻，脉浮滑。要求继续服药。效不更方，继续清热化痰、安神、去心火，兼护阴。

处方：陈皮 15g，清半夏、法半夏各 60g，茯神 30g，生甘草 10g，竹茹 15g，枳实 15g，玄参 15g，黄连 10g，生薏苡仁 45g，石斛 30g，首乌藤 50g，合欢皮 30g，连翘 15g，黄精 30g，山楂 15g，五味子 15g。3 剂。水煎服，每日 2 次，要求同前。

三诊：1 月 18 日，服上药睡眠已安稳，仍胸闷、心悸，纳可。二便正常。舌红、苔已不厚腻，脉弦滑、但搏指已不甚有力。

处方：上方加瓜蒌 45g，薤白 20g。3 剂，水煎服。

服完药后，失眠、胸闷、心悸消失，痊愈。

古道瘦马按：此方为治失眠一验方，但又有伤阴之情出现，此案主要是治失眠。从案中处方就可以看出，我临床上治失眠，均在辨证的基础上加入大剂量的半夏取效。大多数患者当晚即可入睡，屡用屡效。以半夏治失眠并非是我的首创，但超量使用是我的体会。因为半夏毕竟属于辛温燥热之品，易伤阴，在用的过程中如出现伤阴的情况；可以不必减量易药，加入具有滋阴安神的药，如百合、黄精、五味子之类即可。半夏治失眠古已有之，最早的可以追溯到《黄帝内经》的半夏秫米汤。

失眠易醒验案二则

【案1】秦某，女，49岁。

刻诊：人略丰满，面白略肿胀，晚上难以入睡，心烦，睡着了一会儿又醒了，再难以入睡。腰背酸苦，已绝经。纳可，二便尚可。舌淡苔白，脉寸关浮滑，尺弱。

中医辨证：心脾两虚，浮阳上亢。

处方：人参归脾汤加减。生黄芪30g，当归15g，太子参30g，茯神30g，白术12g，生甘草15g，炒酸枣仁30g，龙眼肉25g，柏子仁15g，远志6g，木香10g，黄精30g，丹参30g，五味子30g，生龙骨、生牡蛎各30g，陈皮10g，大枣6枚。7剂。水煎服，每日3次。

复诊：1周后已能入睡6个小时，心烦腰酸已愈。由于失眠已经痊愈，从本治之，人参归脾汤合二仙汤加减制蜜丸善后。

古道瘦马按：我在临床上治疗睡眠不足的患者，一般习惯用人参归脾汤加减，效果比较好。此案人参归脾汤解决心脾两虚，营血不足，神不得安；生龙骨、生牡蛎潜阳重镇，引火归元；黄精、丹参、五味子专方治眠，标本兼治，故收效较著。

【案2】唐某，女，65岁。

病史：失眠多梦近10年，最近有愈演愈烈趋势，晚上几近睡不着觉，求诊中医。

刻诊：此人瘦削偏黑，失眠特点是入睡一两小时即醒，就再也睡不着了，在床上时辗转反侧，睡中的一两小时亦梦多纷纭，痛苦不堪，第二天乏困无力，纳可，二便基本正常。舌淡苔薄白，脉浮濡。

处方：归脾汤加减。黄芪15g，当归15g，党参10g，茯神30g，白术10g，生甘草10g，龙眼肉10g，炒枣仁90g，首乌藤60g，清半夏30g，木香10g，远志10g，白薇15g，大枣10枚。3剂。水煎服，日2次。

服法：下午饭前服 1/3 量，临睡前 1 小时服 2/3 量。

复诊：3 日后患者说效果很好，一觉能睡 4～5 小时，怪梦亦减少。要求继续治疗，效不更方，又服 10 剂，能睡 7 小时左右，多年失眠痊愈，患者甚为高兴。

古道瘦马按：此例失眠辨证要点为睡后不久即醒，再无法入睡。这与血瘀、痰郁导致的失眠不一样，此种特点一般为心血不足，无力养神，用归脾汤加减最效，调补气血。治失眠要针对不同病机用药，才能取效，切忌千篇一律找个专方通用一气。具体问题具体分析，具体问题具体对待，才是中医活的灵魂。

附：烟台王孔波医生医案

表姐家的孩子，左侧脸颊有块胎记。到了 10 多岁，胎记越长越大，几乎覆盖了半侧面颊。在省内大大小小的医院看了很多次，告之唯有手术能解决问题。眼看到了谈婚论嫁的年纪，表姐心急如焚。2019 年带孩子到北京最好的医院花费数万元做了整形手术。术后第一年，效果还好，唯手术侧的面颊麻木。第二年，病情复发，甚至比手术前还严重，因术后随时可能再复发，医生告诉没有再次手术的必要。

7 月初，表姐回老家找到我，问能不能用中药解决。我说，可以试试。

刻诊：面麻，右侧面颊瘀紫，术后右侧眼皮跳，腹部胀满，心下痞硬，肋弓下抵抗感。大便干，余无明显异常。舌质淡红，舌尖有瘀点，苔根微黄腻，脉弦滑。

处方：血府逐瘀汤。5 剂。

5 剂后面颊颜色轻微变淡，续服 5 剂，表姐说患处脱了一层皮，颜色已明显变淡，几乎恢复到正常颜色，面麻、眼皮跳动的感觉消失。

医案：人参归脾汤合桂枝龙牡汤加减

闫某，男，18岁。2021年8月3日初诊。

刻诊：甲减（甲状腺功能减退）。眠差，失眠时心慌胸闷、汗多。舌淡红，苔薄白，瘀点，脉弦细。

处方：桂枝15g，白芍15g，生龙骨30g，生甘草15g，生牡蛎30g，远志10g，龙眼肉20g，木香6g，生黄芪60g，生白术30g，当归15g，茯神30g，炒酸枣仁30g，首乌藤30g，丹参30g，生姜6片，大枣10枚。

按：该案主要是心血不足，神不得安宁。

长期失眠验案

闻某，女，50岁。中等个子，人显得稍微丰满，面色偏白。

病史：患者从外地慕名来西安，要求治疗多年的失眠。自述晚上睡不好觉，似睡非睡，有时整夜都睡不着觉，非常痛苦。患者也是学医的，曾找了很多中医治疗，吃了很多中药，都是效果不佳。所以不远千里来到陕西求老师予以治疗。

刻诊：眼睛干涩，胃脘胀满，纳呆，小便尚可，大便黏腻粘马桶，有股骨头坏死病。舌淡苔白有齿痕，脉浮濡尺弱。

中医辨证：脾肾阳虚湿气重，瘀久化热伤神志。

处方：竹茹15g，枳壳15g，陈皮15g，清半夏30g，制南星30g，茯神30g，炒白术30g，生甘草15g，淫羊藿30g，生龙骨30g，生牡蛎30g，首乌藤30g，枸杞30g，生姜10片，大枣3枚。7剂。水煎服。日1剂，服用7天。

6天后患者反馈：王医生您好，我的药明天就服完了，汇总一下情况。服药后大便特别好，不再黏腻，睡觉可以深度睡眠，但半夜还是会醒，时间在2~3点，舌边齿痕仍严重。胃不胀满了，每天有饥饿感了。手脚还是凉的。您看方子还需要变换什么？

效不更方，略作加减。

处方：黄精30g，竹茹15g，枳壳15g，陈皮15g，清半夏60g，制南星60g，茯神30g，炒白术30g，生甘草15g，淫羊藿30g，生龙骨30g，生牡蛎30g，首乌藤30g，枸杞30g，生姜10片，大枣3枚。7剂。煎服。日1剂，服用7天。

二诊：患者微信反馈眼睛湿润了，不干涩。但大便又恢复以前，感觉更黏腻，晨起无便意，第1次药晨起便意很浓。睡眠还不错，半夜会醒，但很快入睡，深度睡眠，有梦，晨起床能记住。

三诊：患者微信反馈失眠基本痊愈，湿气又有加重，炒白术改为生白术，再加鸡矢藤 30g、缬草 10g，健脾化湿，疏肝安神。

处方：黄精 30g，竹茹 15g，枳壳 15g，陈皮 15g，清半夏 60g，制南星 60g，茯神 30g，生白术 60g，生甘草 15g，淫羊藿 30g，生龙骨 30g，生牡蛎 30g，鸡矢藤 30g，缬草 10g，首乌藤 30g，枸杞子 30g，生姜 10 片，大枣 3 枚。7 剂。煎服。日 1 剂，服用 7 天。

古道瘦马按：此案失眠很快收到效果，得益于辨证准确，用药精到。该方用的是温胆汤加减。这是我们临床常用的方剂，大家一般都会用。但是有些人在治疗失眠一症时临床疗效参半，甚至部分人反映没有效果。这是为什么呢？我认为就在于用药剂量不够。中医不传之秘在于量。这个方子里头的关键药是半夏和南星。一定要重用。才能起到一剂知，二剂已的效果。这是前人屡试屡验的经验，我们应该认真的学习。

医案：五苓散合附子理中治疗失眠

李某，女，36 岁。2021 年 4 月 29 日初诊。

刻诊：失眠。口水多（多年），手脚冰凉，月经延后。舌胖大，边有齿痕、水滑，脉浮细无力，左沉细无力。

中医诊断：不寐。

处方：制附子 10g，干姜 20g，益智仁 30g，生甘草 30g，猪苓 30g，茯苓 45g，泽泻 30g，白芍 15g，川芎 10g，肉桂 10g，当归 15g，太子参 30g，麸炒白术 30g，茯神 15g，清半夏 15g，桂枝 15g，鹿角胶 10g。

当归六黄汤治疗甲亢的体会

甲亢，即甲状腺功能亢进症，是由于甲状腺分泌过多的甲状腺素所致的一种内分泌病。多发于青壮年，女性尤为多见。临床上病者除有不同程度的甲状腺肿外，常伴有性情急躁、易惊善怒、心慌、多汗、畏热耐寒、多食善饥、消瘦乏力、消化不良、四肢颤抖等症状，有的尚有不同程度的眼球突出。

多数医者认为本病应包括在中医之"瘿证"范畴中，特别与其中之"气瘿""肉瘿"更为相似。有关瘿的病因，历代医家多认为与情志忧患、肝郁气结、痰浊凝滞有关。如《诸病源候论》载："瘿者由忧患、肝气郁结所生。"《外科正宗》载："人生瘿瘤，乃五脏瘀血浊气痰滞而成。"因此，治疗多采用疏肝化痰一类的方剂。我早年在治疗这种病时，亦是按照此种思路去诊治，但是疗效较慢，很是费劲。后来在学习诸多老中医的经验之后，发现当归六黄汤治疗此病效果显著，并可以把它作为专方使用。

当归六黄汤是金元四大家之一李东垣创制的一首名方，载于其所著的《兰室秘藏》一书中，称其为"治盗汗之圣药"，主治阴虚火旺所致的盗汗。其组成为当归、生地黄、熟地黄、黄连、黄芩、黄柏、黄芪共7味药。

中医自古以来就有异病同治一说，只要病机相同是可以用一个方子治疗的。盗汗是阴虚火旺，甲亢大多数早期表现亦是阴虚火旺，所以可以移来治疗此病。对于这一点估计持异议的不多，而且临床报道用当归六黄汤治疗甲亢糖尿病的也不在少数。这里我就不重复论述了。我只想谈谈怎么运用好这个方子治疗甲亢一病。

我常听到有的中医，尤其是年轻中医说，此方治疗甲亢疗效参半，时有效，时无效。后通过交流发现还是对这个方子的运用有问题，即一见甲亢患者，不分虚寒热就原方照套，一方到底，不做加减，或再加些具有治疗甲亢的药物，诸如黄药子、昆布、海藻之类。怪不得无效，全忘了中医的辨证施治。

我们先来看当归六黄汤的组成。黄连、黄芩、黄柏的三黄苦寒清热，生地黄、熟地黄滋阴，当归、黄芪为当归补血汤，纵观全方，滋阴清热。我的经验是早期热重的情况下，凡见心悸、口干、烦躁、多食、便秘、尿黄等症突出时，重用三黄之量，必要时还要加大黄；轻用黄芪、当归、熟地黄的药量。凡见饮多、心悸、乏困、手颤、盗汗、便不干等症突出时，少用三黄药量；重用生地黄、当归、黄芪、熟地黄之药量，必要时加入生脉散。在中后期热轻、气阴两伤升为主要矛盾时，切记不要重用三黄苦寒之药伤阳气，这一点很重要。下面我举一个病例具体来看。

【病案】董某，女，42岁，因甲亢一病在某医院用西药治疗，对疗效不满意，故寻求中医治疗，经人介绍来到我处。

刻诊：中等偏上身高，面色偏红黑，心悸，口干、烦躁、稍乏，大便干，舌红苔白薄，脉滑大。T_3、T_4指标均高。

处方：当归六黄汤加减。生黄芪30g，当归30g，黄连15g，黄芩30g，黄柏30g，大黄30g，生地黄15g，熟地黄15g，五味子10g，制龟板15g，北沙参30g，牡丹皮10g，栀子12g，桂枝6g，甘草6g。10剂，水煎服。日3次。

二诊：心悸已除，烦躁止，大便已不干，余症如前。

前方调整：生黄芪50g，当归15g，黄连10g，黄柏10g，黄芩10g，北沙参30g，生地黄15g，熟地黄30g，麦冬15g，五味子15g，生龙骨、生牡蛎各30g，桂枝、甘草各6g。10剂，水煎服。日3次。

三诊：诸症大减，已不口干、心悸、便干。乏困，纳略呆，左手无力明显。舌淡苔白腻，脉缓濡。

随证转方：生黄芪120g，当归15g，生地黄10g，熟地黄50g，黄连6g，黄芩6g，黄柏6g，陈皮12g，砂仁6g，炒神曲、炒山楂、炒麦芽各15g，桂枝10g，甘草10g，鸡血藤15g。10剂，水煎服。日3次。

四诊：乏力减轻，胃口开，左手略有力。效不更方，续上方15剂，诸证消失。化验T_3、T_4指标接近正常。又调整1个月，痊愈。

上述一案，我就是坚持用当归六黄汤，一以贯之，一方到底。但是亦坚持随证转量，随证转药，万变不离其宗，以其为主而转。实际上也有专方的味道，但守中有变，这一点很重要。多年来，我始终坚持用当归六黄汤治甲亢，没有不效的，其中的奥妙就是上述所言。说句题外话，前人留下的好方很多，关键是看你会用不会用，古人曰：运用之妙，存乎一心。说的就是这个道理吧。

当归六黄汤治疗甲亢验案二则

甲状腺功能亢进是甲状腺素分泌过多造成的一种内分泌疾病，属中医学"瘿病"范畴。临床表现有口燥咽干，心烦易怒，嘈杂善饥，火升烘热，并伴项颈肿大，有压迫感，眼球突出，消瘦，震颤，懒言，乏力，舌红苔少，脉细数。以下分享临床医案二则。

【案1】加某，女，52岁。

2016年8月2日初诊，甲状腺功能亢进5个月余，T_3、T_4指标不正常（T_3为2.986nmol/L，T_4为186.230nmol/L），口服西药一段时间效果不明显，要求中医治疗。

刻诊：能食，心慌，消瘦，欲呕，便溏，同时兼有子宫下垂。舌淡苔白，脉浮数。

中医辨证：气阴两虚。

处方：当归六黄汤和生脉饮加减。生黄芪15g，当归15g，生大黄10g，黄连15g，黄柏12g，生地黄15g，熟地黄15g，龙胆草3g，麦冬20g，五味子15g，北沙参30g，干姜15g，姜半夏30g，代赭石10g，旋覆花（包）30g，煅牡蛎30g。3剂。水煎服，每日3次。

2016年8月4日二诊：服后大便略稀，欲呕，时有烦躁。

处方：生黄芪15g，当归15g，生大黄5g，黄连15g，黄柏12g，生地黄15g，熟地黄15g，龙胆草3g，麦冬20g，五味子15g，北沙参20g，干姜15g，姜半夏30g，代赭石30g，旋覆花（包）30g，煅牡蛎30g，栀子10g，香附子15g，青皮12g，郁金12g。20剂。水煎服，每日3次。

2016年8月25日三诊：甲状腺功能指标基本正常（T_3为1.882nmol/L，T_4为116.390nmol/L），已无心慌、消瘦、欲呕、便溏。患者要求巩固治疗，同时治疗子宫下垂病。舌淡苔白，脉寸关浮濡尺沉弱。

处方：生黄芪100g，当归12g，生大黄5g，黄连10g，黄柏10g，生地黄

10g，熟地黄 30g，龙胆草 3g，干姜 25g，姜半夏 15g，煅牡蛎 30g，栀子 10g，枳实 40g，生甘草 15g，桂枝 15g，苍术 15g。20 剂。水煎服，每日 2 次。

【案 2】雷某，22 岁。2010 年 5 月 5 日初诊。

刻诊：甲状腺功能亢进，T_3、T_4 指标均高，心动过速，心慌，出汗，易怒，大便干，月经量稀少，双关脉滑，舌紫红苔薄白。

处方：生黄芪 30g，当归 15g，生地黄 45g，黄连 15g，黄芩 15g，黄柏 15g，酒大黄 15g，麦冬 30g，五味子 15g，玉竹 30g，茜草 12g，生龙骨、生牡蛎各 15g，制龟甲 15g，磁石 30g，柏子仁 15g。15 剂。水煎服，每日 3 次。

二诊：上述症状均好转，后期大便有点稀。原方减大黄，续服 20 剂。1 个月后复诊，各种症状消失，T_3、T_4 检查正常。善后常服知柏地黄丸和丹栀逍遥丸。

古道瘦马按： 甲状腺功能亢进以阴虚火旺者居多，且火能耗气，阴虚而兼气虚者在临床上尤为多见。因此，在治疗时应注意气阴兼顾，方选当归六黄汤，随症化裁，收效甚佳。当归六黄汤具有滋阴清热、益气固表之功效。用治甲状腺功能亢进，符合阴虚火旺之病机。再佐以疏郁豁痰、行瘀散结之品，以调肝经郁结之气，疏导阳明凝聚之痰，故可收到证情递减、瘿肿消退之目的。另外，对于该方的使用，无论有无气虚之证，均可加入黄芪，甘温补益气阳，取其"阳生阴长，阴复火平"之义，使阴复火降，气阴得复而收佳效。

外台茯苓饮临床应用

【案1】姚某，女，38岁，教师。2020年1月5日初诊。身高167cm，体重48kg。体瘦面色偏黄，神色淡郁。试管移植妊娠40天，胸闷气短半月余，医院检查排除心肺疾病，伴纳差，胃部不适，少食即觉胀满感，嗳气反酸，大便偏黏，头晕不适，睡眠易早醒。舌淡胖，苔白腻。妊娠期间，不敢轻易服用西药而求诊。腹软，心下按压不适，上腹部振水音Ⅱ级。

处方：陈皮15g，枳壳15g，干姜5g，茯苓20g，生晒参10g，生白术20g。7剂。水煎服。

一周后复诊，胸闷气短，胃部不适症状明显减轻，食欲好，腹诊胃部振水音消失。

原方守服，交代每服2剂停2天，症状消失后停药。

【案2】徐某，女，68岁，2019年11月23日初诊。身高160cm，体重45kg。体瘦发白面色黄，语速快，川字眉。口干舌燥不喜饮数年，大便干结难出，纳差，少食胃部即不适，睡眠差，入睡困难，夜尿频多，每晚3~5次，时有手足心热感。舌红润、苔薄腻，脉弦。医院检查排除糖尿病。既往有高血压病史，神经性耳鸣。腹诊：扁平腹，腹软，上腹部振水音Ⅱ级。服用补气类、滋阴类方，效果不佳而求诊。

处方：陈皮20g，枳壳20g，干姜5g，茯苓30g，党参20g，生白术15g。10剂。水煎服。每服3剂停2天。

服药10剂后口干舌燥减轻，食欲好，夜尿频率减少，约每晚2次，腹部振水音消失；但睡眠差，症状繁多，不定愁诉。原方10剂守服，2号处方：桂枝15g，生白芍30g，干姜5g，红枣20g，炙甘草10g，生龙骨（先煎）30g，生牡蛎（先煎）30g，酸枣仁30g，川芎15g，茯神30g，知母20g，百合20g，生地黄20g，葛根30g，淮小麦30g。10剂。水煎服。与原方交替服用。

以上是我使用外台茯苓饮治疗胃部不适的两则验案。

《金匮要略》用外台茯苓饮治疗"心胸中有停痰宿水"。停痰宿水证，在条文里所描述的症状是"吐水，心胸间虚，气满不能食"，服用此方后能"消痰气，令能食"。心胸的部位在哪里？可以从茯苓饮的药物组成功效中去寻找，茯苓饮可以看成橘枳姜汤与人参汤去甘草加茯苓的合方。黄煌教授认为橘枳姜汤与人参汤均为《金匮要略》治疗胸痹心痛心中痞的经方。"胸痹，心中痞气……人参汤亦主之。""胸痹，胸中气塞，短气……橘枳姜汤亦主之。"对于胸痹，是一种以上腹部乃至胸部堵塞感、闷胀感、疼痛感为特征的症候群，也可以理解成消化道的腹胀腹痛，患者常有"胸口气上不来""胃里像有一块石头"等描述。

由此可见，心胸的部位应该在上腹部及胸部。为什么去甘草？甘草具有增加体内水分潴留的"保水"样作用，不利于停痰宿水的排出。《神农本草经》谓茯苓"胸胁逆气，忧恚惊邪恐悸，心下结痛，寒热烦满，咳逆，口焦舌干，利小便"。茯苓配伍白术治疗口渴心下胀满。

临床上以吐水为主诉的患者不多。根据杨大华老师的经验，吐水的表现有口中吐出清水，也可以夜间侧卧流口水。即使没有吐水，但频繁嗳气，上腹部胀闷，不思饮食，舌面水滑，伸舌欲滴的患者，使用茯苓饮后一样取得满意疗效。

茯苓饮的患者大多体型偏瘦，有贫血貌，面色偏暗，多有慢性胃炎病史，表现类似现代医学诊断的胃动力低下病，上腹胀满、易饱、饭后腹胀、恶心、呕吐等消化不良症状。同时茯苓饮患者大多伴有湿润胖大有齿痕的"茯苓舌"，眩晕心悸，大便溏稀等症状，属于中医学"痰饮病"范畴。

茯苓饮在临床应用把握中，除上述症状外，腹诊表现尤为重要。患者腹部大多无阻力，按压柔软，心下按压不适感，并能听到胃内振水音。茯苓饮腹诊胃内振水音的检查方法笔者学于黄煌教授。黄煌教授临证必做腹诊，除常规手法外，经常用食、中、无名指三指对腹壁做快速反复按压振动，仔细听辨有无振荡的水音，来判断是否具有"振水音"。胃内振水音也属于日本汉方的"水毒"，因某种病性原因导致体内滞留水分的状态，比如胃壁收缩力不足，即胃无力症引起的胃内停水（胃内滞留水分者，一动即有"啪嚓"的声音）。

　　茯苓饮患者的日常饮食调摄同样重要，黄煌教授要求患者减少饮料等液体的摄入，适当控制流质、半流质食物的摄入，多选择干性软食，容易消化的食物，饮用时宜少食多餐，细嚼慢咽。

　　通过药物治疗与膳食调护，促进胃部动力的恢复。

外台茯苓饮

　　组成：茯苓、人参、白术各三两，枳实二两，橘皮二两半，生姜四两。本方载于《金匮要略·痰饮咳嗽病》附方："外台茯苓饮治心胸中有停痰宿水，自吐出水后，心胸间虚、气满、不能食。消痰气，令能食。"

　　胃虚停饮为本证病机；呕吐、气满、不能食为本证特征；健胃利饮为本方功效。

　　方证从药物组成而言，本方涵盖枳术汤、橘枳姜汤与橘皮汤，则该三方的方证特征亦归本证所有。

　　《金匮要略·水气病》第30条：心下坚大如盘，边如旋盘，水饮所作，枳术汤主之。

　　《金匮要略·胸痹心痛短气病》第6条：胸痹，胸中气塞，短气，茯苓杏仁甘草汤主之，橘枳姜汤亦主之。

　　《金匮要略·呕吐哕下利病》第22条：干呕、哕，若手足厥者，橘皮汤主之。

　　因此，本证尚见心下坚满、胸闷、短气、干呕、呃逆、手足厥冷等临床表现。从病机角度来讲，本证除胃虚停饮外，还存在气郁、气逆及饮逆等因素。由病机又可引申、扩展出本证的部分特征。

　　胃虚，可见进食后胃脘不适、神疲乏力等症状。

　　胃中停饮，体检及辅助检查可见胃振水音、胃镜下胃内水液潴留等。

　　水饮上犯、下注，则见头晕、头痛、晕车、清涕、心悸、水肿、大便稀溏、小便不利、白带清稀量多等。气逆、饮逆，可见恶心、嗳气、反酸等。

从药物作用分析，方中茯苓、白术温中健胃，利水祛饮；人参健胃除痞；枳实行气除满并止痛；陈皮理气，又同生姜一道降逆化饮。诸药相配，全方共奏健胃利饮、行气降逆之功。经方名家冯世纶教授强调本方橘皮量可适当增大，临床常用 15～30g 而疗效明显。

【病案】陶某，女，48 岁。主诉：胃胀 1 年。患者近 1 年来胃胀，多在进食后出现，有时呕吐、嗳气、口苦或口甜。医院诊断为慢性胃炎，经治疗未获好转。

刻诊：胃胀，嗳气，纳差，口干不欲饮，颈部活动不适，背部针扎感，腰部凉，大便 2～3 日一行，时干时稀，小便少，夜尿 2～3 次。舌淡苔白，脉沉弦细数无力。查体：上腹无压痛。

西医诊断：慢性胃炎。

中医诊断：痞满，证属胃虚饮停、气郁气逆、饮郁化热兼太阳表证。

处方：外台茯苓饮合五苓散加半夏。茯苓 12g，苍术 18g，泽泻 18g，猪苓 10g，党参 10g，枳实 10g，陈皮 30g，清半夏 15g，桂枝 10g，生姜 15g。7 剂，水煎服。日 1 剂，分 3 次温服。

二诊：患者胃胀、口干、颈背部不适明显减轻，食量增加，嗳气减少。续服 7 剂，基本痊愈。

解密外台茯苓饮

外台茯苓饮主治病证应以太阴病有水饮、水气郁结为主。症状表现为胃脘胀满不适，胸闷气短，咳痰喘等。

外台茯苓饮在呼吸系统中多有应用，尤其在慢性咳痰喘稳定期的调治中，其疗效较一般温补方剂等更胜一筹，蕴含着健脾补虚、温中祛饮、调畅气机、肺脾同调、培土生金等治法。

【病案】杜某，女，30岁。因反复咳嗽5年，于2017年初就诊。咳嗽，活动后痰多色白，咽部异物感，口中和，既往便秘，甚则5～6日一行，腹凉。舌淡苔白腻，脉沉弱。

六经辨证：太阴病，水饮内停，痰气互结。

处方：半夏厚朴汤加减。紫苏梗15g，厚朴10g，茯苓30g，姜半夏15g，当归10g，川芎10g，白芍15g，生白术30g，泽泻15g，苏叶10g，党参10g，枇杷叶10g，生姜3片。7剂，水煎服。

二诊：服药后咳嗽减轻，痰量减少，便秘改善。上方加干姜6g，生黄芪15g，增强温中补虚力度。7剂，水煎服。

后因患者是外地人，需要返乡治疗，遂调整处方为外台茯苓饮加减。党参10g，生白术30g，茯苓15g，陈皮15g，枳实6g，姜半夏10g，荆芥10g，炙甘草6g，焦三仙（焦麦芽、焦山楂、焦神曲）15g，生姜3片。7剂，水煎服。

服药1周后，诉咳嗽较前明显减轻，以偶有欲清利咽部感觉而咳为表现，痰白量少且易咯出。咽部异物感已消失。纳可，大便2日一行，小便可。发来舌苔照片，仍舌淡苔薄白略腻。嘱上方去荆芥，加苏叶6g，苏梗10g，佩兰10g，煎煮时加入生姜3片，继续服用调理。后来患者电话告之，症状大为改善，身体状况良好。

按：外台茯苓饮证属于太阴病。太阴病病机为里虚寒，机体功能下降而水液代谢输布失常，停聚于心胸中而成痰饮水湿，阻碍胸中气机，影响肺气宣降，表现为咳痰喘等呼吸系统常见症状。痰饮水湿与呼吸系统咳痰喘等主症密切相关，外台茯苓饮在呼吸系统咳痰喘治疗中也多有应用。

主治病证：外台茯苓饮主治病证应以太阴病里有水饮、水气郁结为主。症状表现为胃脘胀满不适，胸闷气短，咳痰喘等。正如条文中所谓"心胸间虚，气满不能食"，病因在于"心胸中有停痰宿水"，治法为"消痰气"，条文虽然简约，但病因、病机、治法一应俱全，值得细细体会。太阴病本质为里虚寒证，治疗当温中为主。正如《伤寒论》277条曰："自利不渴者，属太阴，以其脏有寒故也，当温之，宜服四逆辈。"从外台茯苓饮方药分析来看，参术苓健脾利湿，为四君子汤义；枳实、橘皮行气运脾，生姜辛温开胃健脾，符合"当温之"的治法。方中含有异功散，在健脾的基础上注重脾胃气机的流通，生姜、陈皮、枳实行气开郁，调达脾胃气机。

方药治法：外台茯苓饮可拆方分为两组，一者以参、术、苓为主，一者以橘、枳、姜为主。其中参、术、苓，是最常用温中补虚的药物，加入甘草即为后世名方四君子汤，而橘、枳、姜亦是仲景常用药物。

方中常加半夏，因病痰饮者当以温药和之，加入半夏，则有小半夏汤、小半夏加茯苓汤，二陈汤等方义，增强了温中化饮的力度。且"心胸中有停痰宿水"，临床多见胃脘胀满、呕恶、纳呆的表现，加入半夏亦有温中止呕和胃作用。故临床中本方常加入姜半夏。

师父指出，半夏可通过抑制中枢神经，减少腺体分泌，从而减少痰液、胃液。

治疗口苦之灵方

主方：柴胡 10g，龙胆草 10g，生牡蛎 30g。

主治：口苦、慢性胆囊炎。

注意事项：若主症为虚寒，或体质属虚寒者，龙胆草宜减少至 3g 左右。

口苦的病机比较单纯，胆火上炎。大家知道，口苦是胆病主症之一，依据《黄帝内经》的说法，口苦作为一种"奇病"，其病机为"胆虚气上"或"胆火上炎"。如《素问·奇病论》曰："有病口苦……病名曰胆瘅。夫肝者，中之将也，取决于胆，咽为之使。此人者，数谋虑不决，故胆虚气上溢而口为之苦。"《素问·痿论》又曰："肝气热则胆泄口苦。"可见口苦的继发病位在胆，而原发病位在肝。

因肝主谋虑，若"数谋虑不决"，则肝气郁结，郁久则化火，波及于胆，导致胆的功能失调，胆火上炎，或胆气上溢，则发生口苦。我治口苦习用简裕光老中医自拟的"柴胆牡蛎汤"。这首专方治疗单纯性口苦的有效率大约是十之八九。

【案 1】单纯性口苦

周某，男，61 岁，1985 年 10 月 5 日初诊。

病史：患者口苦约半年，未予重视。半月前饮酒过多，口苦加重，夜卧尤甚，辗转难寐。前医曾予小柴胡汤加焦栀子、知母、夏枯草 3 剂，口苦稍减；又换服龙胆泻肝汤 3 剂，仍无显效。舌质红苔薄黄，脉弦细略数。此为单纯性口苦，病名曰"胆瘅"。

处方：柴胆牡蛎汤加味。柴胡 10g，龙胆草 10g，生牡蛎 30g，葛根 30g，生甘草 6g。2 剂。

服头煎后约 1 小时，口苦大减；服完 1 剂，口苦消失，夜寐亦安。1 个月后因饮酒啖辛辣，口苦复发，乃取上次所余之药煎服，亦尽剂而口苦消失。几年来口苦偶尔复发，均照服本方 1～2 剂而安。

柴胆牡蛎汤作为治疗单纯性口苦的专方，颇具"简、便、廉、验"的特色。口苦为兼症时，若将本方合入治疗主症的当用方中，则有信手拈来而独当一面的妙用。附带披露一下，此方本系简老先生治疗慢性胆囊炎的通治方，施用于肝胆郁热型者疗效尤佳。

我治疗慢性胆囊炎，恒喜专方专药（柴胡 10g，龙胆草 10g，生牡蛎 30g）与辨证论治相结合。为何要用专方专药？一者为弥补辨证论治之不足，二者确有使用专方专药的客观依据。因慢性胆囊炎的临床证候虽较复杂，但其总的病理机制，大多属于肝胆郁热，脾胃气化壅遏（常证如此，变证不在此列）。故以柴胡升发肝气（肝喜升发），疏肝达郁（木郁达之）；龙胆草大苦大寒，沉阴下降，泻肝胆实火（相火寄旺于肝胆，有泻无补，宜降不宜升）；生牡蛎寒咸软坚，散气火之凝结，去胁下之痞硬，而能浑融肝胆、脾胃之气化于一体。三味相伍，一升一降一和，专治肝胆之郁热，方能提高临床疗效。今试举验案数则以证之。

【案 2】胆囊炎口苦

陈某，女，41 岁。1977 年 5 月 11 日初诊。

病史：患者于 1974 年 6 月患急性胆囊炎，经中、西药保守治疗缓解后，右上腹一直胀痛并放射至右肩胛区。自言曾连服中药 43 剂而痛不止。伴胸闷拒按，咳痰成丝成块，口苦如含鱼胆，苔黄腻，脉弦滑数。

病机：肝胆郁热，煎熬津液成痰，窜行肩背，阻滞胸膈。

治法：升肝降胆，清热化痰。

处方：专方专药合温胆汤、小陷胸汤加花粉。柴胡 10g，龙胆草 10g，生牡蛎 30g，法半夏、云茯苓、枳实、炒瓜蒌仁各 12g，竹茹 10g，陈皮、甘草各 6g，川黄连 3g，天花粉 30g。

服 4 剂痛止，诸症大减，唯右肩胛区郁滞不舒。上方加地龙 10g，僵蚕 15g，又服 4 剂，临床症状消失。1 年后追访未复发。

我早年治慢性胆囊炎，未尝用专方专药，唯循辨证论治法则，分别使用疏肝理气、清胆和胃、宣化湿热、活血通络等多种治法。倘认证无差，确有效验。然终因病情变化多端，反复缠绵，难于掌握和控制。而一旦将专方专药与辨证论治相结合，就能执简驭繁，驾轻就熟，提高疗效。由此可见，辨证固然重要，辨病亦不可忽视。临证者将理论上的辨病与辨证相结合，具体落实到实践上的专方专药与辨证论治相结合，乃是提高中医诊疗水平的重要途径。(余国俊《我的中医之路》《中医师承实录》)

古道瘦马体悟：口苦一症临床上很常见，我在未看到简氏口苦专方时，常用小柴胡汤和龙胆泻肝汤解决，大多无效，少量有效。按理说病机诊断不错，用方也无大误，但就是疗效不高。于是留心专方专药，后看到简氏柴胆牡蛎汤，心中甚喜，用于临床验证，效果斐然，之后也成了我治疗口苦的专方。

2005 年曾治一老妇，找我治疗冠心病，中医治疗稳定后，向我提出能否治疗一下口苦，说是十几年了，服了很多药，都没有解决。我听后就用小柴胡汤合简氏柴胆牡蛎汤，5 剂就解决问题，把老太太高兴得不得了。逢人就说我的医术高，把我夸得很不好意思。这哪里是我的功劳，实在是余国俊老中医大公无私贡献的秘方。据余国俊老中医介绍，该方最早是治疗慢性胆囊炎的专方，我在临床中也常运用，一般情况是合入所用之方中，如柴胡干姜汤、大柴胡汤等，都能大大提高原方治疗效果。

柴胆牡蛎汤临床验案二则

临床遇到的口苦患者不少，我一般分为三种证型来治疗，一为肝郁化火导致的口苦，以丹栀逍遥散加减治疗；二为胆火上炎导致的口苦，以龙胆泻肝汤化裁；三为肝肾阴虚导致的口苦，以六味地黄汤为主方加减治疗。只要辨证准确，大部分能取得理想的疗效。

但临床还有一类患者，口苦并非其主症，且病机及症状表现既非肝郁化火，亦非胆火上炎、肝肾阴虚，并不适合运用以上三方作为主方来治疗，此时遵循王幸福老师经常讲的"有是症用是方"，以"主方加专药"的治疗思路更为适宜。

以下分享两则应用王幸福老师书中验方"柴胆牡蛎汤"治疗口苦兼症的医案。

【案 1】孙某，女，56 岁，陕西西安人，2018 年 10 月 9 日初诊。

此患者为一名乡村教师，起初是因慢性鼻炎前来就诊。患者自述每日晨起鼻流清涕，连绵不绝，甚则喷嚏连连，涕泪满面，秋冬尤甚。尤其在公众场合，鼻流清涕十分尴尬，已严重影响到工作、生活。曾在大医院治疗数次，用过口服药、喷剂及外用膏贴，服药期间症状能减轻，但一停药则症状依然如故，始终无法去根，甚为苦恼。因一亲戚在我这里治好了病，建议其服用中药试试，遂前来就医。

刻诊：体胖肤白，鼻流清涕，清稀如水，伴鼻塞不通；喷嚏连连，遇冷加重；怕冷，舌淡胖苔薄白，脉沉弱。

辨证：寒饮郁肺，肾阳不足。

处方：小青龙汤合麻黄附子细辛汤加减。麻黄、白芍、干姜、五味子、生甘草、半夏、桂枝、苍耳子、辛夷、白芷、鹅不食草各 10g，制附子、细辛各 6g。5 剂。水煎服，日 3 服。

复诊：5 剂药服完后，患者前来反馈服药后鼻流清涕、鼻塞改善很多，效果之快让人惊讶。患者称自己长期生活在农村，工作之余还干些农活，所以身体一向很好，平常头痛脑热的，服点药物就好了；几十年来未曾服过中药，这次是因为口服药物不效，无奈之中抱着试试看的心理来看中医，没想到服中药效果这么好，简直出乎意料。此次复诊，除想巩固治疗，还有口苦的小毛病，希望综合考虑一下，看能否治疗。

患者口苦主要表现为晨起严重，已经有两年多时间，曾自行购买消炎利胆之类药服用，未见成效。因上次处方疗效不错，效不更方，在原方基础上加口苦专方"柴胆牡蛎汤"（柴胡10g，龙胆草6g，生牡蛎30g），再服7剂巩固。

三诊：10月20日，患者称鼻塞及流清涕已基本痊愈，口苦亦改善不少，原方再开7剂继服。

按：此患者为本人治疗鼻炎、口苦患者中起效最快的一例，概因其从未服用过中药，且长期生活在农村，饮食简单，劳逸结合，体质较好，身体没有产生抗药性所致。

【案2】张某，男，66岁，陕西西安人，2018年11月初诊。

刻诊：便秘、便干、心烦、厌油腻、喜呕、身痛、尿频、嗜睡、口苦。舌淡红苔略腻，脉寸关弦滑有力，尺弱。

辨证：少阳胆火，内郁热结。

处方：大柴胡汤加减。柴胡、黄芩、生姜、半夏、白芍、枳壳各10g，大黄6g，肉苁蓉30g，大枣6枚。5剂，水煎服，日3服。

复诊：7日后反馈便秘已基本解决，现在日1次，便不干，解起来不费力了，只是口苦及其他诸症没有显著改善，希望再开处方，一并解决其他不适症状。谓其曰：病症繁多，需分阶段治疗，上次重点解决便秘问题，此次除了巩固便秘，重点治疗口苦。虚实夹杂，但不能胡子眉毛一把抓，应先解决"实"的问题，再着手解决"虚"的问题。效不更方，原方加口苦专方"柴胆牡蛎汤"，即柴胡10g，龙胆草10g，生牡蛎30g。再服7剂。

三诊：患者反馈大便正常，口不太苦了，厌油腻喜呕等症改善，尿频、身痛、嗜睡等略有好转。希望继续服药治疗。观其舌苔已不甚厚腻，针对尿频、嗜睡、身痛等，重新拟定处方，继续治疗。

医方悬解

按：此患者便秘已有1年多时间，主要表现在便干、排便时动力不足；2～3日1次，但并不为其所苦，已渐发展为习惯性便秘。从脉象来看，虚实夹杂，既有实证的热结，又有肾阴肾阳不足的因素，故治疗上采取泻中兼补，取大柴胡汤清胆火兼泻热结，重用肉苁蓉兼补肾阴肾阳，其滑润之性，对于大便干燥、动力不足尤为适宜。二诊为巩固疗效，效不更方，加口苦专方"柴胆牡蛎汤"，口苦症状得以快速改善。

张光按：以上二则验案，在治疗中牢牢抓住王幸福老师所提出的"有是症用是方"及"主方加专药"原则，将"柴胆牡蛎汤"作为一个专药，加在辨证方中，在巩固前次治疗的同时，兼顾其他症状，避免频繁换方，导致疗效不能持续的弊端。

老师临床常将几味药组成的一个小方，作为"一味"专药，加在辨证方中运用。如兼症为气阴两虚的心悸，将"生脉饮"作为"一味"药，加于主方中；遇兼症为"呃逆"，则将"沉香曲、刀豆、娑罗子"作为一个药组，加于辨证方中，既不影响原方继续发挥巩固治疗作用，又能照顾到兼症，一举两得。

我临床学习老师的思路，多次运用"柴胆牡蛎汤"治疗兼症为口苦的患者，疗效得到了显著提高，此处选取两例，与各位同道分享。(陕西省西安市张光中医师)

癌症止痛方

崔某，男，47岁。陕西西安人，2020年6月18日初诊。

病史：2个月前，先后做了胆结石手术、直肠癌手术。术后伤口一直剧痛难忍，住院两周，未见改善，故执意出院，前来寻求中医治疗。

刻诊：患者面色较黑，愁苦面容，短气少力；诉左侧少腹疼痛、睾丸疼痛；尿频，小便时大腿内侧、腹股沟剧痛；口干，眠差，便干。舌淡红，苔白腻，脉沉弱无力。

处方：四逆散合当归补血汤加减。柴胡10g，枳壳10g，白芍30g，生甘草15g，白花蛇舌草30g，鸡矢藤100g，七里香20g，丹参30g，生地黄30g，小茴香3g，川楝子10g，延胡索30g，首乌藤30g，生黄芪60g，当归10g。7剂，水煎服，日3服。

患者看病过程中一直扶腰站着，老师把脉时才坐下片刻，一把完脉又站了起来，不好意思的解释：实在坐不下去，一坐下就痛得受不了，还请大夫谅解。

方解：少腹属厥阴肝经，故以四逆散为主方，疏肝理气；重用白芍解肌、缓急、止痛；患者睡眠较差，加鸡矢藤、七里香安神止痛。鸡矢藤常规用法为消积健脾，王老师临床发现，鸡矢藤重用止痛效果显著，且无副作用，配合七里香同用，安神、止痛效佳。患者便干，且舌红有热象，以生地黄凉血通便；左侧睾丸疼痛难忍，应为手术后气滞血瘀所致，加丹参、小茴香、川楝子、延胡索等理气化瘀止痛。手术后伤口破溃、久不愈合，以当归补血汤益气养血，尤其重用黄芪，取其补气托毒之效，加速伤口愈合。

复诊：2020年7月7日，患者反馈上方服用7剂后，便干有所改善，眠差较之前有所好转，但疼痛未见减轻，因老师外出讲课，无法前来复诊，于是自己照原方再抓了7剂服用，共计服药14剂，除疼痛外，其他症状皆有好转；唯疼痛未见大的改善。因疼痛难忍，到医院治疗，医生开了塞来昔布胶囊（西乐葆），刚开始有效果，服用2天后基本不起作用了，加量也无济于事。无奈，还是想请老师看看，中医有没有办法止痛，缓解痛苦。

老师思索片刻，说：到这个地步，我也不得不使出撒手锏了，这是我临床的验方，名为"癌症止痛方"，专治各类癌症疼痛，或者癌症放化疗手术后的疼痛。前面之所以没用这个处方，是考虑患者术后身体虚弱，宜从根本调治；但是目前患者亟待解决的是疼痛问题，急则治标，必须转换思路，先解决疼痛的问题。

处方：徐长卿 30g，青风藤 30g，蜂房 10g，当归 10g，炙乳香 10g，炙没药 10g，白芍 20g，生甘草 6g，七叶莲 30g，蜈蚣 2 只，鸡矢藤 100g，七里香 10g，茯苓 30g，麸炒白术 30g。3 剂，水煎服，日 3 服。

三诊：2020 年 7 月 9 日患者一大早就坐在诊室外面的长凳上等候，看见老师来了，忙迎上前来：王主任，这次可算是解决问题了！抓了 3 剂药，第 2 剂喝完，疼痛大减；昨天晚上终于睡了个好觉，这几个月都没这么舒坦过，真是太感谢您了！今天来想再抓几剂药。老师把脉察舌后说：疼痛止住了，就要考虑治本的问题，原方加仙鹤草、生黄芪、党参补气；舌苔还是有点厚腻，加干姜、苍术健脾化湿。

处方：徐长卿 30g，青风藤 30g，蜂房 10g，当归 10g，炙乳香 10g，炙没药 10g，白芍 20g，生甘草 6g，七叶莲 30g，蜈蚣 2 只，鸡矢藤 100g，七里香 10g，茯苓 30g，麸炒白术 30g，仙鹤草 30g，苍术 30g，干姜 10g，生黄芪 30g，党参 30g。7 剂，水煎服，日 3 服。

张光按：临床不少癌症患者或因经济原因，或因身体状况不允许，放弃在医院治疗，转而寻求中医治疗。遇此类患者，王老师一般都会实事求是地告诉家属：不一定能治好，但会尽力。尽量为患者节省费用，改善生存质量。在治疗思路上，老师一般不太用大量抗癌药堆砌，因为此类药力大峻猛，易伤正气。癌症患者放化疗手术后，大都会出现体质虚弱、胃口不佳等问题，必须先解决这些问题，提高患者自身的免疫力，才有利于下一步的治疗。但凡事都有例外，如本案的患者，以疼痛为突出表现，缓不救急，就要求医者转换思路，先解决疼痛的问题，再谋求进一步的治疗。"癌症止痛方"为老师多年临床验方，对于各类癌症导致的疼痛疗效确切，能在短时间内解除患者痛苦，医者可留存，以备不时之需。

如何对付难治性耳鸣

耳鸣一症，让人们十分关注，因为一般人认为耳鸣就是肾虚的表现。患者就诊时第一句话就说："我肾虚"，再追问其所苦，他才说出是"耳鸣"，可见"肾虚耳鸣"的中医说法多么深入人心。

不可理解的是，在我们中医界，一些医生治疗该病也把补肾作为首选。一时间，"六味地黄丸"卖得很火，听说大多被耳鸣患者买了，而服用后乏效者，反说六味地黄丸是假药。

耳鸣一症多见，也难以根治，因而耳鸣一症成了游医、虚假广告和骗子们的主攻目标。现代医学有各种检查方法，但至今没有特效疗法。对于耳鸣，中医有许多解释，除肾虚之外，还有很多引起耳鸣的原因。

根据耳鸣音调不同可辨虚实。如《类证治裁》曰："由火者其鸣甚，由肾虚者其鸣微。"《景岳全书》曰："凡暴鸣而声大者多实，渐鸣而声细者多虚。"也有因为肝胆火热所致者。如近代医家唐宗海就说过："耳虽肾窍辨声音，绕耳游行是胆经，时辈不知清木火，漫将滋肾诩高明。"耳鸣之因非独肾也。

《素问·脉解》载："阳气万物盛上而跃，故耳鸣也。"阳气上乘，下元虚衰可致，而肝胆实火也可盛上，因此，明代医家孙一奎在《赤水玄珠》中肯定地说"耳鸣必用当归龙荟丸"。这句话给难治性耳鸣提供了"一根稻草"，笔者在临床上用过多次，确有良效。

当归龙荟丸，原名龙脑丸，出自《黄帝素问宣明论方·卷四》，药用当归、龙胆草、大栀子、黄连、黄柏、黄芩各一两，芦荟、青黛、大黄各半两，木香一分，麝香半钱。上为末，炼蜜为丸如小豆大，小儿如麻子大。生姜汤下，每服20丸。治肝胆实火证，耳鸣初起，头晕目眩，大便秘结，小便赤涩，脉象弦滑有力，舌质红赤，舌苔黄者。遣用本方时，先用水煎服3剂，麝香市场上难寻真者，可用石菖蒲10g代之。3剂之后，马上服蜜丸，疗程在3个月以上，服至脉平苔薄时方停。

此外，《外科正宗》的聪耳芦荟丸与当归龙荟丸组成稍有出入，也可以治疗"肝胆实火，耳内蝉鸣"。

东垣曰："头痛耳鸣，九窍不利，肠胃之所生也。"

《灵枢·口问》曰："人之耳中鸣者，何气使然？岐伯曰：耳者宗脉之所聚也。故胃中空，则宗脉虚，虚则下溜，脉有所竭者，故耳鸣。"

《赤水玄珠·耳门》曰："肠胃不足，故气弱不充。伤寒及大病之后多有此症，以补中益气汤治之。"

笔者受东垣甘温益气则通气的影响，临证若遇气虚清阳不升之证，不用补中益气汤，而用益气聪明汤。此方《脾胃论》未载，而源自《东垣试效方》，由黄芪、甘草各半两，芍药一钱，黄柏一钱（酒制，锉，炒黄），人参半两，升麻、葛根各三钱，蔓荆子一钱半，每服三钱，水二盏（400ml），枣李一盏（200ml），去渣温服，临卧、近五更再煎服之。功能益气升阳，聪耳明目。主治脾胃失养，饮食不节，清阳不升，头目昏蒙，耳鸣、听力下降，确有升阳开窍之效，对于久治不愈的耳鸣可以试用。

值得注意的是，近年的社会环境安定而富足，不似东垣时代的动乱而饥寒交迫。即使有中气不足者，也多为疾病所致，少有食不饱肚者。实际上，有大量的饱食终日，缺乏运动的痰湿阻滞致清阳不升者，这类人胃中不是空虚，而是胃中阻塞，气机不通，也可见气短乏力、耳鸣不聪，并见舌淡而腻，脉濡而模糊者，遣用益气聪明汤加荷梗、石菖蒲、白豆蔻等芳香化湿开窍药后有明显疗效。

明代医家刘纯在小结耳鸣一症之治疗时说："凡耳鸣症，或如蝉噪之声，或是钟鼓之响，或如闭塞。此是痰火上升，郁于耳中而为鸣，郁甚则壅闭矣，治宜清痰降火。又有因大怒而得，宜顺气聪耳汤（出自《观聚方要补》卷七，由枳壳、柴胡各二钱，乌药、木通、青皮、川芎、石菖蒲各一钱，甘草五分组成。功效为聪耳，主治因恼怒而耳鸣）。有因于风而得，其鸣如轮车轰然，或气掉眩，宜祛风芎芷散，热则加酒芩、连翘。有肾虚耳鸣者，其鸣不甚，滋肾丸、虎潜丸、大补阴丸、八物汤加黄柏、知母……饮酒人耳鸣宜木香槟榔丸。"其所出方药可作参考。

对于肾虚证之耳鸣，临床确也不少，多为年老体弱，气衰退者。正如《灵枢·海论》曰："髓海不足则脑转耳鸣，胫酸眩冒。"《灵枢·决气》曰："精脱者耳聋……液脱者，筋骨屈伸不利，色夭，脑髓消，胫酸，耳数鸣。"此种耳鸣多伴有耳聋，其听力是逐渐下降的，可视阴阳虚的具体情况，遣用左、右归饮加磁石、五味子、龟板。

耳科中医干祖望老先生认为对耳鸣的问诊，必须分清音调与音量，但患者不知音调、音量之别，可问他如蝉鸣、火车声、沸水声、风吹声等后，再予以分析。如蝉鸣调高而量小，一只蝉鸣固如此，如一群蝉噪，自然调高量大了。飞机声，近者调高量大，远者调低而量小了。

此中的大、小、微、弱体验，完全是患者的感觉，耳鸣好否？好了多少？也是一种感受。因此，在耳鸣治疗中，若病情明显好转时则应鼓励其去适应耳鸣，并逐步忘记。当然，现代医学有一些检测方法，可以为诊断提供依据，但对于中医临床多无实际意义。

此外，耳鸣虽属小病，一般不会危及生命，但影响生活质量，长年鸣响，常有"郁病"相伴。因此，不论血瘀、肝火、痰火、肾虚、气虚所致者，如若配伍理气解郁之品，如香附、郁金、合欢花、合欢皮等，可使气通则鸣声减。（王辉武《老医真言》）

老妇阴吹

【**病案**】王某，女，78岁。平日素有高血压病及哮喘性气管炎，一直服用我配制的药丸，痼疾未再犯。近日刚进入隆冬交九，突然找到我说，近几天得了怪病，年龄大了，阴道里不停地喷气，火辣辣的。该不是得了癌症吧。我听后一笑，别紧张，此病中医妇科里叫阴吹，好治。

刻诊：胃胀酸，纳差，大便三四天一解，这次已经五天了还没有解。左手脉弦滑有力，右手沉濡无力，舌淡红苔白。此乃少阳郁结，腑气不通，气不走后阴，走前阴。

处方：大柴胡汤。柴胡30g，黄芩30g，姜半夏30g，生白芍60g，生大黄15g，代赭石30g，败酱草、炒三仙（炒麦芽、炒山楂、炒神曲）各15g，生姜3片，大枣6枚。3剂，水煎服。日3次。

3日后复诊，阴吹愈，胃酸止，食欲开，大便通。但是又添腰胯痛一证，上方加杜仲30g，续断30g。3剂。服完诸症消失。

冠心病治疗效方

主方：瓜蒌 50g，薤白 30g，清半夏 30g，茯神 30g，枳实 15g，桂枝 15g，红参 10g，丹参 50g，檀香 10g，砂仁 10g，山楂 30g，制龟板 15g。水煎服。

主治：痰瘀型冠心病（即高血脂高血黏型）。此方是由经方和时方嫁接组成的，集补气、活血、化脂、行气于一体，临床运用疗效较高。

【验案】余某，女，62 岁。人胖面白，很富态。自诉西医诊断冠心病，高血压、高血脂、脂肪肝。

刻诊：头晕，烦躁，眠差，胸闷，气短，心口痛。尤其是劳累和生气后加重。纳可，二便基本正常。舌淡苔白微腻，脉浮滑有力。在某中医研究院吃老中医药 3 个月无改善，观其药方，大多为活血祛瘀加虫类药。

中医辨证：胸痹痰郁证。

处方：瓜蒌薤白汤加减。瓜蒌 50g，薤白 30g，清半夏 30g，茯神 30g，枳实 15g，桂枝 15g，丹参 50g，檀香 10g，砂仁 10g，山楂 30g，泽泻 30g，生甘草 15g，炙龟甲 15g，淫羊藿 30g。7 剂，水加 3 两黄酒煎服 . 日 3 次。

复诊：1 周后，患者诉心绞痛大有好转，1 周仅发过 2 次，而且时间较短，没有服救心丸，比之前的中药有效，要求继续吃。效不更方，以一诊方为主，共服近 2 个月，心绞痛不再发作，其余症状也基本消失。后以专治高血脂、脂肪肝之胶囊善后。(古道瘦马医案)

按：此症属于常见病、多发病，诊断不复杂，我只是按中医的汤方辨证处理，有是证用是方，此乃瓜蒌薤白汤证耳。据证用方，立即见效。但是前医所犯的错误是满脑子活血化瘀加虫类通络药，不管中医的具体证，一见冠心病、心绞痛就是活血化瘀，桃仁、红花、三七之类用之，只能是疗效参半，碰到了血瘀证有效，非血瘀证就无效。

退热神方五根汤

主方：葛根 6g，板蓝根 6g，山豆根 6g，芦根 6g，白茅根 6g，藿香 6g，红花 3g，大黄 2g。

用法：水煎服 2 次。每次煎成 70ml，1 日分 2～3 次服。

主治：小儿伤风感冒，流行性感冒，扁桃体发炎（乳蛾证），猩红热，无名高热。

在读山西老中医郭博信的新作《中医是无形的科学》时，看到了其中一篇推荐五根汤的文章，引起了我的深思。五根汤是一首治疗小儿外感发热的良方，我临床运用多年很有效，大有爱不释手之情。

此方为民间方，系内蒙古老中医李凤林所创。我是 20 年前从《中国民间疗法》杂志上看到的，又经山西太原周大夫介绍于我后，反复运用于临床，效果显著，而自留秘囊之中的。据收载此方的《疼痛妙方绝技精粹》一书作者说：李凤林这个方子，是他在 20 世纪 50 年代末琢磨创制的一个药方，以不变应万变。既能治疗小儿因感染所致发热，又能根据不同患者、不同病症，自然调节虚实寒热而研制出的闻名遐迩之五根汤。经过 30 年 10 万多患者的临床应用，实践证明，五根汤不仅具有消炎杀菌、抗病毒作用，而且还可以不分季节，也不管患儿发热还是恶寒、恶风，一律使用五根汤。特别适用于小儿伤风感冒、扁桃体炎、猩红热所致的发热，还可解无名热等症。

【案1】患儿，女，1 岁。感冒发热 3 天，体温最高达 40℃，家长很是着急，经西医治疗，不愈。用药期间热退，一停就反复。来诊时，患儿高热近 40℃，精神有些萎靡不振，饮食尚可，小便黄，大便略溏。

处方：五根汤加减。葛根 10g，板蓝根 10g，山豆根 6g，芦根 30g，白茅根 10g，滑石 30g，生石膏 30g。3 剂，每天 1 剂，水煎频服，温饮。

1 天后热退，3 剂服完痊愈。疗效神速。加生石膏和滑石，一走表散热，一走里泻热。

【案 2】扁桃体炎、高热

患儿是我一位患者的女儿，10 岁左右，其母于深夜微信求诊。诉其女儿化脓性扁桃体炎 5 天，伴高热不退，每日持续高热达 40℃。住院期间用阿奇霉素静脉滴注 3 天，病势不减。口服退热药后，体温尚能维持正常 3 个小时，之后便又回到 39℃以上，主治医生让其物理降温，试过依然无效。此种情况患者无法面诊，体征、舌脉不详，甚难处方。根据以往经验急予五根汤合柴葛解肌汤加减试服。

处方：葛根 6g，板蓝根 10g，山豆根 6g，芦根 10g，白茅根 10g，藿香 6g，红花 3g，大黄 2g，柴胡 10g，黄芩 10g，青蒿 15g，金果榄 10g，清半夏 10g，鱼腥草 30g，木蝴蝶 10g，生甘草 10g，生姜 6 片，大枣 3 枚。3 剂，水煎服，日分 3 次服用。

后患者母亲微信反馈服药 1 次体温便开始下降，3 剂药服完其病若失。并言期间家人被传染，也发热，按原方服用 1 剂高热便退。

古道瘦马按： 由于此方效肯定，已成了我手中治疗小儿外感发热、扁桃体炎的专方。此方还可以据不同症状适当加减，疗效更好，俗话说活法在人。

慢性咽炎简便方

平日里经常遇到一些爱吸烟的男士和爱生气的女士，问我有没有不喝苦汤药的方子治咽炎？我笑答，有啊。

金钗石斛 10g，玉蝴蝶 3 片，煎水代茶饮。如遇嗓干咽痛加入市售玄麦甘桔冲剂。此方既好喝又方便，且效果显著，深受患者喜爱。该方对慢性咽炎、咽喉不利、声嘶音哑、干痒疼痛，药简效宏。远较金银花、胖大海、麦冬等药好用。

玉蝴蝶也称木蝴蝶，是因为略似蝴蝶形而得名，但不是真的蝶喔，只是一种紫葳科植物玉蝴蝶的种子。《滇南本草》中描述为"中实如积纸，薄似蝉翼，片片满中"。其性苦寒，入肺，能清肺热、利咽喉，对急慢性气管炎、咳嗽、咽喉肿痛、扁桃体炎有很好的效果。又能美白肌肤、有效消脂，因此对瘦身也有帮助。

石斛味甘、淡，性凉。有滋阴，清热，益肾，壮筋骨等作用。古人常以此代茶。《本草通玄》曰："石斛甘可悦嗓，咸能润喉，甚清膈上。"《本草纲目拾遗》亦载："以石斛代茶，能清胃火，除暑热，生津液，利咽喉。"

据报道，我国著名体育播音员宋世雄保持悦耳动听，声音洪亮的嗓子达40 余年之久，就有赖于每日饮用石斛茶来持久保养。其保护嗓药的妙方是著名老中医刘渡舟教授介绍的。他对宋世雄说："清利咽喉，保护嗓子，用胖大海不如用石斛效果好"。又如我国著名京剧表演艺术家梅兰芳、马连良、谭富英也常用石斛代茶饮。据宋世雄介绍，石斛形瘦无汁，非经久煎，气味莫出，故取干品 10g，用文火水煎约 30 分钟，倒入保温杯中代茶慢慢饮服。

【案 1】我一位退休大姐，原为教师，退休后又热爱演唱，经常参加一些演出活动，但因年龄大了，常常唱几天，嗓子就干哑，于是找到我，叫给开些药治一治。我说你这是年龄大了，肾阴不足，下不济上，我给你出一方，当茶饮可保无虞：金钗石斛 10g，木蝴蝶 3 片，枸杞子 5 粒，泡水代茶常饮。

1周后，告曰嗓子再无干哑。令今后常饮，以养生。《神农本草经》载："石斛主伤中，除痹，下气，补五脏虚劳羸瘦，强阴，久服厚肠胃。"

【案2】我一朋友，男，四十多岁。经商，长年不断应酬，烟酒不离，嗓子经常发炎上火，红肿热痛，声嘶音哑，每次要用抗生素静脉滴注3～5天，才能好转。一日又犯，找到我叫开几剂中药喝。我即开出金钗石斛12g，木蝴蝶3片，配合玄麦甘桔冲剂，每天不限量喝，3天就解决。后来我这朋友一看这药好喝又方便，治病又快，索性常年当茶饮，自此咽炎再无犯过。

按：本药为养阴之品，凡舌苔厚腻、脾胃虚寒便溏者慎用。

外感咳嗽通用方

六淫外邪，侵袭肺系，肺气上逆，遂发为病。河间谓病因为寒、暑、燥、湿、风、火六气；笔者体会，还应区分邪之偏属，宜其所宜，忌其所忌，庶少差错。

主方：杏苏散（吴鞠通方）。杏仁 9g，紫苏叶 9g，橘皮 10g，半夏 12g，生姜 6g，桔梗 9g，枳壳 10g，前胡 9g，茯苓 15g，甘草 10g，大枣 10 枚。水煎服，每日早晚各服 1 次。

按：此方为清朝名医吴瑭所创，意在疏散、宣肺，清轻相配。以紫苏、生姜、大枣疏风解表，调和营卫；前胡、杏仁、桔梗宣肺止咳；陈皮、枳壳、半夏，茯苓燥湿化痰。

笔者遇偏于外感风寒者，每加浮海石 12g，麻黄 6g；夜间喉痒，咳甚，加当归 10g，仙鹤草 12g。斯方苦温，辛甘合用，吴瑭原意是治外感凉燥；其实外感咳嗽，起始很难分清风寒、风热，有时似寒，又时似热；有时兼寒，又兼热。

临床治外感，初诊时定要区分辛温解表还是辛凉解表，拘泥的结果，往往很难下手。有经验的医生，辛寒、辛温并用，表解、里解两图，常疗效满意。治外感病，酌分见证之偏属，据证择药，要比统而施以辛温、辛凉两法效果好。咳甚加海浮石，咸寒降下，清肺止咳，配上麻黄之宣肃，效果可靠。夜咳，无论外感内伤，皆可用当归，仙鹤草。外感者配陈皮，入血入气，夜咳常宁，供参考。（卢祥之《百治百验效方集》）

苍麻汤治疗痰湿性咳嗽

张某，女，46 岁。初诊日期：1983 年 12 月 26 日。

主诉：反复发作咳喘史 15 年，加重 4 个月。

病史：患者慢性气管炎病史 15 年，每年冬季病情加重，春暖稍减。经中西药及单验方治疗无效。近年来病情日益加重，经常咳嗽，痰多白黏，咳甚则兼气短，喘息气急，胸憋痰黏难以咯出，严重影响工作与生活。4 个月前受凉后上述症状加重。目前胃纳尚可，平素喜嗜凉饮，大便干难不爽。

刻诊：舌暗、苔薄白，脉沉细滑弦，左脉尤甚。

辨证：寒湿伤脾，脾虚湿困。

治法：升脾宣肺，化湿祛痰。

处方：苍术 18g，麻黄 6g，莱菔子 30g，桔梗 10g，茯苓 10g，前胡 15g。

嘱其服药后如无任何不适，应守方常服，并戒嗜茶多饮。1974 年 5 月 14 日探访，自述服上方半月后症状明显减轻，且便爽渴止，又继续服 1 个月后咳痰、喘憋气促诸症俱已消除。

按：患者素有慢性咳喘 15 年，肺气已伤，肺主皮毛，腠理不固，易受外感，风寒袭表，遂咳嗽不止。久咳必脾虚，加之患者素嗜凉饮多，损伤脾阳，致脾失健运则痰湿内生，治宜升脾宣肺，化湿降痰。方以苍术升脾气，使困脾的水湿得行；茯苓助苍术健脾渗湿；麻黄疏风散寒、宣通肺气，将湿邪予以通调下输，水、精各为其所；桔梗启肺以驱痰浊，前胡助桔梗宣肺化痰，莱菔子降气化痰。药后痰消湿化，脾复健运痰无所生，则咳痰自除。再经巩固治疗，效果较好，病未复犯。

慢性咳嗽之痰湿证，相当于西医学所谓慢性支气管炎，临床表现为咳嗽痰多、色白黏稀，易于咯出，甚或痰鸣喘促，胸脘痞闷，纳食不佳，肢体困重，面色萎黄甚或浮肿，大便溏泻或黏滞不爽。患者生活多有嗜好茶酒、贪食生冷或肥甘厚味、饥甚暴食、饮食不节等不良习惯。舌苔白腻，脉象濡滑或缓怠。

对此类患者，许氏认为禀赋虚弱、脾胃失健是其发病的基础，寒湿伤脾、积湿酿痰是其主要病理因素。湿邪的生成虽与脾、肺、肾三脏有关，但多以脾为重点。他在多年的临床实践中深有体会，治湿虽有驱湿、化湿、散湿、燥湿、渗湿、利湿等诸法，但有不少病例湿去复聚，久治不愈。究其原因，关键在于湿邪为患，遏阻气机，使脾的上归与肺的下输功能减弱。况且湿邪有黏腻、不易速去的特点。如果处方用药注重加强升脾宣肺的气化功能为主，就能使湿去痰消，而咳喘速愈。经过反复探索，深切体会到选用药物苍术、麻黄效果最为理想。因苍术辛、苦、温为燥湿健脾之要药，能以其辛温之气味升散宣化水湿，使脾气继续上归于肺，脾健则湿化，因而常以苍术复脾之升作为方药的主体，通过燥湿而达到祛邪扶正的作用。然而在脾虚积湿之同时，肺亦不能独健，如失其下输之功能，通调受阻则湿必停蓄，故配以辛温能发汗利尿之麻黄以助肺宣达，促其迅复通调，两药协作具有升脾宣肺而化湿之功。通过长期临床观察运用，发现两药用量配伍不同，其作用有异。如两药等量使用，临床常见能发大汗；苍术倍于麻黄则发小汗；苍术三倍于麻黄常见尿量增多，有利尿之作用；苍术四倍五倍于麻黄，虽无明显之汗利作用，而湿邪则能自化。故多年来恒以两药之汗、利、化作用，广泛用于因湿邪引起的一系列临床湿证。对于痰湿咳嗽证属痰湿中阻者，多配以莱菔子、桔梗，名为"苍麻丸"，胃脘痞满者常加半夏、瓜蒌，兼湿阻膀胱者则加木通、泽泻等随证加减灵活运用。纳呆腹胀大便黏滞不爽者，多为积湿黏腻与积食阻滞于肠，必用推化痰湿法，常选加胡黄连、莱菔子、大黄等大力推化。胡黄连具有荡涤胃肠之功能，个别患者初服可能有泻下作用，甚或发生腹痛，但只要除湿务尽则大便自然正常。有腹痛可酌加当归、木香以和血行气，即可止痛。在用药同时，应注意纠正患者不良生活嗜好。"脾为生痰之源，肺为贮痰之器"。在本病辨证中着重于理脾化湿，这是许氏多年来治疗肺系疾病的理论总结。(《名老中医学术经验整理与继承》)

千金苇茎汤临床应用

现在外感病越来越凶恶，我总是感觉，通常的外感，稍加调理，即会治愈。可是现在的外感却越来越复杂，因为环境因素，导致空气的成分非常复杂。而最受其害的，就是我们的呼吸系统，所以我们必须要从中医宝库里面筛选武器了。

肺部感染，昨天写了麻杏甘石汤（肺炎高热初期非它不行，横行两千年无可替代）。中医药的效果非常好，现在大家往往忽略，而认为西药快，中药慢，殊不知，中药对症，效果一样快的。

今天再介绍另一名方，专门治疗肺部感染。中医也分各个证型，也有阳气不足的，但是，在最初阶段，多数是热邪壅滞的热证，用麻杏石甘汤。此时患者的症状，多是发热，甚至会咳吐腥臭痰或脓血。胸中隐隐作痛，咳嗽时尤其严重。舌质红、苔黄腻，脉滑，跳动得很快（中医称脉数）。

舌象非常关键，舌质此时是红色的，越红说明热越严重。中医会用清热解毒、化痰清肺的药物，而我建议用中医的经典方子苇茎汤。

该方是药王孙思邈《备急千金要方》中的方子，也称千金苇茎汤，以区别于后世的其他同名方剂。原方剂量为苇茎(二升)、薏苡仁(半升)、桃仁(五十粒)、瓜瓣（半升）。上四味，以水一斗，先煮苇茎，得五升，去滓，内诸药，煮取二升，服一升。

一般我也很少单独用苇茎汤，往往是在肺部感染严重时，用了其他清解药物，配合苇茎汤，去除湿热之结，效果非常好，我通常还会配合一些鲜竹沥，则效果会更好。

我现在通用剂量为干芦根30g，薏苡仁30g，冬瓜子15～30g，桃仁10g。本方舌象不似麻杏石甘汤舌象那样发红，往往偏淡，苔腻，比较合适。原方用的是苇茎，对于苇茎，稍微有点争议，多数医家认为是芦苇的茎，因为茎在水上，主升发透邪的作用较强。而后世苇茎不大用了，都用芦根。过去认为芦根与苇茎药性稍有不同，芦根生于水中，清热透热的作用更好。现在我们已经主要用芦根来代替苇茎了，我的体会是效果还是不错的。方中芦根是透热的，清肺部之壅结，用到几十克，透热的力量是很大的；薏苡仁祛湿解毒，将湿热之邪向下导，肺气不能下行，则壅滞，湿热去，则清轻之气可升，肺金之气可以下肃。原方是先煮苇茎，然后再加其他的药物，我们今天放在一起熬就可以了。

方中"瓜瓣"也有争议，《张氏医通》等医书认为是甜瓜子，我们现在则多用冬瓜子，效果也非常好。清代的《本草述钩元》述冬瓜子"主腹内结聚，破溃脓血，凡肠胃内壅，最为要药"。冬瓜子有利水解毒的作用，此处用了效果很好，但如果是肺部脓肿，则选甜瓜子为好。

我觉得方中用的最妙的是活血化瘀的桃仁。要知道，一般热结于内，多有瘀滞，此时如果瘀滞不破，用各种解毒的药物可能效果都有限，所以一般我遇到僵持不下的病情，往往加入活血化瘀的药物，如三七、桃仁、红花、丹参等，往往可以立刻获效。这是经验心得，可以和大家交流。而肺部纹理细微，患病后更容易导致络脉不通，此时用活血化瘀的药物，更有意义。

我们现在常用该方配合治疗肺脓肿、大叶性肺炎、支气管炎、百日咳等属肺热痰瘀互结者。

大家看了方子，会觉得薏苡仁是祛湿的，这方子是不是调理湿热严重的肺部感染呢？

这样想是有道理的，如果遇到湿热为患的，此方效果非常好。但是，如果肺部感染严重了，或是因燥邪引起的，或是热邪伤阴，导致肺部津液不足，此时，也可以用养阴清肺的方子，加百合、沙参、麦冬、天冬都是可以的。因肺为娇脏，受外邪感染，热邪壅盛，虽然可能津液不足，但也会出现局部湿邪瘀滞的情况，也就是说，津液不足和湿邪壅滞，是两个层面的事情，在同一时间，不同位置与不同层面，会同时存在，需要兼顾。

青年人外感最终引起肺炎的，并不多见，小孩老人常见。如果遇到，尤其是老人，则可能会引起大问题，我们多一点思路，就有可能救患者于危难，所以各位同仁加油，患者如果遇到此类问题，也可以做个参考。

如果肺气虚可以加益气健脾，本人曾经用本方合防己黄芪汤、玉屏风散、葶苈子大枣泻肺汤加减治疗一例肺部感染老人，三剂好转六剂治愈，完整医案如下。

【案1】毕某，86岁，2018年3月29日初诊。

主诉：咳嗽痰多。

刻诊：前胸痛，胸闷气短乏力一个半月。咳嗽，咳痰一周，痰色白，汗多，头痛，眼睛自觉有一层东西。大便干，尿少。听诊左肺部有炎症，面部浮肿感。

中医辨证：气虚痰湿内蕴。

处方：防己黄芪汤合千金苇茎汤加减。黄芪30g，太子参15g，白术10g，防己、防风各10g，郁金10g，合欢皮15g，桔梗10g，薏苡仁20g，冬瓜子20g，桃仁10g，葶苈子10g，芦根30g，全瓜蒌20g，炙甘草6g。3剂，水煎服，日1剂。

追访3剂好转，6剂愈。

按：脾虚便溏是常见状况，也有脾虚便干。考虑本例内在病机为肺脾两虚，中焦运化无论，肺气不宣，痰湿内蕴。防己黄芪汤加太子参增强益气养阴之力。千金苇茎汤专病专方，祛痰湿清肺，又合葶苈子泻肺，瓜蒌祛痰润肠通便，标本兼治效果很好！

我也曾用本方治疗间质性肺炎，肺纤维化，效果也很好。

下边再介绍蒲辅周老一则千金苇茎汤医案，可与案1一虚一实对比观看分析。

【案2】卓某，女，7个月，1964年8月8日会诊。

病史：1个月来，反复咳嗽，流涕，发热，昨夜体温38.7℃，时有恶心，呕吐，食纳欠佳，大便溏薄。经X线检查诊断为肺炎。舌淡苔薄白，指纹隐伏，脉数。

病机：复感伤肺，肺失肃降。

治则：调和肺气，祛风化痰。

处方：冬瓜仁6g，薏苡仁9g，杏仁3g，苇茎9g，薄荷（后下）1.5g，橘红2.4g，桔梗2.1g，扁豆衣6g，白前2.4g，法半夏3g，鲜藿香3g，生姜2片。1剂两煎，共取150ml，分两天服完。

二诊：8月10日，体温有时偏高，有清鼻涕，大便水泻3次，色青，时有呕恶，余症略减，脉舌如前。宜继调肺胃，清暑利湿。

处方：冬瓜仁6g，薏苡仁9g，杏仁（去皮）3g，法半夏3g，白豆蔻1.5g，厚朴2.4g，扁豆衣4.5g，香薷3g，鲜藿香3g，滑石9g，白通草3g，苇茎3g，竹叶3g。1剂。

三诊：8月12日，体温已正常，喉间偶有痰鸣，大便由青转黄，夹有泡沫，日4次。舌红、中心苔薄黄腻。

病机：暑邪虽解、痰湿未化。

治则：温化痰湿、调和脾胃。

处方：冬瓜仁6g，薏苡仁3g，杏仁3g，厚朴2.4g，法半夏3g，橘红2.4g，麦芽4.5g，扁豆衣6g，桑皮3g，白前2.4g，炒紫苏子3g，生姜1片。2剂。

四诊：8月15日药后咳嗽消失，大便已正常，余无异常，舌正苔退。无须再服药，以饮食调养。

按：一月来，痰热蕴肺，复感暑邪，肠胃失调，用千金苇茎汤合加减正气散；二诊转三仁汤合香薷饮，控制炎症，续调脾胃而康复。

千金苇茎汤，是古人总结出来的一个经典方子，我们不要因为方中药物太平淡就忽略它，古人用来治病的，往往就是身边随处的一点草根，一点食物，但因为是在正确的理论指导下选取的，药物各有各的去处，各有各的作用，配合起来，效果很好。(摘自《蒲辅周医疗经验》)

调神妙方柴芍龙牡汤

读书临床几十年，我发现了一个现象。相当一部分老中医，看病就守着几个方子，来回加减，打遍天下。

河南名老中医赵清理老年一张逍遥散来回加减，可应对各种病证；四川一老中医一张麻黄附子细辛汤应对 80% 病证，患者络绎不绝；更有甚者，号称小柴胡先生、六味地黄汤大夫，一生看病非此汤不用。

按照"存在就是合理"的哲学来看，不无道理。从某种意义上来说，这些老中医之所以敢于和善于以一对十及百，肯定是对这些方子的理解和运用达到了炉火纯青、烂熟于心的地步，他们的做法，既有剑走偏锋的味道，也有值得我们学习的地方。从这个角度来认识问题，我也推荐一个方子，那就是陈源生老中医极擅运用的柴芍龙牡汤（注：下文为重庆马有度先生所撰写）。

陈源生是重庆市中医研究所已故名老中医，一家三代业医，扎根于民间，疗效卓著，堪称医林高手。陈氏精于方药，对我印象最深的就是陈老所创的柴芍龙牡汤，即柴胡 12g，白芍 24g，龙骨 24g，牡蛎 24g，玉竹 15g，茯苓 12g，甘草 6g。

柴芍龙牡汤是陈氏根据张仲景《伤寒论》中柴胡加龙骨牡蛎汤化裁而成。原方由柴胡、黄芩、半夏、人参、龙骨、牡蛎、茯苓、铅丹、大黄、桂枝、生姜、大枣 12 味药组成，为伤寒八九日误用攻下致变坏证而设。其证"胸满烦惊，小便不利，谵语，一身尽重，不可转侧"，是阴阳错杂之证，所以遣方也用攻补错杂之药。仲景列出的"胸满烦惊"等系列症状，包括了现代医学神经系统、循环系统部分疾病以及某些精神疾病的临床表现。

根据陈老的临床观察，许多神经系统、循环系统和内分泌疾病，按中医辨证，属寒热错杂的病情比较少见，一般以虚证为主，本虚标实者甚多。如果硬套古方，攻补错杂之药未必中病，贻误病机者并不鲜见。陈老本着"古为今用"的原则，围绕"胸满烦惊"这一主症，在临床上逐步对柴胡加龙骨牡蛎汤进行加减化裁，经过反复实践，终于拟定出以柴胡、白芍等七味药组成的柴芍龙牡汤方。

柴芍龙牡汤的配伍，取柴胡性味轻清，舒畅气机而除胸中烦满，又清宣郁结，疏散气滞，使肝气条达而气机枢转。资以白芍之敛，并倍量于柴胡，养血之药，力能柔肝，对损于肝阴、肝气恣横、风阳上扰者，白芍最为佳品。龙骨、牡蛎能镇肝之惊，敛肝之阴，潜息风阳，且固肾之精，敛相火以安神。更兼茯苓去胸中邪气，除烦满而定惊。玉竹味甘多汁，以缓肝见长，与白芍同用获柔润息风之效。使以甘草与白芍苦甘化阴，且与茯苓甘淡和中，也使诸药调和，各尽其长。

此方有升有降，从肝着眼而及心肾，具有柔润息风、舒郁平肝、养阴固肾、镇惊安神的功能；诸凡气郁血虚、肝阴不足、肝肾阴虚、风阳上扰、心神不宁、心肾不交所引起的头痛、眩晕、心悸、怔忡、耳鸣、耳聋、不寐、多梦、自汗、盗汗、遗精、漏尿、小儿夜啼、妇科崩漏带下以及癫痫、癫狂等病，或现代医学所称之神经衰弱、精神分裂症、高血压病、心绞痛、心动过速、甲状腺功能亢进、围绝经期综合征以及慢性肝炎、肝肿大、内耳眩晕症、脑震荡后遗症，只要具备"胸满烦惊"这一主症，均可以此为基本方，随症加减运用，可获良效。

关于如何随症加减，陈老特别写了一首《柴芍龙牡加减歌》

眩晕夹痰呕吐重，生姜茹夏赭石煎。

噩梦纷扰易惊醒，不寐夜交与合欢。

癫痫癫狂生铁落，热痰赭石胆黄安。

遗尿桑螵金樱重，精随梦泄加柏莲。

更言调经须归附，带下之症茜乌填。

循环系统诸疾患，心之绞痛灵芝丹。

高血压加钩藤菊，若兼风湿桑豨兼。

脑震荡之后遗症，胡桃天麻葵花盘。

明辨阴阳孰偏胜，酸枣柏仁宜相参。

再言肝炎肝肿大，相伍鳖甲能软坚。

肝区刺痛瘀阻滞，泽附丹参佐相安。

阴虚女贞首乌杞，沙蒺桑椹理一般。

巅顶冷痛藁蔓京，热痛白薇菊花先。

耳鸣重听加何药？菖蒲响铃草同煎。

起卧不安言默默，百合知地服之安。

妇女更年时烦热，白薇泽兰来加添。

若问儿科有何验？配伍蝉蜕夜啼安。

张光按：王幸福老师临床喜用并善用此方，用其治疗最多的是"抑郁症"。凡现代医学诊断为抑郁症的患者，处以原方；或以此为主方，依据患者症状略作加减，一般 10 日内均见成效。坚持服用一段时间，可逐步停服西药，避免后遗症带来的伤害。本人学习王老师经验，运用柴芍龙牡汤治疗抑郁症数例，均取得显著疗效。

对当归补血汤的应用

看病治疗最后都要归结到方药上，理法分析的再正确，方选的不对，药用的不准，最后患者的治疗效果一定是不理想的。所以，对方药的研究就显得格外的重要。由于学生大都是从方剂教材上学来的方子，其讲的都是一般性内容，很少有深刻的体会，同时又无师传授，所以要掌握好，掌握准方药的内涵和方证是有一定的困难。好在现代媒体发达，我们可以大范围的搜集到名医的用方经验，为此，我愿为青年学子做这个工作，根据自己的临床经验，选录一部分名医谈运用方子的文章，希望对大家有所帮助。

对当归补血汤的应用——王正宇

王先生曾长期担任中药方剂学教学工作。由于他知识广博，有丰富的临床经验，所以，对方义的分析十分准确，在临床实践中，又能灵活运用，从而使许多传统的方药临床上的作用得到发挥，比如王先生在研究和应用当归补血汤方面就有突出的创见。

当归补血汤初见于李东垣的《内外伤辨惑论·伤寒胃气论》中。原方组成为黄芪30g，当归（酒洗）6g。李氏用此方主要治疗内伤不足，阳气外越而发热之证。

王先生参考了大量前人使用此方的经验，对此方的组合作了精确的分析。他在《漫谈当归补血汤》一文中说："方中黄芪一两，当归二钱，其分量的比例是5∶1，很明显是黄芪居主要地位，而当归为辅助之品，但何以不名黄芪补血汤而反名之为当归补血汤呢？因为气为血之帅，血为气之母，气虚则血气无所摄，血虚则气无所依，两者是相互依存的。若由于劳倦内伤，营血亏损或外伤失血等原因，使气血失去了相互依存的关系，以致阴不维阳，血虚气无所依，阳气浮越于外，遂见肌热面赤，烦渴欲饮，脉洪大而虚，血虚阳浮的假热证。详细分析脉证病机，此证已不是单纯的血虚证，其主要矛盾在于因血虚导

168

致阳浮。故应抓住主要矛盾，将补气固表作为重点，使气固表充，阳气不再浮越，则一系列假热征象自除，且脾肺元气固充，生血之源得资，则血亦随之而生。故方用黄芪甘温为主，大补脾肺之气，辅以当归甘辛苦温，益血和营，两药相配意在扶阳存阴，补气生血，气壮血旺则阴平阳秘，诸证自去。"

总之，王先生以为要用黄芪先补无形之气，再使其气化为有形之血，虽以黄芪为主，仍当以"补血汤"名之。正是因为他对当归补血汤有较深刻的理解与精辟的分析，因此，他在临床中把当归补血汤的使用发挥到淋漓尽致的地步。他不只在内科方面用它治疗血虚头痛、内风虚证、心腹虚痛、血虚等证。而且在妇科方面用它治疗血海干枯、气不摄血、难产、产后血晕、缺乳、乳缩、血崩等证，还在外科方面治疗脓不外透、疮不收敛、疮肿疼痛等证。下面举先生使用当归补血汤治验的病案。

【案1】黄某，女，咸阳人，工人，1961年12月，初产后5日发热头痛，体温40℃。医为其注射福白龙，高热未退，反生昏厥。后延先生治疗，经诊为颜面㿠白，舌淡红润，脉浮大而中空，而无大渴引饮，先生确认为血虚发热之症。

处方：黄芪30g，当归9g，桑叶7g。

服1剂后热退而头痛止。继而出现子宫出血，处以芎归胶艾汤加黄芪18g，服2剂血止，后以人参养荣汤调理而愈。

【案2】白某，女，31岁，陕西中医学院教工家属。1967年夏，患血崩如注，脉虚大无力。此显示气不摄血之急证，当急补气以摄血，遂处当归补血汤加减，当归量加至9g，服1剂血止，再服痊愈。

【案3】黄某，男，陕西中医学院学生。1959年，足生一疮，至西安某医院切口引流，术后足面红肿延至胫部，伤口疼痛不能履地。

处方：生黄芪24g，当归6g，乳香6g，没药6g。

初服1剂，肿消痛减。后黄芪增至39g，服6剂，疮口愈合。

【案4】张某，女，6岁。1960年4月，患两足踝痛，皮下出现红点，血小板、血凝时间均正常，诊为过敏性紫癜，住院治疗。经中医会诊，拟定处方。

处方：益母草15g，红花6g，僵蚕6g，牡丹皮6g，牛膝9g，五加皮9g。

服 2 剂，紫斑稍有减少，脉象仍弱。后经先生诊断，认为患者阳气不足，改用当归补血汤加味。

处方：生黄芪 15g，当归 6g，炒僵蚕 9g，巴戟肉 6g，炙甘草 6g，生姜 3 片，大枣 3 枚。服 6 剂而痊愈。

从上述 4 个病案，可以看出先生在当归补血汤的应用方面是确有独到之处的。

王先生晚年经常教导后学说：疗效好坏，并不全在药味的多少与药量的轻重，关键在于辨证要准确，立法要对症，用药要纯，不能庞杂。要讲究配伍，不用与病症不相干的药物。一句话，就是抓住主要矛盾。先生对当归补血汤运用上的成就，正说明他对于方义有深刻的理解，对疾病本质有深刻的认识，所以每次用之，去病若以汤泼雪，疗效彰著。

> **附：**王正宇（1909—1982 年），陕西岐山人，少时曾从甘陇名儒张云汉先生就学。1929 年考入兰州中山大学预科，后因家贫辍学，回原籍任教，业余攻读岐黄之书，潜心习医，于 1947 年开始应诊。新中国成立后，1955 年在岐山济元堂坐堂行医，1956 年调陕西省中医进修学校任教。1959 年调陕西中医学院（现陕西中医药大学）工作，先后讲授中药学、方剂学、中医学基础、医古文、各家学说，医学史等课程，任医史教研室主任、副教授。曾任陕西省中医学会中医基础理论专业委员会委员，中华医学会陕西分会医史学会名誉副主任委员。王氏治学严谨，在中医教学，医疗工作中贡献殊多，经验相当丰富。著述有《中医方剂学》等教材（内部刊行），撰写医学论文多篇。

试谈用好小柴胡汤的关键

自从张仲景的《伤寒论》横空出世，后世中医无不奉为金科玉律，精心研究的。一部《伤寒论》不知成就了多少流芳百世的著名医家，暂且不说，单是其中的小柴胡汤，学精学透就养活了不少医生，凡是熟悉医史的人都不会不知道的。从这一点也可以看出古人贤者非常注重小柴胡汤的运用。

学中医的都知道小柴胡汤，清热和中，主治少阳，但用起来却是疗效参半，毁誉不一。这是为什么呢？问题出在哪里？我认为是出在对其主药柴胡剂量的运用上。

《伤寒论》96条：伤寒五六日，中风，往来寒热，胸胁苦满，嘿嘿不欲饮食，心烦喜呕，或胸中烦而不呕，或渴，或腹中痛，或胁下痞硬，或心下悸，小便不利，或不渴，身有微热，或咳者，小柴胡汤主之。

小柴胡汤方：柴胡半斤，黄芩三两，人参三两，半夏（洗）半升，甘草（炙）、生姜（切）各三两，大枣（擘）十二枚。右七味，以水一斗二升，煮取六升，去滓，再煎取三升，温服一升，日三服。

对于运用小柴胡汤的指征这一点，大家似乎都有共识，临床用的也都不错。但是柴胡的用量却是慎之又慎，小之又小。有用10g的，有用15g的，胆子大点的用30g。我们都知道，柴胡有个很重要的作用，清热退热。轻证，上述量能解决问题，重证，就有些不好使了。实际上，关键是量的问题。我们看《伤寒论》的原文，柴胡是半斤，也就是古时的八两，远远超出其他药量，这不是个简单问题，也不是错简，我后面再详谈这个问题。柴胡八两，折合当今之量应为120g，这个量就远远超过了10g、20g的量。临床上如果离这个量太远，效果是不会太好的，况且中医自古就有"不传之秘在于量"之说。我用小柴胡汤时，凡是具有往来寒热，或高热不退时，均用60g以上，未有不效的，可以毫不夸张地说，常常是一剂知，二剂已。常叹仲景不欺我也。

至于温病学大家叶天士所谓的柴胡伤阴，完全不符合临床实际。外感高热哪有一上来就伤阴的，即使有伤阴之症也可加入养阴之品佐之，柴胡照用。同时，我也相信仲景先生在那个年代，用这么大的量不可能不考虑伤阴的问题，之所以还用这么大的量，那就说明无有伤阴之虑。仲景是实践家，这一点我想大家不会有异议的。伤阴之说只能是叶天士先生的误解，但对其温病学的贡献来说仅是白璧微瑕。

言归正传。上述柴胡大量使用不存在伤阴问题，也许有人会说这只是你个人的认识见解。是这样的么？那我们再来看看临床上其他医家的认识和实践。黑龙江省齐齐哈尔市著名教授陈景河先生的柴胡清热饮。

组成：柴胡50g，黄芩50g，人参20g，板蓝根30g，甘草15g，青蒿10g，地骨皮15g，常山5g。

功用：清透热邪，滋阴凉血，和解少阳。

主治：无名热或高热久治不退，体温在38~40℃。

这是陈老先生毕其一生总结的拿手方子，屡用屡效，其典型病例如下。

【案1】王某，女，28岁，1993年4月15日初诊。自述产后3天开始发热，39℃，伴周身不适，厌食微呕，头晕乏力，经静脉滴注抗生素7天，热不退，诸症不减，伴口苦、便结，前来就诊中医。舌苔薄黄，舌质红，脉弦数无力。

中医辨证：妇人热入血室。

处方：柴胡清热饮（重用柴胡、黄芩）。柴胡50g，黄芩50g，板蓝根15g，党参15g，白术20g，法半夏10g，甘草10g，大枣7枚。3剂，水煎服。

柴胡清热饮即小柴胡汤加白术20g；本方更加板蓝根15g。3天后二诊，热退大半，体温37.5℃，诸症减轻，上药加减，再服3剂，药后热退身凉，病告痊愈。

陈老运用柴胡清热饮治疗高热长期不退，体温达38~40℃时，一般皆重用柴胡、黄芩达50g，均有效；若外感病后，低热日久不退者，可用柴胡清热饮加沙参、麦冬、生地。

【案2】戚某，女，10岁。因外感高热3天，在医院诊断为肺炎，微咳无痰无胸痛，饮食不佳，二便基本正常。住院静脉滴注进口抗生素3日，高热不退，患儿家属强行出院，找我中医治疗。其家人平时大都在我处看病，对我信任有加。

刻诊：患者白天一阵高热达 39.5℃，半夜又热，微汗，略咳，不喘无痰不胸痛。舌淡红，苔薄白，脉弦细数。

中医辨证：少阳阳明证。

处方：小柴胡汤加石膏。柴胡 60g，黄芩 30g，半夏 15g，西洋参 10g，生石膏 100g，青蒿 30g，生甘草 10g，生姜 6 片，大枣 3 枚。2 剂，日 1 剂，5 次分服，温服（特别关注）。

1 天后，高热减退到 38℃，2 剂药服完高热退尽，体温 36.8℃。小剂竹叶石膏汤 2 剂，米粥调养 1 周彻底痊愈。

上述两案说明，运用小柴胡汤要想取得好的疗效，必须遵循张仲景先生的柴胡用量，小不得，否则杯水车薪，无济于事。小柴胡汤在治疗高热症时，一定要把住"大量"，这是关键。这也是用好经方小柴胡的诀窍。从另一个问题也能看出小柴胡汤中的柴胡是大量，非小量。

小柴胡汤方注：右七味，以水一斗二升，煮取六升，去滓，再煎取三升，温服一升，日三服。

注意！去渣再煎。为什么去渣再煎？清代著名医家徐灵胎说："去滓再煎者，此方乃和解之剂。再煎则药性和合，能使经气相融，不复往来出入。古圣不但用药之妙，其煎法俱有精义"（《伤寒类方》）。很多医家都持此意，教科书亦是此说。真是如此么？非也！纯粹的臆想。实际上这个问题很简单，就是因为柴胡量大，水少了煎不透，水多了药淡了，也喝不完，再煎浓缩。量少味足，就这么回事，反而叫这些大儒们解释的复杂晦暗，离题万里。不管这些争论，再煎，也说明一点，柴胡八两，是大量。这一点应该引起临床医生的注意，只有这样才能用好小柴胡汤。

小柴胡应对诸证的变幻妙法

古道瘦马按：小柴胡汤是一首名方，也是一个效方，临床运用频率极高，中医人士恐怕没有不知道的。我也是一个此方的偏爱者，也有很多体会，也总想写几笔，但总下不了手。其原因是这方面的高手太多，比之自叹不如，难以企及，只能借一篇我有同感且比我写得还好的文章推荐给大家。此文为四川名老中医马有度先生的妙文，请大家一读。

笔者从医 40 余年，运用得最多的一张古方就是小柴胡汤。我的体会，在医门八法之中，和法的应用最广，而小柴胡汤又是和法中最精炼的代表方。药物虽仅 7 味，却是寒热并用、补泻合剂的组方典范，不仅对外病可收表里双解之功，而且对内伤杂病也有协调和解之效。如能适当加减变通，则适应证候更广，治疗效果更佳。笔者最常用的变通用法有如下 14 种。

【**荆防小柴胡**】小柴胡汤加荆芥 10g，防风 10g，用于外感半表半里证而怕风、鼻塞、清涕等表寒症状较为明显者。

【**二活小柴胡**】小柴胡汤加羌活 12g，独活 12g，用于外感半表半里证而腰膝肢节疼痛明显者。

【**杏苏小柴胡**】小柴胡汤加杏仁 12g，紫苏叶 12g，用于外感半表半里证兼见轻度咳嗽者。

【**止嗽小柴胡**】小柴胡汤与止嗽散两方合用，治疗外感半表半里证而咳嗽明显、咳痰不畅者。

【**藿苏小柴胡**】小柴胡汤加藿香 12g，紫苏叶 10g，用于暑天感寒而见半表半里证者。

【**楂曲小柴胡**】小柴胡汤加焦山楂 20g，神曲 15g，用于柴胡证而胃胀、食少者。

【**银翘小柴胡**】小柴胡汤加金银花 30g，连翘 30g，用于外感半表半里证而发热、痰黄、尿黄等热象较显者。

【**四金小柴胡**】小柴胡汤加金银花 30g，金钱草 30g，海金沙 30g，鸡内金 12g，用于治疗尿路感染和尿路结石。

【**四君小柴胡**】小柴胡汤加白术 15g，茯苓 15g，主治肝脾不调，胁胀隐痛，脘胀食少，大便稀溏，倦怠乏力。适用于迁延型肝炎、慢性肝炎有上述见证者。

【**二陈小柴胡**】小柴胡汤加陈皮 12g，茯苓 15g，主治肝胃不和，胸胁发胀，恶心嗳气，食少吐涎。适用于慢性胃炎、妊娠恶阻有上述见证者。

【**归芍小柴胡**】小柴胡汤加当归 15g，白芍 30g，主治肝脾不调，胸胁痛，心烦食少，大便不畅，适用于迁延型肝炎、慢性肝炎有上述见证者。

【**四物小柴胡**】小柴胡汤与四物汤两方配合，用于女性经期外感半表半里证、肝血不足的月经不调证以及围绝经期综合征。

【**枣仁小柴胡**】小柴胡汤与酸枣仁汤两方配合，用于肝气不舒、心血不足引起的失眠症。

【**龙牡小柴胡**】小柴胡汤加生龙骨 30g，生牡蛎 30g，用于肝气不舒，胸满烦惊，失眠多梦。

运用小柴胡汤，既要善于加减配伍，又要注意各药剂量的比例。仲景原方的剂量是柴胡八两，黄芩三两，人参三两，炙甘草三两，生姜三两，半夏半升，大枣十二枚。

笔者运用小柴胡方治疗外感病证，除宗仲景之意，重用柴胡 30g 之外，还加大黄芩剂量至 20g。治疗内伤杂病，则柴胡、黄芩均用 15g。无论外感内伤，均用党参代人参，治外感用 10～15g 即可，治内伤则加大为 20～30g。

浅谈小柴胡汤的妙用

初识王幸福老师是在河南漯河。我被王老师的讲课深深吸引，之前我刚刚开方时，临床经验不足，疗效平平。老师句句真言，让我耳目一新。中药不传之秘在于量，大方复进重复用药，脉看虚实舌辨寒热，这些深深地印在我的脑海中。学习归来，我按照老师的指点再参考他写的几本书，大胆地将他的经验应用到临床当中，在治疗围绝经期综合征、崩漏、低血压、肾病等方面疗效超出了我平时治疗。还有一些小方子，如小儿疳积方、小儿口疮方、回乳特效方等，方子虽小，却给患者带来了福音。

近期有一老妇，每隔5～7天，半夜胸闷气短，自觉心胸不适，然后汗出。大约两小时后，诸症缓解。纳可，二便正常。平时怕热，舌淡苔白润，脉细软。西医诊断为冠心病（冠状动脉粥样硬化性心脏病），我按照以往的经验，以活血化瘀、益气通脉为主治疗5天，电话告之又发作了一次，症状无缓解。这时我想起了老师前些天告诫我们不能以经验出方，于是重新出方：柴胡15g，黄芩12g，清半夏12g，生姜6g，党参12g，炙甘草10g，炒枣仁30g，生龙骨、生牡蛎各30g，五味子15g，大枣5枚。服用1天，患者电话告之服药后很舒服，我感到很诧异，这效果也太快了。于是给自己留有余地的说，可能是没到发病的时间继续服药。1周后复诊没有发病，原方不动再服7剂。后复诊诸症消失，仅在劳累时有些气短，以冠心生脉丸善后。

如果我们在事业上遇到了良师益友，再加上自己的勤奋努力，那么离成功就不远了。感恩遇到王老师，感恩遇到每一个让我进步的人！（沈阳抚顺中医刘影）

邓铁涛运用龙胆泻肝汤经验介绍

龙胆泻肝汤有多种处方，其组成药物不同，临床应用也有差异。原方出自《兰室秘藏》，共七味，无黄芩、栀子、甘草。《医宗金鉴》方为十味，后世广用者即为此十味方。其余如《杂病源流犀烛·方形门》《卫生宝鉴》卷十二方及《症因脉治》等所载方均不同。日本龙胆泻肝汤出自《一贯堂》，其方为黄连、黄芩、黄柏、栀子、当归、白芍、熟地黄、川芎、连翘、薄荷、木通、防风、车前子、龙胆草、泽泻、炙甘草各 2g，水煎服，主要用于壮年之泌尿系统慢性炎症等。

邓老对本方加减运用如下。

(1) 去当归，加金银花、连翘、赤芍，治急性化脓性中耳炎、急性腮腺炎、急性睑腺炎、急性结膜炎等。

(2) 本方加茵陈，治急性黄疸性肝炎、肝区疼痛发热者。

(3) 本方去当归、栀子，加天麻、钩藤、白芷，治肝阳上亢兼湿热所致的高血压，症见脉弦数、头痛、心烦、失眠者。

(4) 精神分裂症和围绝经期综合征等，见肝火上炎而烦躁不安者，均可用本方加减。现将邓老临床运用龙胆泻肝汤加减治疗举例如下。

【案 1】脑梗死

张某，男，68 岁，干部。1998 年 10 月 12 日初诊。

患者面部、肢体麻木 1 天，随即口眼歪斜，语言謇涩，口角流涎，左侧肢体活动不利，头晕目眩。

刻诊：神清，语言謇涩，左侧鼻唇沟变浅，口角右偏，伸舌左偏，血压140/80mmHg，左侧上下肢肌力Ⅱ级。舌质红，苔黄，脉弦细。

中医诊断：中风（中经络）。

病机：肝阳化风内动，气逆血瘀。

治则：平肝息风，活血通络。

处方：龙胆泻肝汤加味。龙胆草、黄芩、山栀、柴胡、当归，生地、木通、泽泻、车前子、僵蚕、地龙各 10g，甘草 6g。每日 1 剂，水煎服。

经服 15 剂后，左上肢能高抬，并可握拳，下肢可扶物下床行走，语謇渐消，伸舌基本不偏。

【案 2】支气管哮喘

李某，女，51 岁，教师。1999 年 9 月 6 日初诊。

患哮喘病 2 年，此次因燥热突发哮喘 1 天。喘促气急，不能平卧，痰黄难咯，脉弦数。听诊两肺布满哮鸣音。X 线检查提示双肺纹理增多、紊乱。血常规示白细胞数 11×10^9/L。

中医诊断：哮证（热哮证）。

病机：燥热犯肺，痰热壅盛。

治则：清热化痰，肃肺平喘。

处方：龙胆泻肝汤加味。龙胆草、黄芩、山栀、柴胡、当归、生地、车前子、木通、泽泻、桑白皮、全瓜蒌各 10g，甘草 6g。每日 1 剂，水煎服。

经服 3 剂，咳喘减轻，继服 5 剂，诸症消失，复查血常规白细胞在正常范围。上方再加白芍、乌梅各 10g，继服 10 剂巩固疗效，随访 1 年未见复发。

【案 3】银屑病

王某，男，37 岁，农民。1999 年 3 月 17 日初诊。

患银屑病 1 年，冬重夏轻，皮疹不断出现，曾服用多种药物均未见效。诊见患者四肢有红斑如分币大小，有的连成一片，瘙痒难忍。皮损浸润肥厚，基底部暗红，覆盖鳞屑，舌质暗红，苔黄腻，脉弦滑。

病机：风热郁表，血虚风燥。

治则：清热解毒，凉血消瘀。

处方：龙胆泻肝汤加味。龙胆草、黄芩、山栀、柴胡、当归、生地、车前子、木通、泽泻、白鲜皮、土茯苓各 10g，甘草 6g。每日 1 剂，水煎服。

经服 10 剂，瘙痒减轻，皮损明显减退，上方再加白蒺藜、鸡血藤各 15g，继服 10 剂，皮损、瘙痒完全消退。

按：方中龙胆草泻肝胆之火，又能清利湿热；生地、山栀、木通、生甘草可清心泻火，故心肝火热内扰之证均可使用本方。案 1 为肝阳暴亢，案 2 为痰热雍盛，案3为风热血燥。实火湿热是共同病机，故用龙胆泻肝汤。考李东垣龙胆泻肝汤，全方寓苦寒直折肝胆实火之中，不伤其舒展条达之性，在清利湿热之中，可防耗伤肝之阴血。泻中有补，利中有养，使邪去而正不伤，实火湿热易平，临证灵活化裁，每获良效。

【案4】强中（阴茎异常勃起）

常某，男，34岁，已婚，饭店职员，1999年1月20日初诊。

阴茎持续勃起3日。患者4天前因情绪不佳，由外地回家探亲，酒后入睡梦遗，次日晨醒即发阴茎勃起不倒，胀憋难忍，持续数小时，试以夫妻同房解之，无射精，而胀痛、勃起如初，3日来昼夜不眠，采用服地西泮及冷水洗阴部等法，效果不佳而来诊。

刻诊：精神欠佳，口干口苦，小便细涩不畅，舌红，苔黄厚，脉滑数。

中医辨证：湿热内雍，治宜清热利湿。

处方：龙胆草12g，栀子12g，黄芩12g，酒生地5g，当归12g，柴胡10g，车前子15g，泽泻15g，大黄15g，牡丹皮12g，赤芍12g，生甘草5g。2剂，每日1剂，水煎服。

1月22日复诊：患者睡眠恢复正常，阴茎痿而未勃，小便呈间断性点状乳糜尿。乳糜尿为湿阻精道，精液逆滞之故，嘱原方去大黄，继服3剂。

1月26日三诊：性生活能正常进行，房事后阴茎痿而无任何不适，嘱其少酒多茶调养，未再复发。

按：该患者久居厚味之所，素体湿热内雍，日前因与老板不和而辞职，肝气不舒，加之饮酒，酒助火炎，循经下扰阴器，致刚茎亢而不倒，气血逆乱，经脉不通而精液不排。方用龙胆泻肝汤清利湿热，加大黄助龙胆泻实除湿，牡丹皮、赤芍凉血活血，疏通经络，合用而收全功。

【案5】滑精

李某，男，36岁，工人，1998年10月4日初诊。

1年前与前妻离婚，后情绪不佳与日俱增。2月前经人介绍新谈对象，不日突发遗精，渐至清醒时精液滑泄，精为块状，羞于就医，自行服龟龄集补之，滑精未愈，口舌生疮，舌红、苔腻，脉滑数。追问病史，自诉与原配无任何性功能障碍，且生有一女，健在。

中医辨证：情欲不遂，肝郁化火，湿热内生，迫精下泄。

治则：疏肝解郁，泻火利湿。

处方：龙胆草 12g，栀子 12g，柴胡 10g，黄芩 10g，酒生地 5g，盐炒黄柏 15g，当归 12g，车前子 12g，木通 10g，五味子 12g，厚朴 10g，桔梗 10g，木香 6g。5 剂，水煎服，每日 1 剂。

10 月 9 日二诊：梦遗消失，滑精偶存。效不更方，再进 10 剂，隔日 1 剂。2 月后来诊，自诉服药 20 剂，诸症皆愈，已准备结婚，嘱其劳逸结合，禁忌酗酒，少食膏粱厚味。

按：该例患者情欲不遂，肝气郁结，气郁化火，湿热内生。新谈对象，本该郁气随之而解，但疏泄失常，更加重病情，迫精下泄，滑精遗精。肝胆实热，复进补阳之品，助火上炎，口舌生疮，宜通因通用。方用龙胆泻肝汤利湿泻热，加入盐黄柏、五味子利湿导浊，加入厚朴、紫苏、木香调畅气机，合用而收全功。

龙胆泻肝汤临床广用

"龙车通黄山，当地卸柴草。"一句龙胆泻肝汤记忆俚语，伴我度过了几十年。自我学习方剂歌诀时，我就开始使用龙胆泻肝汤，而且随着临床时间的推移，越用越活，越用越爱不释手，且疗效显著。故而想谈一谈运用该方的体会。

龙胆泻肝汤出自《医方集解》，由龙胆草（酒炒）、车前子、黄芩、栀子（酒炒）、泽泻、木通、当归（酒炒）、生地（酒炒）、柴胡、生甘草组成。具有清肝胆实火，泻下焦湿热之功。主治肝胆实火上炎证、肝胆湿热下注证。临床上以口苦溺赤、舌红苔黄、脉弦数有力为辨治要点。本方的功能主治定位非常明确，可操作性强，极易掌握运用。

方中龙胆草大苦大寒，"专泻肝胆之火……善清下焦湿热"，故为主药，并用方名以示其重要；黄芩清肝肺之火，栀子泻三焦之火，二味苦寒清热，共助龙胆草以泻肝胆经实火，清利肝胆湿热；木通、车前子、泽泻利水祛湿，使肝胆湿热从小便而出；然肝为藏血之脏，肝经实火，必伤阴耗血，故用生地、当归养血益阴以柔肝，使祛邪而不伤正；肝体阴用阳，性喜条达而恶抑郁，火邪内郁则肝气不舒，故又用柴胡舒畅肝胆之气，并能引诸药归于肝经；甘草调和诸药，以免苦寒伤胃，并可缓肝之急，以制其横逆之性。诸药合用，泻中有补，疏中有养，降中寓升，祛邪而不伤正，泻火而不伐胃。配伍严谨，照顾全面，堪为泻肝之良方。

该方原注未出药量，观现代大多数医生所用之量，我认为有些偏小，现根据自己临床习惯标出用量，以供参考，龙胆草15g，车前子30g，木通10g，黄芩15g，栀子12g，当归15g，生地黄25g，泽泻30g，柴胡10g，生甘草10g，水煎服。

特别要说明的是方中龙胆草的用药量一定不能小，3～6g无济于事，最好用到15～18g。

现举几则我治疗高血压、足跟痛、丹毒、皮肤病、带下病等病例，以观龙胆泻肝汤的显著效果和广泛运用。

【案1】刘某，女，42 岁左右，西安人，2003 年 5 月，经其姑妈介绍找到我，治疗头痛病。

刻诊：中等身材面红微黑，眼结膜红丝粗大，说话略快，易激动。丈夫5 年前去世，后遭婆家欺凌，患头痛病已 5 年。现口苦，心烦，耳鸣，大便略干，眠差，血压不稳，舌红苔白，脉寸关浮滑有力，尺不足。

中医辨证：肝阴暗耗，肝阳上亢。

治则：平肝潜阳，滋补肝肾。

处方：龙胆泻肝汤加沙苑子 30g，菊花 30g，珍珠母 30g，墨旱莲 15g，女贞子 10g，怀牛膝 15g，川芎 10g。3 剂，水煎服。

复诊：3 天后头痛已减轻，说药量太大不好熬，我说改用高压锅熬即可。效不更方，又续方 10 剂，头痛，耳鸣诸症基本治愈，后以杞菊地黄丸善后至今未犯。

按：治疗高血压头痛眩晕等症，习惯上用天麻勾藤饮或镇肝熄风汤，实际上不必局限于上方，龙胆泻肝汤亦是很好很有效的方子。

临床上高血压最常见的是肝阳上亢，其具体表现常为头痛眩晕、耳鸣目赤、急躁烦怒、口苦咽干或时觉热气上冲等；其次还有部分患者兼有水不涵木，肝肾阴虚之症。对于头痛且胀之突出的患者，首选用龙胆泻肝汤治疗，并加菊花、珍珠母之药直泻肝火平肝阳，效果快捷，屡用屡效。

【案2】2007 年 11 月，我在药房坐诊。一日遇两老妇来买中药泡脚，见我在坐堂，就咨询我买得这几样药能否治疗足跟痛。我看方是红花、威灵仙、透骨草之类，答曰：可能有些效，但不会除根。其中一妇问我，有啥妙法，并言吃了不少中药，光六味地黄丸就吃了十几瓶，也未见效。我说先诊诊看。

刻诊：患者约 60 岁，白胖，个子不高，舌胖嫩，齿痕多，苔白微腻，脉沉滑微数。足跟痛一年有余，不敢久立和多行，甚感痛苦，求医多人，皆言肾主骨，肾虚足跟痛，大量用补肾药不效。结合前医治疗情况，既然补肾无效，应该是另有原因。根据上述辨证，我认为是湿热下注，困阻足跟，故足跟痛甚。水下流，火上炎乃自然之理，足跟是人体最低下之处，水湿之邪自然下沉足跟，而致阳气不通。经曰："通则不痛，不通则痛"。故而足跟痛矣。

处方：龙胆泻肝汤加四妙散。即龙胆泻肝汤加黄柏 15g，苍术 12g，生薏苡仁 50g，怀牛膝 12g，木瓜 10g。

本方有增强清热利湿之作用，试服 3 剂，即见大效，10 剂后即愈。患者十分高兴，经常介绍亲朋好友来看病。

按：通观此案可以说明一点，任何病症都不可囿于一因，尤其是遇到常法久治不效的患者，临证时思路一定要开阔，一法不行，要及时掉头，另辟新径，才会取得好效果。

【案 3】陈某，女，老年。退休职工。2008 年 3 月，双前臂红肿热痛，来到我处。言外搽过多种药膏（包括激素类药膏），均无效。现症是痒痛，多家医院均诊为神经性皮炎，外观红赤热痛，无苔藓样改变。说是神经性皮炎，又不像；说是丹毒，又有对称性，一时难以确诊。根据以往经验，从中医的角度来看，我诊断为湿热毒邪，瘀滞双臂，干脆直接从清热利湿祛毒方面下手。

处方：龙胆泻肝汤加连翘 30g，金银花 30g，野菊花 30g，蒲公英 30g，紫花地丁 30g，紫草 30g，白鲜皮 30g。5 剂，水煎服。

1 周后，患者前来复诊，先捋起双袖叫我看，说差不多都好了，我仔细瞧之，红赤已褪，皮肤几近正常，问之，已不痒痛。再续服 5 剂，完全治愈。

按：临床上我对这类红肿热痛类外科或皮肤科疾患常惯用龙胆泻肝汤加减治之，效果确实显著。诸位不妨一试。

【案 4】2003 年我曾治一例渭南白水县女患者，四十五六岁，患白塞综合征，中医称为狐惑证。口腔溃疡与外阴唇溃疡交替发作，在当地医院屡治不愈，后又到西安某医院治疗亦无效，并告之西医无法治愈。我接诊后，先用甘草泻心汤加蜈蚣、蜂房治疗 10 天，效果不明显，患者和我都有些焦急。对此，我思考了 2 天，觉得还是要从湿热下注兼邪毒方面下手，清热、利湿、祛毒。于是采取了以龙胆泻肝汤为主合升麻鳖甲汤加土茯苓的大复方治疗，10 剂以后，就收到了可喜的效果，白带明显减少，外阴溃疡逐渐收敛。效不更方，以后大致上以此方为主，随证加减，调理 1 个月之余，基本治愈。

按：此案虽属疑难杂证，但经龙胆泻肝汤为主治愈，确实可贵，也说明普通之方，用之得当，一样能发挥出神奇效应。我治疗妇科带下病，诸如阴道炎、宫颈糜烂、白塞综合征等，凡属于湿热下注，即妇人阴道流出秽浊之物，黄白带臭者，即用龙胆泻肝汤为主加减治疗，效果亦是非常显著。

白疕辨治

　　银屑病属于中医学"白疕"范畴。近代中医皮肤学界对本病的病因病机的认识可归为三种：血瘀论、血热论、血虚论。余以为，临床上以上三种证型均可见到，不可偏执一端，仍应用辨证论治的方法去处理实际问题。因同一疾病在不同患者身上其病因病机很可能有所不同。

　　重用生地黄治白疕症，乃因其有"逐血痹"（《神农本草经》）之功。古今医家常用生地黄治疗顽固性皮肤疾病，如《医宗金鉴》消风散之制方，即依据"治风先治血，血行风自灭"的理论，在大量祛风、除湿、止痒药中加入生地黄、当归以活血、凉血、养血，在临床上取得了良好的效果，成为后世治疗皮肤疾病的基础良方。余常用生地黄作为活血凉血之主药，药量宜大，常用15g，多至30g以上，其使用范围亦广，顽固性皮肤病伴瘙痒、疼痛者常多应用，可与牡丹皮、赤芍配伍，收效满意。

　　活血化瘀还可重用水蛭。张锡纯云："（水蛭）破瘀血而不伤新血，专入血分而不损气分。"余认为，该药化瘀之力强，且安全性良好。余常用该药5～10g，未见明显不良反应，同时常配伍山楂、丹参、牡丹皮、赤芍等增强活血化瘀之功。

治疗白癜风效方

白癜风一病临床上很常见，治疗起来颇不易。病机分析起来很容易，但是苦于无良方，治疗此病有年，仅得来春茂老中医的如意黑白散效果尚佳。

中医辨证：风邪侵犯皮肤，袭入毛孔，致使气血瘀滞，毛窍闭塞，血不荣肤。

功用：祛风活血，除湿清热，补益肝肾。

主方：墨旱莲 90g，白芷 60g，何首乌 60g，沙苑子 60g，白蒺藜 60g，紫草 45g，重楼 45g，丹参 30g，苦参 30g，苍术 24g，自然铜 30g。诸药共为细末，收贮勿泄气，每日服 3 次，每次 6g，开水送服。

【病案】李某，女，29 岁，学生。1963 年 9 月初诊。

患者颈项，面部、臀骶、肩臂等处皮肤均有边界清楚大小不等的圆形白斑，并且逐渐发展。2 年来，多方求治，服用过维生素 B、烟酸，外搽以 0.5% 升汞乙醇，亦曾寻求中医治疗，均未见效。患者前来诊治，见其片状白斑于上述部位外，胸腹亦有白色小斑点，其白斑区内之毛发亦呈白色，其他无异常。余诊后即投以"如意黑白散"内服。另以外用药配合治疗，其方为：肉桂 30g，补骨脂 90g。水、酒各半混匀后浸泡二药，1 周后用之，使用时患处洗净，外搽即可。患者共服"如意黑白散"2 剂，使用外用药 1 剂，病获痊愈。（《千家妙方》云南来春茂）

此方加减治疗多例效果尚可。由于散剂不易服，改为胶囊还好。余曾用此方加补肾强精方治一少女，13 岁，右侧腹股沟上方有两块 3cm×5cm 大小，边界清楚的圆形白斑。月经未初潮，人偏瘦羸，舌淡白，脉浮濡。肾气明显不足。故处上方加黄芪 60g，当归 60g，蝉蜕 30g，西洋参 60g，阿胶 30g，鹿角胶 30g，龟甲胶 30g，紫河车 60g，鸡内金 30g。打粉装胶囊，口服，每次 5 粒，每日 3 次。2 月后白斑处色素沉着，呈麻点状，效不更方，再料痊愈。（古道瘦马医案）

对于此方用药的分析来春茂老中医文中自解：此方治疗白癜风，乃家传验方，余临床实践证明，屡用多效。其方中之墨旱莲能补肾固齿止血，《本草纲目》谓其"乌须发，益肾阴"；白芷芳香通窍，能散风除湿，《神农本草经》谓其"长肌肤，润泽颜色"；重楼有消炎止痛，清热解毒之功；何首乌补肝肾，益精血，治血虚白发及遗精腰酸；丹参活血养血，祛瘀生新；紫草专入血分，能凉血解毒；苦参清热燥湿，能祛风杀虫，尚治周身风痒，对于多种皮肤病用之皆可收效；苍术除湿发汗，散风疏郁；白蒺藜祛风散结，平肝开郁，治皮肤风痒。沙苑子补肾强阴，此味即可单方研末蘸煮猪肝服食，能治本病。诸药相伍具有祛风活血，除湿清热，补益肝肾之功。外用药肉桂辛温益火消阴，补骨脂补肾益阳，二药配伍，使阴从阳化，兴奋活络，以利祛邪外出，肌肤得荣。故内外兼治，使以此病得治。而如上之方，实践体会到，对于治疗皮肤瘙痒症，慢性湿疹，酒渣鼻等皮肤病尚有较好效果。

天仙藤散临证新识

说起天仙藤散这个方子，可能青年中医知道的很少，而且估计运用的也不会太多。该方子出《妇人大全良方》：天仙藤（洗，略炒）、香附子（炒），陈皮、甘草、乌药（软白者、辣者，良）各五分。为末，上每服五钱，生姜、木瓜、苏叶各三片，水煎，日服 3 次。这个方子看起来不起眼，但却是我临床中治疗女性水肿和肤胀（严格说起应叫特发性水肿或功能性水肿）的一张王牌方子，且屡用屡效。

临床上我经常遇到一些女性身体、手足肿胀，要求给予中医治疗，其绝大多数患者的病程都较长，时轻时重，反复性大或经年不消，水肿以四肢明显，手按有坑陷，患者自觉有紧张感，甚至手指难以拳握，脚有弊胀。其水肿多在清晨卧后减轻，活动后明显加重，水肿还每于经期前后加剧，并与活动疲劳及气候寒冷有关。

这种特发性水肿是临床上的常见病，尤其多发于中年女性患者，目前对其发病机制尚未完全明了，缺乏特异性的诊断手段，疗效不够理想。目前倾向于认为属于功能性水肿之列，中医依其临床表现归属于"肤胀""水肿"范畴。

对于这种病的治疗，我开始是从三个方面考虑的。肺、脾、肾三脏主管体内水液的调节，肺宣通水道，脾运化水湿，肾蒸腾气化，水肿潴留显然是体内水液新陈代谢发生了障碍，故而先是用柴胡疏肝饮，不效；继而用连珠饮（即四物汤合苓桂术甘汤），少效；又用当归芍药散，亦是略效。总之，疗效不理想。对此思之良久。自认为辨证无误，应该取效，但辨证分析再合理，疗效不佳也不行。带着这个问题，我先后翻阅不少资料，某日，偶然看到一篇医话谈到这个问题，分析入里，方案切实。心中一下豁亮，疑问顿时冰释。

该老中医在文中写道：对于水肿，传统认识多归咎于肺、脾、肾三脏，所谓"其本在肾，其标在肺，其制在脾"，古训昭然。治水也多责此三脏，似为公式定理，不能逾越。然世间万物，有常有变，矛盾有其普遍性，亦有其特殊性。特发性水肿在病机上即非肺、脾、肾三脏职司偏颇所可以解释，故循此三脏立法论治也难取得满意疗效。

人身气之流行，肺、脾、肾之作用固应肯定，但斡旋襄赞，莫不仰赖肝之疏泄，疏泄得当，则气机流行，水道畅利，水液随之升降上下，反之则气机郁结，水液因之滞留，故肝之或疏或结，关乎于气之运塞，水之流止。

验之本病水肿时轻时重，或聚或散，口干渴饮，显系肝郁气滞，水津敷布不匀，而现"旱涝不匀"之象；水肿与臃肥并见乃水脂混浊不分也；胸闷腹胀神疲思睡，乃肝疏不及，气机失布，脾困湿滞所成；月经愆期行而不畅，经前紧张，又莫不与肝郁累及冲脉、气病及血之机理相关。病程长，浮肿久，而形不减，食不衰，显非虚证可比。

所以，纵观本病浮肿，既无病肺之风水象征，又无肾之阴水所属，病脾者乃为肝所累，所谓主病在肝，受病在脾也。故本病在病机上首责于肝。治用天仙藤为效。

读完此文，真如醍醐灌顶，心中透亮。真有一种"踏破铁鞋无觅处，得来全不费功夫"的畅快劲。自从得到对治疗这种病的新认识后，以后我在临床上遇到该类患者，用天仙藤散治疗如鱼得水，效果大有改观，患者十分满意。

【病案】2006年5月，一日我接诊了一位陈姓女性，高个，面白，身微胖，说听朋友介绍特意来就诊。

刻诊：舌微红，苔白，脉双关滑大，寸尺不足。诉经常性下肢水肿，检查胫骨以下按压有坑，但不似肾炎或心脏病患者严重，上班活动后加重，晨起眼睑泡胀，尿检正常，无腰痛，但乏困无力，月经稀发，脾气急躁，纳可，二便基本正常。对此，我辨为肝郁血虚。

处方：当归、川芎、白芍、生地、茯苓、猪苓、泽泻、桂枝、白术。5剂后再诊。

满以为会见效的，谁知想得太乐观。1周后，患者又来了，一进门就说吃了5剂药一点效果都没有，要求再给好好看看。没办法，只好重新诊治。经过辨证，我认为是血虚水停。

二次处方：当归芍药散。5剂。患者持方拿药而去。

1周后，患者再来诊。述这几剂药有些疗效，腿肿有些减轻，我也检查了一下，看似轻了些，但仍然是肿。效不更方，继续 5 剂。

前后又用了十几剂药，病情没有大的进展，患者也有些不耐烦了，我也有些着急了，吃了这么多药，我竟然有点束手无策，萌生退意，欲令患者另请高明。但看到患者对自己信任执着，又不应该放弃。于是在治疗期间翻阅了大量资料，终于找到了解决的办法。启用天仙藤散加减，改散为汤，一次即见大效，10 剂药就完全治愈了该女的特发性水肿。

自从治好这例特发性水肿患者，我以后凡遇到该病，首选之方就是天仙藤散，屡用屡效，并把此方稍作加减用于所有具有轻微水肿，特别是兼有肤胀的患者，每每收效。

处方：天仙藤 15g，香附 18g，乌药 15g，紫苏叶、紫苏梗各 10g，陈皮 10g，鸡血藤 18g，楮实子 15g，苍术 18g，木瓜 6g，甘草 6g，生姜 6 片。水煎服。

方解：此方以天仙藤、香附疏肝行水为君，天仙藤乃马兜铃的带叶茎藤，性苦，性温，无毒，有祛风利尿、活血通络之功，既可以理气，又可活血。紫苏叶、紫苏梗、乌药香窜行气，冀达"气行则水行"之目的，为臣。佐以陈皮、生姜、木瓜理气和中通络；甘草调和诸药为使。以此为基本方，临床随证增减。我习惯加苍术和鸡血藤于其中，效果似更好，一和血通络，一健脾燥湿。

另说明一点，在摸索治疗特发性水肿时，我曾经也想到过肝气郁滞，用过柴胡疏肝饮治疗，不效。这就是药有个性之长，专用之妙。此方名天仙藤散，就是为了突出天仙藤这味药。这一点切记，方中他药都可以换，唯此不能换，且唯此为大为重耳。

颈椎病治疗效方

主方：葛根 50g，薏苡仁 30g，板蓝根 15g，牡蛎 15g，桃仁 15g，骨碎补 30g，赤芍 30g，羌活 15g，威灵仙 15g，鸡血藤 30g，血竭（上等，冲服）3g。水煎服，每日 1 剂，每日 3 次。（此方是在陈亦人老中医效方上加减而成）。

主治：颈椎增生疼痛。

中医无颈椎病病名，但据脉症，属中医学痹证范畴，多由湿（痰）瘀交阻、经脉不通使然。方中葛根功擅解肌，仲景即以葛根汤、桂枝加葛根汤方治项背强，对颈椎病正相合拍，是为主药。牡蛎一味功专软坚散结，化痰通络，对颈椎病痰瘀阻络、颈臂不通，上见眩晕之症亦为得当。薏苡仁甘淡微寒，利湿解毒。《神农本草经》谓："薏苡仁，味甘微寒，主筋急拘挛，不可屈伸，风湿痹。"对颈椎病之肢体拘急、麻木、疼痛等症如箭发有的，仲景之名方麻杏苡甘汤治风湿痹痛已早有定论，彰其除湿气、开痹结之效。此方配葛根、牡蛎解肌舒筋，软坚散结，升津除湿，化痰开痹。桃仁为活血化瘀之圣品，配伍上等血竭、赤芍、鸡血藤能祛瘀生新，开通经络，与葛根相配，解肌活络，对颈椎病痰瘀交阻之机，颇相吻合。骨碎补，补肾强骨，续伤止痛，有言颈椎病与骨质疏松有关，此处加之恰到好处。羌活、威灵仙祛风湿止痛，引经上行，为惯用之要药。清热解毒之板蓝根，古今文献未载有治该病者。细究之，颈椎病多病程长久，湿（痰）瘀阻久，必生热毒，而热毒一成，与湿瘀相搏结，又生痰浊，加重瘀阻。现代医学也认为颈椎病局部存在有无菌性炎症，从而引起一系列症状表现。板蓝根功善清热解毒，更有消炎清热之功，是以合拍。全方组织合理，恰合病机，故效果不差。

【病案】惠某，女，38 岁，干部。因长期伏案工作，致使颈椎增生疼痛，头晕，大脑供血不足。西医无良法，牵引、按摩效果不大，寻求我处中医治疗。

刻诊：患者中等个子，面白略胖，主诉如上，腰酸困，月经近期偏少，纳可，二便正常，颈椎增生疼痛无法正常工作，专门休假治疗。舌质淡、苔白略滑，脉右寸不足，沉滑中稍涩。

中医辨证：气虚肾亏，痰湿瘀阻，清阳不升。

处方：葛根 50g，薏苡仁 30g，板蓝根 15g，牡蛎 15g，桃仁 15g，骨碎补 30g，金毛狗脊 30g，豨莶草 30g，赤芍 30g，羌活 15g，威灵仙 15g，鸡血藤 30g，血竭 3g（分 3 次冲服，每次 1g）。7 剂，水煎服，每日 1 剂，每日 3 次。

1 周后复诊，颈项已不痛，头亦不晕，但大便略稀，因药所为，属正常。效不更方，又续服 15 剂，诸证消失，恢复上班，后以丸药善后 3 个月，追访未再复发，痊愈。

按：此方中血竭一味甚为重要，可以说是治疗颈椎病的特效药和专药，必须是上等的真货，此点必须注意，没有好药，难得有好疗效。

附：那么多种血竭，虽然都是正规厂家生产，均符合国家规定的质量标准，但只有外表看起来颜色鲜红、摸起来黏手不易洗、捣时不易碎的血竭治这种病才有效。

治疗膝关节病特效方

处方：当归 12g，川芎 10g，赤芍 15g，生地黄 15，黄芩 10g，黄连 10g，栀子 12g，黄柏 10g，陈皮 10g，土茯苓 60g，防风 6g，川牛膝 15g，木蝴蝶 9g。10 剂，水煎，日服 3 次。

【案1】杜某，男，76 岁。2020 年 1 月 20 日初诊。3 天前夜晚提桶出去倒脏水，当时下雪，不小心滑倒在地，右侧膝盖受力，第二天出现膝盖水肿疼痛。患者当时没有在意，觉得休息一天就好了，结果到第 4 天时，病情严重了，整个脚都肿了，打电话向我问诊。由于是跌打损伤引起的水肿，也就没有把舌象、脉象作为诊断依据，处方如下。

处方：当归 15g，川芎 10g，赤芍 15g，熟地黄 15，黄连 6g，黄芩 9g，栀子 12g，黄柏 10g。3 剂，水煎服，日 3 次。

3 天后家属打电话向我反馈，第 1 剂药服完脚不肿了，第 2 剂服完小腿不肿了，第 3 剂服完膝盖水肿消了一大半，问接下来怎么用药。我回复道：继续原方用 4 剂，服完药联系。4 天后家属反馈说患者全部水肿消退。

【案2】患者，男，45 岁。2020 年 10 月某晚酒后骑摩托，本身视力不好，灯光太暗，被一辆面包车剐蹭后摔倒，面部着地，伤势严重。第 2 天给我发图片，肿得像猪头，我就用温清饮治疗，服了 4 剂，消肿了很多。

按：此方为温清饮原方，原方是清代名医龚廷贤《万病回春·血崩门》里治疗妇人下血不止（崩漏）的一个方子。其组方是四物汤和黄连解毒汤的合方。该方缘于 2019 年 11 月我在参加一次学术交流时，一位学员提到了一个理论：四物汤作用于动脉，黄连解毒汤作用于静脉，四逆散作用于神经。我当时认为这是歪理邪说，也就没有在意。随后在又一次学术交流的时候，山西省长治的一位同行讲了一个运用温清饮治疗跌打损伤引起的水肿疼痛，效果很好，也是几剂药就痛止肿消，这下引起了我的注意。开始临床中试运用温清饮治疗所有四肢表面的水肿疼痛，疗效显著。

长治的同行分享了一个病案：冬天，一位 60 多岁的女性患者上茅厕（农村露天的，用石板架起来那种），由于石板上有冰，一不小心把一条腿滑进去了，卡住了大腿部位，回去以后第 2 天出现局部疼痛水肿，第 3 天加重，憋胀严重，当时他就用了温清饮治疗。由于第 1 次用此方，心里没底，就开了 3 剂药，结果效果出奇的好！3 剂吃完，水肿基本消退，随即继续服用 2 剂巩固收功。受此启发，我除了照猫画虎运用该方治疗跌打损伤后引起的水肿血瘀病症外，是否可以运用该方治疗无菌性炎症等引起的水肿和血瘀？比如膝关节积液。想法是好的，但只有实践才能出真知。

【案 3】张某，男，66 岁，山西五台县人，2020 年 7 月就诊。家属代诉：一年前无诱发原因出现右膝关节水肿，疼痛不严重，在太原某省级医院做了抽水术，口服西药后，暂时好转。过了 2 个月后膝关节积液又出现了，医院的建议是再一次抽水，并告诉患者如果再有反复，就得去北京积水潭医院做膝关节置换术。对此，我当时还有点压力，告诉患者家属给我半个月时间治疗，如果效果不好，也不会耽误患者做手术。患者及家属均表示同意。

处方：当归 12g，川芎 10g，赤芍 15g，生地黄 15，黄芩 10g，黄连 10，栀子 12g，黄柏 10g，陈皮 10g，土茯苓 60g，防风 6g，川牛膝 15g，木蝴蝶 9g。10 剂，水煎，日服 3 次。

患者取药后服用再无联系，1 个月后我让徒弟回访一下，结果家属说早就好了，并且以后偶然遇见了患者本人，确定是治愈了，没有反复，最终避免了一场手术。

按：通过运用此方治疗，体会到该方消癥肿块、治愈率高、不易复发。也许这就是我们中医所说的"血不利则为水"。此方原是由四物汤组成，但是我临床运用时将熟地易生地、白芍易赤芍，也就成了生四物汤了。案 3 患者之所以加了药味，是来源于一个验方，但是剖析开看，川牛膝引血下行，引药下行，牛膝又同膝盖，有点取类比象之运用；土茯苓通利关节利水消肿；陈皮是行皮下之水（所有带皮的药都可以利水消肿）；至于防风的作用也可以理解为风邪侵入之意；木蝴蝶在此的作用我没理解，咽喉肿痛可以治，关节肿痛也可以，有待各位读者提供其更贴切的作用，当时只是作为验方来运用的。

这个方子可以解释为生四物汤（当归、赤芍、川芎、生地）促进血液循环，作用于动脉，黄连解毒汤运用于静脉。首先考虑的是患者膝关节积液是从哪里来的，为什么中医提出"血不利则为水"？我理解的是生四物汤可以促进血液循环，代谢掉多余的水液，黄连解毒汤偏凉，血液得寒则凝，使渗出减少而很快消肿。

刚才提到温清饮是否可以在外伤急性期用。我想起来一个病例，黄连阿胶汤用于治疗红皮型牛皮癣、斑块型牛皮癣、激素脸，治疗唇风合泻黄散，瘙痒加过敏煎。(巩和平)

附：软组织病变专方

软组织病变包括外伤没有破溃的、软组织包块中早期、淋巴结肿大、甲状腺肿中早期，外痔疮肿痛。

处方：野菊花 30g，公英 30g，羌活 15g，独活 15g，乳香 30g，没药 30g，三棱 24g，莪术 24g，穿山甲（代）10g，皂刺 30g，连翘 30g，栀子 30g，夏枯草 15g，芒硝（后下）30g。

用法：水煎，外洗。也可以打粉装袋外敷，加米醋或者白酒。

此方治疗甲状腺结节，临床治愈十几例。(魏庆富)

银屑病治疗效方

主方：当归 25g，川芎 15g，红花 15g，羌活 25g，独活 15g，鸡血藤 50g，猪牙皂 3g，木通 10g，荆芥 15g，防风 30g，麻黄 10g，苍术 25g，胡麻仁 5g，蝉蜕 25g，苦参 40g，白鲜皮 50g，甘草 25g，每日 1 剂，水煎，早晚 2 次温服，同时外涂一扫光皮癣净。要求服药期间及愈后百日内，忌食鱼、蛋、肥脂、辛辣、生冷。

主治：银屑病。

【病案】我曾治一老妇，65 岁，患有糖尿病，高血压和严重的银屑病。

病史：患者已在其他中医机构和某专门治疗牛皮癣的老中医看过，无效，经人介绍找到我，不要求治高血压和糖尿病，专治银屑病。自述此病已把人折磨得痛不欲生，几次寻短见，这次找到你是最后一次治疗，不效就再也不治了。我听后，感觉压力巨大。

刻诊：中等身材，略胖，纳可，二便正常。舌淡红，苔薄白，脉弦滑有力。查全身银屑病除面部无疾，无一处好地方。尤其是双下肢、臀部、背部大面积皮癣，厚度有一个硬币之多，上面覆有白屑，基底粉红，个别地方抓挠出水，而且满头皆是，奇痒无比，影响美观。曾在某中医处吃过大量蜈蚣、全蝎、小白花蛇等药，初期有效，后无效。

诊断：重症银屑病，风热郁表，湿毒浸淫。

处方：消风散合荆防败毒散加减。荆芥 12g，防风 12g，羌活 15g，独活 12g，前胡 12g，柴胡 12g，麻黄 6g，苍术 10g，当归 15g，川芎 10g，生地黄 30g，鸡血藤 50g，胡麻仁 15g，苦参 40g，白鲜皮 50g，蝉蜕 12g，忍冬藤 30g，连翘 30g，猪牙皂 3g，土茯苓 60g，乌梢蛇 30g，生甘草 12g。7 剂，水煎服，日 3 次，外涂一扫光皮癣净药膏。

复诊：1 周后癣处已无流水，痒轻，无伤胃呕吐等不良反应。效不更方，又服 20 剂，癣处迭加厚屑已退，接近正常皮肤，基本不痒。患者甚为高兴，信心大增，再续 30 剂，痊愈收功。这期间一直涂用特制药膏一扫光皮癣净。

银屑病医案

毛某，男，50岁，四川人，2019年9月3日初诊。患银屑病1年多，求医多人与多家医院均治疗无效，慕名前来西安中医治疗。患者身高175cm左右，略瘦。身上多处银屑病灶，手腕、肩臂、裤裆、臀部、下肢等处严重。纳可，二便尚可。舌淡苔白，脉濡偏软。

辨证：风寒伤表，郁久化燥。

处方：生黄芪45g，当归15g，水牛角30g，生地黄30g，赤芍15g，牡丹皮15g，紫草20g，苦参15g，羌活10g，荆芥10g，防风10g，生甘草30g，蛇蜕10g，桃仁10g，肉桂6g，忍冬藤30g，白鲜皮20g，生姜12片，姜半夏10g，茯神30g。10剂，水煎服，日3次。

二诊：9月18日，患者电话反馈服1剂药就开始见效，昨晚感觉阴部和屁股上的癣痒，都比前些日子轻松了好多！效不更方，略微加减。加重专药苦参。

处方：生黄芪30g，当归15g，水牛角40g，生地黄50g，赤芍15g，牡丹皮15g，紫草20g，苦参30g，羌活10g，荆芥10g，防风10g，生甘草30g，蛇蜕10g，鸡血藤30g，肉桂6g，忍冬藤30g，白鲜皮30g，生姜12片，姜半夏10g，茯神30g，连翘30g。10剂，水煎服，日3次。

三诊：10月26日病情继续好转，中途因吃发物，喝红牛，吃熏肉，银屑病反复。患者来电告之臀部、阴部、阴囊、胯部的皮癣好像在扩散蔓延。晚上就痒得厉害！余告之在治疗期间一定要忌口，否则病无法治愈。患者应允，答应继续治疗。

处方：生黄芪30g，当归15g，水牛角60g，生地黄60g，赤芍20g，牡丹皮20g，紫草20g，苦参30g，羌活10g，独活10g，荆芥10g，防风10g，生甘草30g，乌蛇15g，制首乌30g，白蒺藜30g，鸡血藤30g，肉桂6g，忍冬藤30g，白鲜皮30g，生姜12片，姜半夏10g，茯神30g，连翘30g。10剂，水煎服，日3次。

四诊：11月25日，皮肤光滑，银屑病痊愈，患者大喜。略余眠差，肝郁。原方稍调，巩固战果。

处方：生黄芪30g，当归15g，水牛角60g，生地黄60g，赤芍20g，牡丹皮20g，紫草20g，苦参30g，羌活10g，荆芥10g，防风10g，生甘草30g，蛇蜕15g，白鲜皮30g，姜半夏10g，茯神30g，制首乌30g，白蒺藜30g，肉桂6g，鸡矢藤30g，合欢皮10g，首乌藤30g，独活10g，忍冬藤30g，连翘30g。20剂，水煎服，日3次。

治疗红皮型牛皮癣特效专方

主方：黄连12～48g，黄芩6～24g，白芍6～24g，阿胶9～36g，鸡子黄2枚（生用）。水煎，早、晚分服。

【案1】李某，女，28岁，黑龙江佳木斯人，中国移动营业厅前台。就诊时间2019年11月。自诉四年前患牛皮癣，经朋友介绍找到我（微信看诊），经过3个月的治疗后痊愈。当年我的临床经验不足，治疗周期有点长，但是也算是治愈了，后来失去联系（由于微信没有备注，找不到我）。3个月前感冒后，牛皮癣复发，找到了当地一家诊所治疗，治疗是以中药内服和中药药浴，药浴后第3天，病情急剧加重，全身红肿，下肢浮肿严重。正在无奈苦恼时，看到我微信朋友圈发了些中医知识，马上微信联系，我一看是红皮型牛皮癣，主因是药浴刺激引起同型反应，加重了病情。当时我刚参加了一次学习，山西董老师讲的黄连阿胶汤治疗红皮型牛皮癣，这次正好运用一下，验证效果，故予黄连48g，黄芩24g，白芍24g，阿胶36g，鸡子黄2枚。5剂，水煎服。这次的方子剂量是我用过的最大剂量，以后的临床当中也没有再超过，即使没有毒性，也不会考虑长期使用，见效即减。微信开方，患者自己抓药，去了药店后由于没有处方，需要坐堂医开处方。据她说是一个年纪很大老中医，看了她微信上的处方后，问她是不是失眠？她说不是，大夫纳闷了半天，问她治疗什么病，她说治牛皮癣，大夫说胡闹，这就是治失眠的方子，和牛皮癣有什么关系，而且剂量这么大！最后没有给开方，患者找了其他药店抓了药，晚上回去吃了一次，第二天早上皮肤颜色变淡，浮肿明显减轻，5剂吃完后基本痊愈！我一看效果真不错，从此就习惯用此方来治疗红皮型牛皮癣。

【案2】刘某，女，46岁，山西太原尖草坪人，饭店员工。2021年4月5日初诊。

3年前经我治好寻常型牛皮癣后未见复发。今因饮食过敏诱发，全身瘙痒发红，水肿，皮肤发干，当时觉得是皮肤过敏，私自去药店咨询，购买炉甘石洗剂，晚上全身涂抹后症状急剧加重，全身脱皮，无奈前来就诊。舌偏红，苔稍厚，脉滑。二便正常。

诊断：红皮型牛皮癣（急性期）。

治法：清热解毒，滋阴凉血。

处方：黄连48g，黄芩24g，白芍24g，阿胶36g，鸡子黄2枚。6剂，水煎，早晚分服。

二诊：4月12日全部治愈。我当时觉得很惊讶，但再见患者时皮肤已与正常人一样。

【案3】张某，女，44岁，山西五台人，待业在家陪读。就诊时间2020年4月20日。患者在半年前由于过食辛辣刺激食物，面部出现散在的红色丘疹，自己去药店购买皮炎平软膏涂抹，随后出现面部红肿、发热、紧绷、瘙痒、蜕皮。无汗。由于发病原因明确，无法对应舌诊、脉诊，因此不做描述。

诊断：激素脸。

治法：清热解毒，滋阴凉血。

处方：黄连48g，黄芩24g，白芍24g，阿胶36，鸡子黄2枚。7剂，水煎，早晚分服。

另：鬼箭羽200g，甘草120g。水煎，冷却后外敷，不拘次数，5天用完。

二诊：5月28日患者反馈服用1周后效果明显，皮肤发红发干减轻，蜕皮减少，紧绷感消失，瘙痒减轻。效不更方，续服上方7剂。

处方：黄连36g，黄芩18g，白芍18g，阿胶24g，鸡子黄2枚。

三诊：6月7日，其他症状痊愈，皮肤还有瘙痒，食欲有点差。考虑苦寒药伤了脾胃，阿胶过于滋腻，影响了消化，因此处方做了调整，原方不变，剂量有别。

处方：黄连12g，黄芩6g，白芍6g，阿胶9g，鸡子黄2枚，砂仁6g，陈皮10g，银柴胡10g，防风10g，乌梅10g，五味子10g，生姜3片。7剂，水煎，早晚分服。

四诊：6月16日，基本痊愈，食欲改善，瘙痒轻微，原方不变，7剂巩固收功。

【案4】杨某，男，山西五台人，55岁，农民，2020年4月23日初诊。

刻诊：发病 1 年多，全身发红，发热，无汗，蜕细小鳞屑，瘙痒无度，耳郭内侧灰白，指甲增厚。当时的情况就是惨不忍睹，就像被大火热过一遍。小便正常，大便偏干。舌偏红，无苔，脉细数。

诊断：白疕病（银屑病）。

分型：阴虚血燥。

治法：清热解毒，滋阴凉血。

处方：黄连阿胶汤。黄连 48g，黄芩 24g，白芍 24g，阿胶 36g，鸡子黄 2 枚。10 剂，水煎，早晚分服。

5 月 15 日二诊：症状大为减轻，皮色基本不红，瘙痒发热减轻，蜕皮减少，二便正常。方药有效，效不更方，继续服用原方 10 剂。

6 月 6 日三诊：患者基本痊愈，只有指甲增厚，皮肤发干。原方不变，剂量减小，以防用药寒凉，败伤脾胃。

处方：黄连 24g，黄芩 12g，白芍 12g，阿胶 18g，鸡子黄 2 枚。10 剂，水煎早晚分服。

6 月 28 日四诊，症状消失，只有指甲增厚，不出汗，皮肤发干。

处方：黄连 12g，黄芩 6g，白芍 6g，阿胶 9g，鸡子黄 2 枚，麻黄 12g。6 剂，水煎，早晚分服。

患者自此没有再来复诊，一月后回访已经痊愈。

【案 5】患者，女，24 岁，深圳市龙岗区人，液化气站员工。2019 年 7 月 14 日初诊。

刻诊：口唇红肿蜕皮，起小水疱，瘙痒，抓挠后疼痛。发病 3 年，医院诊断唇炎。运用维生素，抗过敏药物后效果不明显。舌质暗红、苔白满布，脉偏滑。平时爱吃寒凉辛辣食物，在后来遇到的几个唇炎患者中，基本都是年轻女孩，而且喜欢寒凉辛辣食物，这就是一个共同的发病原因。

诊断：唇风。

分型：湿热伤阴，外感风邪。

处方：黄连阿胶汤合过敏煎。黄连 24g，黄芩 12g，白芍 12g，阿胶 18g，鸡子黄 2 枚，银柴胡 10g，乌梅 10g，防风 10g，五味子 10g。7 剂，水煎，早晚分服。

7 月 23 日二诊：瘙痒减轻，无渗出，蜕皮减少，红肿减轻。效不更方，继续原方跟进 7 剂。

8 月 2 日三诊：服药后胃中发凉，食欲差，药味苦寒，有点伤了脾胃，口唇基本痊愈。改方泻黄散合过敏煎。

处方：防风 10g，藿香 10g，陈皮 10g，白芍 10g，甘草 10g，大黄 6g，石膏 15g，银柴胡 10g，乌梅 10g，五味子 10g，生姜 15g。7 剂，水煎，早晚分服。

患者服药后没有来复诊，一个月后遇到其父亲，得知已经痊愈。

【案 6】郭某，男，38 岁，山西太原清徐人，某建筑工地负责人，是笔者的一位朋友，2020 年 3 月 15 日微信就诊。

病史：当时患者描述双手掌瘙痒、干裂、蜕皮，有散在的红色小丘疹，无渗出。发病一年有余，多处治疗无效，大多以湿疹、手癣诊断，外用药膏无数。当时直觉诊断是掌趾脓疱病，经过询问是否装有假牙，否定了。我就告诉他，这个病不好治，大多数是装有义齿中的金属或有龋齿引起。当他听到金属时，说义齿没有装，牙也很好，但是一年三个月前由于颈部外伤骨折，做了手术，并装有一根钢针固定。我就继续问他发病是做手术前还是手术后，他肯定的回答是手术后 2～3 个月出现的，这就更加证实了我的判断，他的病就是掌趾脓疱病。

处方：黄连阿胶汤合过敏煎。黄连 24g，黄芩 12g，白芍 12g，阿胶 18g，鸡子黄 2 枚，银柴胡 10g，乌梅 10g，防风 10g，五味子 10g。10 剂，水煎，早晚分服。

另：鬼箭羽 200g，甘草 120g，水煎外泡洗，每天 2～3 次，分 5 天用完。

3 月 28 日二诊：患者初诊之后没有联系复诊，我突然想起来他，就给他打电话询问病情如何了，药是否吃完。他回答吃完了，觉得好多了。问是否还需要继续服用？答曰能有这么好的效果必须继续服用，随即原方开药 10 剂，继续治疗。

此后未再联系看诊，5 月时突然想起来就问问他现在怎么样了，他说完全好了。这个案例治愈效果不错，虽然好了，也是有好多原因存在，不能算作成功，侥幸加医缘罢了。毕竟还有好多患者用了效果不理想的。由于现在研究其他病种，没有再花心思去专研该病，毕竟不如肝病、肾病、癌症等严重。

按： 黄连阿胶汤出自于《伤寒论》，主治少阴病，心中烦，不得卧，失眠，以及邪火内攻，热伤阴血，下利脓血。我用此方治疗红皮型牛皮癣与激素脸，一是缘于山西代县董老师讲了该方可以治疗红皮型牛皮癣，遇到患者就直接用了；二是不断研究相同的症状和处方中药物的作用。只要出现皮肤发红、发热、褪皮、紧绷、瘙痒或渗出液，就可以运用此方。因此，斑块型牛皮癣也有使用机会。

黄连阿胶汤的运用有几个注意点：一是组方中药物的比例是3：1：1：2。二是方中鸡子黄必不可少，而且必须生用。有的人开这个方子就把鸡子黄去掉了，有的即使开了，没有嘱咐患者用法，患者回家后把鸡子黄煮熟了，那就影响疗效了，甚至大打折扣。古人用鸡子黄是有道理的，功效是养血息风，滋阴润燥。所以千万别随便去掉该药，它不是药引子，而是一味主药。三是需要注意阿胶的质量。阿胶价格从几十到几千不等，我们用的是市场上最好的，因此处方虽然没几味药，但是药价也不便宜了。药材质量很难把控，无法确定其含量是否足够。因此，我的师父王幸福老师提出来用免煎颗粒，以保证药物的有效成分是有道理的，这样就不用为药材质量问题操心了。如果中医真的死于中药的话那就悲哀大了。

在后来的唇风（唇炎）治疗中也习惯运用此方，因为唇炎的症状也有蜕皮、瘙痒、渗出、干裂、红肿。这也就是方症对应吧。我认为唇炎的发病原因是过食寒凉食物、冷饮，败伤脾胃，油炸煎烤，辛辣刺激，又感受风邪导致，因此发现患者群大多数是年轻人，而且女性偏多。既然是唇风就会有风，故也用泻黄散合方，如果食物过敏加过敏煎合方。其实中医好多病名也提示了病因，如中风、唇风、白癜风、鹅掌风、油头风、鹤膝风、风湿疮等。

剖析该方：黄连苦寒清热解毒燥湿，可以消肿，燥湿可以减少渗出液。黄芩清热解毒，白芍养血和营，阿胶滋阴凉血润燥，可以治疗皮肤发红、干裂、蜕皮。鸡子黄养血息风，滋阴润燥，可以治疗皮肤干裂、瘙痒。综合来看方小力宏，配伍严谨。但是大剂量时不能长久服用，要随着症状的减轻而不断减小用量，以免败伤脾胃。临床运用该方治愈多个不同的疾病，只是方与症对应，并不是什么个人发明，其实就是中医传统的治法之一异病同治。

除了方药研究之外，我还想说几点临床中发现的一些治疗误区或误治。案例中有个牛皮癣患者接受了药浴，其实我也多次听说牛皮癣药浴疗法，好多出现同形反应，加重病情。我是不建议用药浴，以免药物或水温刺激皮肤，还有刺血拔罐疗法，针眼所过之处都会出现牛皮癣丘疹。另一个患者私自购买炉甘石洗剂外用，结果一夜之间全身红肿，炉甘石洗剂是治疗普通皮肤瘙痒，特别是湿疹瘙痒并伴有渗出液，牛皮癣是千万不能使用的！

还有一点要注意的是女性的激素脸，该病特别难缠，不排除人为误治。本来就是一个食物或化妆品过敏或普通丘疹，出现面部皮肤瘙痒。患者私自买药，或药店推荐使用激素药膏，通过反复使用，导致皮肤发干，继而发红紧绷，脱皮。

最后说一下掌趾脓疱病，该病以手掌脱皮，瘙痒，红色丘疹，干裂为特点，反复发作，缠绵难愈。其病因大多数是安装了假牙，或者有龋齿，或者术后体内留有金属物体。中药治疗大部分可以治愈，少部分难以治愈，必要时还得取掉体内金属物体。因此，临床当中好多人误诊为脚气或手癣，治疗无效。诊断时一定要详细询问是否装有金属物体，这也是临床的一个诊断标准。

在以上的案例当中有一个外洗的方子，鬼箭羽和甘草水煎外洗，是《江西中医药》中的一个方子，原来是内服和外用同时用的，我对其作用不太深入理解，因此只作为外洗来用。以后遇到湿疹患者不妨一试，在原有方剂上加一味鬼箭羽，平时我是多用其来降血糖。

《本草经集注》记载：鬼箭羽，卫矛，味苦，寒，无毒。主治女子崩中，下血，腹满，汗出，除邪，杀鬼毒蛊疰，中恶，腹痛，去白虫，消皮肤风毒肿，令阴中解，一名鬼箭。由此可以理解为鬼箭羽可去虫也就是杀死微生物、寄生虫等侵入人体的细菌及病毒，古人认为，这就是虫。仔细研究中医中药的词汇，就会发现，必须广义的理解才能明白其中的意义。我们中医时常挂在嘴边的一句话就是清热解毒，那么你理解的"毒"包括什么？火毒？湿毒？我的个人理解是体内多出来的，如湿热毒以及发展加重后导致的疮疡、湿疹、肿瘤、皮肤癌等。以及外来之邪侵入人体的，如疥疮、金属过敏、化妆品过敏、药物过敏，包括农药接触人体皮肤黏膜的过敏中毒反应，掌趾脓疱病就是典型的案例。疖肿就是火毒，也就有了黄连解火毒，紫苏解鱼虾蟹毒，土茯苓除湿毒治性病，苦参、川椒、百部治妇科的湿毒，豆腐渣样白带瘙痒。中医认为皮

医方悬解

肤瘙痒风邪入侵，因风邪擅行而数变，但是我理解为就是病原微生物，寄生虫以及不被叫上名字的某种虫，在皮肤组织或皮下活动繁殖，肆逆侵袭而导致皮肤瘙痒，且一般的瘙痒都是日轻夜重。有的同行用杀虫药治疗皮肤病我觉得是有道理的，虽然这种理解不完全是中医的理论，但是我认为看病不要拘泥于传统的、固有的、派别的理论，要放大思路，灵活治疗，结果就是直接有效，缩短疗程。（巩和平）

青蒿鳖甲汤临床应用

青蒿鳖甲汤，出自《温病条辨》，为清热剂，具有养阴透热之效。

主治：温病后期，邪伏阴分证。夜热早凉，热退无汗，舌红少苔，脉细数。临床常用于治疗原因不明的发热、各种传染病恢复期低热、慢性肾盂肾炎等阴分内热、低热不退者。

歌诀：青蒿鳖甲知地丹，热自阴来仔细看，夜热早凉无汗出，养阴透热服之安。

组成：青蒿、鳖甲、知母、生地黄、牡丹皮。

【案1】郭某，男，35岁。近1周感冒发热，咽喉痛，咳嗽时有少量痰，有糖尿病病史。诊断为支原体感染，肌内注射阿奇霉素1周，基本已不咳嗽，但每晚12时左右仍发热38.5℃，伴有汗出乏力多梦。

刻诊：脉浮濡微数，舌微红有齿印，苔白水滑，食呆，大小便尚可。要求中医重点解决夜间发热一症。

辨证：阴虚发热。

处方：青蒿鳖甲汤合小柴胡汤、三物黄芩汤。青蒿30g，鳖甲15g，西洋参15g，白薇15g，玄参30g，地骨皮30g，柴胡30g，黄芩50g，生地黄30g，苦参10g，生甘草10g。3剂，水煎服。

因患者是熟人，服药第2日就来告之，夜间未再发热，同时说药苦难喝，能否停服。我告之为苦参所为，热刚退，还需巩固。后坚持把剩余2剂药服完，夜间高热未再起。（古道瘦马医案）

按：此病例由于辨证准确，用药得当，达到了一剂知，二剂已之效。所以不要认为中医只能治慢性病，急性病一样能治。此案清热与滋阴并举，因病时已长，体阴虚耗已现，故以滋阴为主，清热为辅。柴胡、黄芩、苦参、青蒿、白薇清热；鳖甲、生地黄、玄参、西洋参、地骨皮滋阴，甘草调和诸药。因定时发热用小柴胡汤；因虚热用青蒿鳖甲汤；因糖尿病兼瘀热用三物黄芩汤，三方均有清虚热滋阴液的作用，集中火力，重复用药，共奏佳效。此法乃学仿唐代大医孙思邈之思路。

此案还有一点要说明，阴虚发热仅从症、时、脉上考虑用方药，舌象不支持，故舍之。在临床上常有此现象，或舍脉从症，或舍舌从症，或舍症从脉；或舍症从舌，要灵活处之，切忌胶柱鼓瑟，死板教条，求全责备，一切以临床取效为是。

【案2】王某，男，38岁。

刻诊：人高羸瘦，面白皙，发热已1月有余，每天下午高热38℃以上，人乏困无力，在医院治疗半月，用过各种抗生素，包括昂贵的进口药，无效，激素用过热退后复燃。影像检查心脏三尖瓣闭锁不全，有一小增生物，心悸，脉浮大无力而数，舌淡苔薄，纳可，二便基本正常。要求中医治疗。

辨证：气阴两虚，虚热痰凝。

处方：青蒿鳖甲汤合生脉散、桂枝龙牡汤加减。青蒿50g，炙鳖甲30g，制龟板25g，银柴胡25g，生地黄15g，南沙参、北沙参各30g，西洋参20g，麦冬45g，辽五味子15g，桂枝30g，炙甘草30g，生龙骨、生牡蛎各30g，红景天30g，银杏叶30g，重楼30g，浙贝母20g，丹参30g，生姜6片，大枣5个。7剂，水煎服，日3次。

1周后复诊，热退，人有力，无心悸心慌，医院复查心脏三尖瓣小增生物已无，但服药后便溏。患者大喜，要求巩固治疗，予补中益气汤合生脉散善后。（古道瘦马医案）

按：此病治疗在西医看来无法治疗，在中医看来还是比较容易的。久病发热，气阴两虚，益气和阴就行。虚热，青蒿鳖甲汤；滋阴，生脉散；散结，消瘰丸。其余随症加减。方证对应，故见效神速。

附：巩和平验方

1. 以红根草泡酒治疗疼痛验方

1∶15比例泡酒7天以上，一次5ml，一天2次。喝了这个药酒，患者反馈全身窜一次，有问题的地方会更痛几个小时，据描述是感觉流水一样。

2. 治疗鹅掌风验方

皮肤解毒汤、犀角地黄汤、土槐饮、三物黄芩汤合用加蛇蜕

犀角地黄汤，犀角用槐花替代了，正好槐花和土茯苓、甘草是土槐饮。

四逆散治四肢病，一个方子作为引经药，引入手脚。对称的病，以肝经论治，如神经性皮炎。

浅谈藿香正气散

藿香正气散，出自《太平惠民和剂局方》，为祛湿剂，具有解表化湿，理气和中之效。

主治：外感风寒，内伤湿滞证。恶寒发热，头痛，胸膈满闷，脘腹疼痛，恶心呕吐，肠鸣泄泻，舌苔白腻，以及山岚瘴疟等。临床常用于治疗急性胃肠炎或四时感冒属湿滞脾胃，外感风寒者。

歌诀：藿香正气大腹苏，甘桔陈苓术朴俱，夏曲白芷加姜枣，感伤岚瘴并能驱。

组成：大腹皮、白芷、紫苏、茯苓（去皮）各30g，半夏曲、白术、陈皮（去白）、厚朴（去粗皮，姜汁炙）、苦桔梗各60g，藿香（去土）90g，甘草（炙）75g。

用法：上为细末，每服二钱，水一盏，姜三片，枣一枚，同煎至七分，热服，如欲出汗，衣被盖，再煎并服。现代用法：散剂，每服9g，生姜、大枣煎汤送服；或作汤剂，加生姜、大枣，水煎服，用量按原方比例酌定。

配伍特点：诸药合用，外散风寒与内化湿滞相伍，健脾利湿与理气和胃共施，使风寒外散，湿浊内化，气机通畅，脾胃调和，清升浊降，则霍乱自已。

运用：藿香正气散主治外感风寒，内伤湿滞证。临床应用以恶寒发热，上吐下泻，舌苔白腻为辨证要点。若表邪偏重，寒热无汗者，可加香薷以助解表；兼气滞脘腹胀痛者，可加木香、延胡索以行气止痛。

用药禁忌：本方重在化湿和胃，解表散寒之力较弱，故服后宜温覆以助解表。湿热霍乱之吐泻，则非本方所宜。

藿香正气保后方

　　夏日里吃着冰西瓜吹着空调，或是傍晚时分三五好友吃着美味的烧烤、凉菜配着一杯透心凉的啤酒，简直爽翻！可没想到突然肚子一阵痛，甚至全身无力、开始呕吐，腹泻，很可能就是急性肠胃炎。

　　【病案】王某，男，61岁，2017年7月19日凌晨4点左右，胃脘从剑突至肚脐部突然一阵绞痛，难以忍受，拒按，坐也不行，躺也不行，接着腹泻如注七八次，先是稀粪后是稀水。因是凌晨药店没有开门，住处只有西黄丸和雷尼替丁胶囊，临时解急各吃了一粒不起作用。胃痛不能缓解，而是一阵阵不断加剧，痛得人额头上大汗直下，无奈忍受到清晨8点左右，请人到药店急购藿香正气水、元胡止痛软胶囊、硝苯地平等药，立即喝两瓶藿香正气水、6片元胡止痛软胶囊，10分钟后又加服1片硝苯地平，胃痛开始缓解，但是半个小时左右还是痛，泄泻已止。服完药先是发热，后是出汗不断，而后人虚脱乏力。因是胃痛不解，10点钟左右上述药又加服一次，疼痛基本缓解，人已经可以忍受。此时本应乘高铁回西安，因人无力，站立不起来，只得再休息几个小时，改乘下午4点的车次回陕。此时有明显缺钾失津的情况，所以加服了2小袋高丽参颗粒和3片善存，而后休息一阵，勉强登上西去列车，又享受了3个多小时的空调待遇，人又开始发热身痛，乏力。但是胃已经不大痛了，只是隐隐作痛，腹泻彻底好了。回到家后，又喝两瓶藿香正气水，吃了几口稀饭加咸菜，躺下休息，至20号清晨诸症消失，基本痊愈。

　　按：此病是典型的中暑引起的急性胃肠炎。但突出的是胃痛。起因是前一天晚上，进食了大量的羊肉和白酒，加之当时的天气闷热，气温高达40℃左右，餐后回到室内又将空调温度调太低（20℃），一寒一热夹击，导致食积，成了温病夹食证。当时的舌象是舌淡胖苔白，脉浮数。因是湿温夹食积故用藿香正气水。主要成分：苍术、陈皮、厚朴（姜制）、白芷、茯苓、大腹皮、生半夏、甘草浸膏、广藿香油、紫苏叶油。辅料为干姜、乙醇。本品主要有止吐、镇痛、解痉、收敛、增强细胞免疫功能和抑菌作用。单次用两瓶效果很好，我临床经常这样用，常收一剂止，两剂已的效果。元胡止痛软胶囊、硝苯地平止痛。元胡止痛软胶囊必须加大量才能起到力挽狂澜的作用。因发汗过多失津缺钾要及时补液纠正，我是用的2小袋高丽参颗粒和3片善存代替的，效果也可以。因是湿温不可过用寒凉，这就是用西黄丸不效的原因，另外空腹禁食也很重要，不要再加重肠胃负担。治疗此证避之寒凉也很重要，我因坐高铁无法避免，所以病有反复，这一点要注意。(古道瘦马医案)

六和汤（出自《太平惠民和剂局方》）

组成：缩砂仁、半夏（汤泡七次）、杏仁（去皮尖）、人参、甘草（炙）各30g，赤茯苓（去皮）、藿香叶（拂去尘）、白扁豆（姜汁略炒）、木瓜各60g，香薷、厚朴（姜汁制）各120g。

用法：上锉，每服12g，水一盏半，生姜三片，枣子一枚，煎至八分，去滓，不拘时服。现代用法：亦可作汤剂，水煎服，用量按原方比例酌定。

功用：祛暑化湿，健脾和胃。

主治：湿伤脾胃，暑湿外袭证。霍乱吐泻，倦怠嗜卧，胸膈痞满，舌苔白滑等。

【二者区别】六和汤与藿香正气散均主治外感兼内湿之霍乱吐泻证。不同之处在于前者为伤于暑湿，重用香薷，配以厚朴、扁豆，湿邪伤脾致倦怠嗜卧，用人参益气健脾以助脾运；后者兼伤于寒，重用藿香，伍以紫苏、白芷，湿阻气机致脘腹疼痛，以陈皮、大腹皮理气和中。

附：藿香正气水的妙用

1.**蚊虫叮咬** 蚊虫叮咬后，皮肤瘙痒疼痛，可以将它涂抹上，10分钟后可以消除瘙痒感。

2.**治疗灰指甲** 将藿香正气水涂抹在指甲上，之后按摩，坚持一周就有效果。

3.**驱蚊，去除臭味** 准备一个喷壶，加入清水再将它挤入，喷在鞋子里，可以去除臭味；喷在身上可以有效驱蚊。

4.**去除脚臭、脚气** 将它滴在脚底擦拭，坚持1周就有效果。

慢性结肠炎效验灵方

主方：赤石脂 200g（其中 10g 研末冲服），干姜 30g，仙鹤草 60g，炒薏苡仁 30g，黄连 30g，生地榆 30g，羌活 10g，防风 10g，甘草 10g。水煎服，日 3 次。

主治：长期腹泻，慢性结肠炎。

【病案】慢性腹泻

乔某，男，42 岁。

病史：腹泻 10 多年，面色枯黄，人极度消瘦无力，走几步路就微喘，需要歇息一阵，边吃边泻。多年辗转多地，转易多医，治疗无效。西医诊断为慢性结肠炎，患者已近崩溃之态。慕名前来中医求治。

刻诊：脉沉弱无力兼数，舌淡苔薄白。

中医辨证：脾肾阳虚，下焦失固。

处方：慢性结肠炎灵方。赤石脂 200g（其中 10g 研末冲服），怀山药 100g，炮姜、干姜各 15g，仙鹤草 100g，补骨脂 30g，煅牡蛎 50g，黄连 30g，生地榆 30g，羌活 10g，防风 10g，甘草 10g。15 剂，水煎服，日分多次，少量频服，日 1 剂。

1 周后电告，腹泻已止，患者大喜。嘱其坚持把药服完。

半月后，多年腹泻基本止住。后以中成药附子理中丸和四神丸善后，3 个月后治愈。

阳痿不振专用方

主方：蜈蚣 50 条，高丽参粉 50g，海马粉 30g，生水蛭 30g，麻黄粉 30g 马钱子（油炸）8g，共研细末，装 0 号胶囊。每日 3 次，每次 6 粒（注：此方含有马钱子，不可随意加量）。

主治：阳痿不振，性功能减弱。

临床上经常遇到男性阳痿或性功能减弱的患者求治，查其他症状不明显，又不愿意用"伟哥"，嫌不良反应大，故找中医给予解决改善。对于此类患者，我一般配制此胶囊服用 1 周左右，轻则即可治愈，重则改善。服药期间节制房事，再加以食疗常吃大虾、海蛤、枸杞之类，效果更好。此方兴阳补益并举，可媲美"伟哥"。但是对于继发性阳痿一定要先治原有病，诸如糖尿病之类引起的阳痿，而后再用此方，才能取得满意的效果，使用者不可不知，此方虽好，但千万不可滥用。

男性阳痿灵验方

主治：男性阳痿和性功能不济。

古道瘦马体悟：此方是我吸取众多民间验方并结合现代药理研究的一个经验方，临床运用安全可靠，无不良反应。多年使用，效果显著，为我秘囊中一专方。

【病案】李某，男，42岁。人虚胖，动则汗出，乏困，力不从心，阳痿不举，服过多种药疗效不佳，要求中医治疗。

中医辨证：气虚不足，肾伤精耗。

处方：阳痿不振专方。蜈蚣100条，生水蛭30g，当归60g，白芷60g，生麻黄30g，羌活30g，高丽参60g，淫羊藿30g，马钱子8g，雄蜻蜓40只，叩头虫30g。打粉装胶囊，每日3次，每次6粒。

服用1周后起效，能同房，但自感硬度不够，医嘱继续坚持服用，并节制房事，后痊愈。（古道瘦马医案）

按：此案是我成功治疗众多阳痿患者中的一例，用的是我研究多年，且临床效果较好的专方。其方理并非是完全按中医的理法方药组织的，而是从多个治疗阳痿的秘验方中提出有效药物，并结合现代药理而组成的，自谓中西合璧。本着有效就是好方，存在就是合理的认识，自拟成方，希读者不必刻求中医理论是否合理，有时还真讲不出道理，然而确实效验，故写出供参考。

千口一杯饮治疗阳痿

学医之初，曾随方鸣谦老师实习。一次见方老为一阳痿患者诊病，四诊之后，遂开一方，嘱其配成丸药服用。患者服丸药治疗月余后，来院告知，病情大有好转，效果显著。故将该方录存。1962年毕业之后，从事内科临床工作亦常有阳痿患者来院求诊，多用方老治疗阳痿之方化裁，治疗数十例，均获满意效果。

1976年参加全国中医研究班，跟随名老中医王文鼎老师于门诊学习。一日，见王老为一阳痿患者处方，观其药味与方鸣谦师所用治疗阳痿方近似，遂向王老询问该方的来龙去脉。王老言："此方名为'千口一杯饮'，系配成药酒，服时一杯药酒做千百口饮之，并意守丹田，缓缓使药下行，有道家方术之意。"并言此方治疗阳痿效果甚好，有补肾、健脾、培补元气、填补精髓之效用，又取其缓缓饮之，并意守丹田，使药达病所。

近几年来，在翻阅资料时，偶见《验方新编》中，载有"千口一杯饮"方，言"此方专治阳痿不举，一杯作二三百口缓缓饮之，能生精、养血、益气、安神"，并言"其功不能尽述"。方中有"高丽参（好党参亦可）、熟地黄、枸杞子、沙苑子、蒺藜、淫羊藿、母丁香、远志（去心）、沉香各一线，荔枝肉七个，上药浸入好烧酒二斤，三日后蒸三炷香久，取起，浸冷水中，拔出火气，过二十一日饮之。"方老所用之方又增加桑螵蛸、芡实、炒山药，并以蜂蜜为丸服之。王老则以原方配成酒剂服之。

从药味中可以看出该方有补脾肾、益气血、生精助阳效用，但并非辛热阳大补之品，诸如常为人们应用治疗阳痿的海马、鹿茸、鹿鞭、牛鞭，海狗肾等药。该方并未选取，而是以平和草木之品为主，该方虽有益阳生精之药，但大都是补肾，益气以养心、生精、助阳，并非以骤补之法以求图得一时壮阳为快，而且并无伤正气、耗损真阴之弊，观其效果也较持久、巩固。若兼有相火偏旺则复加知母，我还曾用汤剂服，只是沉香取面冲服，而后用丸药治之。"千口一杯饮"治疗阳痿的确效果好，同道不妨一试。（晁恩祥）

痤疮辨证治疗

【案1】徐某，男，20岁。满脸痤疮，尤其是两颧部更重，红疗带脓头，布满脸颊，此起彼伏，不间断，使小伙子烦恼不断，已经两年之久；多处治疗不佳。经人介绍转求余治。

刻诊：舌红苔腻，脉弦滑有力。脂溢性脱发不严重，饮食正常，小便略黄，大便黏腻不爽，较臭。

中医辨证：三焦湿热，瘀毒频发。

治则：清热利湿，排瘀解毒。

处方：龙胆泻肝汤合五味消毒饮加减。龙胆草15g，车前子25g，川木通12g，黄芩30g，栀子12g，升麻30g，柴胡15g，当归15g，生地黄15g，泽泻15g，生甘草30g，白芷25g，桔梗10g，皂角刺15g，金银花15g，蒲公英30g，连翘45g，忍冬藤30g，穿破石30g，丹参50g，山楂15g，天花粉25g，白花蛇舌草30g，干姜30g。14剂。水煎服，每日3次。

半月后复诊，痤疮已平，偶有一两个再发。满脸遗留色素暗红印。青年甚是高兴，喜笑颜开，告曰脱发亦减少。效不更方，又服半个月痊愈。

古道瘦马按：此案是湿热证较明显之痤疮，且热重于湿，故用龙胆泻肝汤清热利湿；五味消毒饮解毒；白芷、桔梗、天花粉排毒出脓；皂角刺、穿破石破瘀；丹参、山楂、白花蛇舌草等活血兼解毒并增加雌激素，以抑制雄性激素过高，干姜护胃。方证对应，故收效较快。

【案2】杨某，女，19岁。痤疮5年多，中西医治疗效果不满意，此消彼伏，无法彻底治愈，经人介绍慕名而来。

刻诊：此人两腮下巴及唇周，比较严重，长满红疗，有脓头，四肢冰冷，面白皙，瘦高，纳可，二便基本正常，脉关部滑，舌淡苔白。

中医辨证：肺胃火热，气血虚弱。

处方：当归补血汤合五味消毒饮、四物汤加减。当归12g，生黄芪30g，野菊花 30g，蒲公英 30g，紫花地丁 30g，川芎 10g，白芍 12g，连翘 30g，忍冬藤 30g，生地黄 30g，白芷 25g，黄柏 15g，知母 15g，生甘草 30g，陈皮 10g，煅牡蛎 30g，浙贝母 12g，太子参 15g，玄参 12g，生麻黄 10g，赤小豆 30，天花粉 25g。

此方不变，连续服用 3 次，每次 7 剂，一次比一次好转。

3 次后，基本痊愈。

四诊：守方，巩固治疗，原方加丹参。10 剂，其中 5 剂汤剂，5 剂加工成水丸善后。每次 6g，每日 3 次。

【案3】栾某，女，30 岁。

居住在西安东郊，经人介绍专程要求治疗痤疮的，说五六年了，看了好多地方，也吃了几千元的中药还是不行。我说什么痤疮这么难治？患者把前额头发撩起说你看，额头满是小米粒，白色，带小红头，胸背也有，头顶还有一块头癣起白屑已多年。我一看明白了，此种痤疮如果治疗不得法确实难愈。此种痤疮为湿热型，湿重热轻。

刻诊：舌质淡苔薄白，脉寸关浮濡，尺不足。心烦易怒，月经偏少，纳可，二便基本正常。

处方：麻黄 10g，杏仁 10g，生薏苡仁 50g，陈皮 15g，半夏 15g，生甘草 10g，桂枝 15g，茯苓 30g，桃仁 12g，白芍 15g，鸡血藤 30g，荆芥 10g，防风 10g，白蒺藜 30g，生首乌 30g，连翘 30g，白花蛇舌草 30g，炒山楂 30g，苍术 12g，丹参 30g。7 剂。水煎服，每日 3 次。

1 周后复诊，白色米粒状的痤疮已消失大半，而且头上的一块多年不愈的癣也好了。患者很是兴奋，述效果真快，要求继续服中药，效不更方，续服 7 剂而愈。

古道瘦马按：此案主方是麻杏薏甘汤合二陈汤、桂枝汤加减，因是湿热证，湿重热轻，故未用大量苦寒清热活血之药，而是紧扣病机，解表祛湿，调和营卫，兼解毒，所以收效较快。

【案4】许某，男，36 岁。

脸上的痤疮红疖子，此起彼伏，从不间断已有五六年了，因工作性质经常吃喝应酬，西药内服外用久治不愈，很是苦恼。

刻诊：脉象双关浮滑有力，舌淡苔白，身高 168cm 左右，略胖，纳可，二便基本正常。

中医辨证：肺胃火盛，瘀久外发。

处方：当归补血汤合五味消毒饮加减。生黄芪 60g，当归 15g，金银花 45g，忍冬藤 30g，蒲公英 45g，连翘 30g，野菊花 30g，紫花地丁 30g，天花粉 25g，白芷 25g，桔梗 10g，生甘草 30g，重楼 20g，红藤 30g，升麻 30g。10 剂。水煎服，每日 3 次。

患者吃了 5 剂后，脸上疖子痤疮全部消退，10 剂吃完痊愈。

古道瘦马按： 当归补血汤加红藤活血托毒生肌，生黄芪合白芷重用尤为重要，五味消毒饮加升麻、重楼、生甘草清热解毒；尤重用金银花、忍冬藤不但清热解毒，而且具有外散郁热的作用，天花粉、桔梗助黄芪托毒外出，全方集清热解毒，托毒外出为一体，药专力大，吻合病机，故收效较速。

痤疮治疗心得体会：治疗痤疮一证，我的体会是要辨证分型。湿热证热重于湿用龙胆泻肝汤合五味消毒饮加减；湿重于热，以三仁汤合五味消毒饮加减；热毒突出以仙方活命饮为主进行加减；气血虚者，以补中益气汤合五味消毒饮加减；血热明显者，以犀角地黄汤合五味消毒饮加减为是。

临床上治疗痤疮一定要分型，针对不同病机用药，切不可一味清热解毒，死守一方。有是证用是方，坚持中医的辨证，治疗此症并不难。

加味导气汤临床运用

临床上我治疗下腹部的一些疾病，如少腹胀痛、气滞肠道、阴囊水肿、睾丸坠痛等，喜分寒热治之。热郁用四逆散类加减；寒郁用导气汤类加减，具有执简驭繁，治法简效的作用。这里重点谈一谈导气汤的运用体会。

导气汤出自《医方集解》，其方组成为吴茱萸、川楝子、木香、小茴香，共四味药。药味简单，方意明确。主"寒疝疼痛"。凡因寒邪所致之少腹痛、睾丸痛者，皆可随证加减，均有良效。方中川楝子苦寒入肝舒筋，利气止痛，解挛急之苦，治疝痛主药。木香降诸气，调和脾胃，通利二便，疏肝而和脾。小茴香温煦丹田，理气祛寒。吴茱萸入肝经气分，暖肝散寒，共成行气散寒止痛之剂。

临证加减法：少腹胀满者加香附、乌药；痛见肠型者加荔核、橘核；隐痛不休者加白芍、甘草；湿重者加苍术、茯苓；少腹重坠者加柴胡、桔梗；瘀血者加蒲黄、五灵脂。临床上以导气汤加减治疗寒性少腹痛，实践证明，效果良好。

加味导气汤，乃辛亥革命以后，西安市书院门陕西省立第一师范学校校医，泾阳焦培堂老中医所创，陕西中医学院已故王正宇教授推广。名"加味"，即上方加木瓜、大腹皮也。临床上治阴囊水肿有可靠疗效。

【案1】刘某，女，40岁。初诊：少腹痛五天。素常少腹易痛，每因起居不慎、寒热不当、饮食不适等因由，而致疼痛加剧，但可自行缓解。近5日来疼痛逐日加剧，时胀痛难忍，腹鸣不已，少腹如负冷物，遇温则适。大便溏日行数次，质溏无赤白。无里急后重。自述有虫，曾服驱虫药，未见虫下，痛如故，小便清长。查体：少腹柔软，按之不拒，但隐隐作痛。苔薄白，脉沉。证属寒邪郁久，气行不利，治宜导气散寒，温通止痛。

处方：导气汤加味。吴茱萸、小茴香、木香、川楝子、延胡索、桂枝、沉香、白芍、茯苓、甘草，3剂。

二诊：药后疼痛逐减，今时而微痛，矢气时转，少腹尚冷感，纳食已好，大便尚溏，日行二次；苔薄白，脉沉。

拟再进前方。患者懒于煎药，希用成药，故以茴香橘核丸以善其后。

【案2】刘某，男，9岁，2008年9月10日初诊。

患者于感冒后继发阴囊水肿，少腹微胀满，小便不利，面色㿠白，舌苔白润，脉沉虚弦。辨证属寒湿之邪阻滞肝经，下注阴囊，遂拟暖肝散寒导湿利气之法，投加味导气汤原法为治。

处方：川楝子12g，大腹皮9g，吴茱萸9g，小茴香9g，木瓜12g，木香9g。嘱每煎分2次温服，外用白芷10g，蝉蜕30g。水煎外洗。

1剂则小便清长，诸症悉除。

按：此案所述病证即中医学所谓之水疝。叶天士《临证指南医案》云："疝病之本，不离乎肝，又不越乎寒，以肝脉络于阴器，为至阴之脏，足太阳之脉属肾络膀胱，为寒水之经。"可见水疝与足经太阳、厥阴有关，多系寒水相结为患。患儿睾丸肿大行及少腹，伴有小便急结不利，实由寒湿之邪阻于肝、膀胱二经，气水相结，寒湿凝聚所致，故拟加味导气汤，以温厥阴、暖膀胱、利气机、导湿浊而收捷效。

加味导气汤所治之证虽有多种多样，但因全方药味主入肝、肾、膀胱、小肠、大肠等经，且诸药的作用部位皆偏于下焦，故其所主证候多以小腹、胀痛、阴囊肿痛为其辨证要点。因其发病多属气滞，寒凝湿聚，故舌质多淡，苔多白腻或滑，脉多沉滞或涩。这些临床表现上的共性，则为加味导气汤证的诊断提示了规律。

加味导气汤，从其组成来看，可知此系原导气汤加木瓜、大腹皮而成。

导气汤始见于《医方集解》，汪氏认为除治寒疝、水疝、筋疝、气疝、狐疝、癫疝等外，并可治男科漏尿、癃闭、阳痿、胞痹、滑精以及妇科血痼经闭、咽干、癃闭、小腹痞块、阴挺、痔核诸证。这些见解，在导气汤的临床运用上则给我们以很大启发。然焦氏在此四味药的基础上，增加了大腹皮、木瓜两味。我体会到，加此两味药后，一是增强了原方的疗效，二是扩大了原方的治疗范围。临床上除治上述二证外，我还喜用于非器质性病变的腹胀、肠型、隐痛、寒性痛经及不明原因的少腹不适等。

小四五汤肾病之良方

小四五汤是南方医科大学陈宝田教授创立的经验合方，该方由《伤寒论》小柴胡汤、五苓散及《和剂局方》之四物汤组合而成，取三方的字头简称为小四五汤，可以说此方是经方和时方结合的典范。临床运用方证易识，效果可靠。

组成：柴胡 15g，黄芩 12g，人参（用党参 15g 代），法半夏 12g，炙甘草 10g，生姜 5 片，大枣 5 枚，猪苓 15g，泽泻 12g，白术 15g，云苓 20g，桂枝 9g，当归 12g，熟地黄 15g，川芎 15g。以上 16 味，以水 600～800ml，文火煮至 200ml，饭后温服。

功用：解表退热，调气行水，益气养血，活血祛瘀。

本方以外有余邪，内停水湿，瘀血互阻，毒邪壅滞为辨证要点。

适应证：浮肿，小便不利，口渴呕恶，往来寒热，身有微热，胸胁苦满，腹胀纳少，血瘀疼痛，脏器肿大，血尿蛋白等。慢性肝炎，肝硬化症，急性肾小球肾炎（简称急性肾炎），慢性肾小球肾炎（简称慢性肾炎），肾病综合征，系统性红斑狼疮肾炎，过敏性紫癜的肾损害，慢性肾盂肾炎，慢性膀胱炎，肾结核，特发性水肿，血管性头痛，眩晕，血管神经性水肿，经前期紧张症，妊娠高血压综合征，围绝经期综合征。

以往我对肾病的治疗习惯用越婢汤、真武汤、五苓散之类的方子治疗，临床效果不是很理想，可以说是见效少，无效多。追其原因，上述方子在治疗早期肾病较好，因偏寒俱多，一转为慢性则为风热、郁毒或瘀血停水较多，且偏热偏瘀，再用上述方子就有些不吻合了。曾转易思路，用赵绍琴先生的方法，防风通圣散合人参败毒散加减，效果提高不少，但方子较杂，不好记。后来看到陈宝田教授的《时方的临床应用》一书中的小四五汤，非常合适肾病类的病机，且易掌握，陈老又有不少治疗显著的案例，如获至宝，结合赵绍琴先生部分用药思路，运用临床效果非常好。我常以此方为主加减治疗急慢性肾炎、肾病综合征、红斑狼疮等病，效果确实非一般，值得推广介绍。

【病案】黄某，女，42岁。多年的肾病综合征。

刻诊：人胖中上等个子，自述头晕，恶心、胸闷胁胀，烦躁易怒，尿少，乏力，血压180/110mmHg，面浮肿，腿胀肿。尿蛋白（+++），饮食不佳，大便尚可，月经稀少，脉弦滑有力，舌尖边红，苔薄白。

辨证：小四五汤证。

处方：柴胡12g，黄芩50g，党参15g，姜半夏30g，当归12g，茜草12g，牡丹皮12g，川芎10g，赤芍15g，生地黄30g，茯苓30g，猪苓15g，泽泻30g，荆芥、防风各6g，苍术12g，生大黄10g，益母草90g，生姜5片，大枣3枚，甘草6g。7剂，水煎服。日3次。

1周后复诊，头已不晕，尿量增多，浮肿消退，亦不恶心，血压140/90mmHg。效不更方，上方加栀子皮10g，紫草12g，芦根、白茅根各30g。又14剂，血压正常，面腿已不肿，心情好转，尿蛋白（+），以后又以人参败毒散合防风通圣丸续调3个月，诸证平息，再以专用益肾胶囊常服善后。

小四五汤功能强大，既能和血利水，又能通调三焦，调整气机，略为加减又能祛毒扶正，对于治疗复杂性的肾类病确实好使，全方在运用时要保持轻灵活泼，不宜每味都是重量，因为此时肾已受损，不宜再加重负担，此一点很重要，但也不排除症急时个别药的用量可大。上案黄芩和益母草就用了大量，黄芩降压镇静，益母草活血利水，此乃活法，不可拘泥常规。总之，我认为小四五汤不失为一张治疗肾病的良方，诸位同道大可临床一验，不会令你失望的。

空洞型肺结核效方

组成：南沙参 15g，天冬、麦冬各 10g，炙百部 10g，炙紫菀、桔梗各 3g，肥玉竹 15g，茯苓 10g，生甘草 3g，地骨皮 10g，十大功劳叶 10g，母鸡 1 只（约 500g）。

用法：取母鸡净身之肉，不放盐、酒等佐料，文火煮浓汁 6 杯。余药用清水浸泡 30 分钟，文火煎煮 40 分钟，滤取药液，加水再煎 30 分钟，过滤，将两次药液混合成两杯（约 400ml），备用。每日 2 次，每次服中药、鸡汁各 1 杯。

主治：空洞型肺结核阴虚火旺型，症见形瘦潮热、口干舌绛少津或见痰血者。

方解：空洞型肺结核形精俱不足，非血肉有情之品，难以康复。故方中以鸡汁大补五脏为主，培元固本；以百部、紫菀、桔梗、玉竹、地骨皮、甘草、生牡蛎、功劳叶等养阴润肺、止嗽化痰、降火凉血，兼除虚热，且有杀虫之功。现代药理研究也证明，以上药味均有不同程度的抗痨作用，合而用之，共奏补虚、杀虫之功。本方具有两大作用，一方面培补正气，增强抗病能力；一方面杀虫。是针对病因治疗，以标本兼治。若长期坚持服用，可获良效。

屡用屡验，一般连服 2 个月即可痊愈。

附记：笔者曾用本方试治 3 例，服药 2～3 个月，均获痊愈，病鸡忌用。

百合汤治胃脘痛

此方载于陈修园《时方妙用》《时方歌括》二书，是陈氏采录的验方。他在《时方歌括》中说："此方余从海坛得来，用之多验。"本方的组成和服法为百合 30g，乌药 9g，水 2 杯，煎 7 分服。并谓："治心口痛，服诸热药不效者，亦属气痛。"《时方妙用》则载："气痛，脉沉而涩，乃七情之气郁滞所致，宜百合汤（微凉）。""火痛，脉数而实，口渴面赤，身热便秘，其痛或作或止，宜百合汤。"可见本方原为治疗胃脘痛属气郁化火，或热积中脘，服热药无效或增剧者而设。

早在 20 世纪 40 年代，笔者应用本方，并将气郁气滞之胃脘痛分为偏寒、偏热两种。偏寒者，选用辛温行气之方；偏热者，即用本方，每收佳效。

【案 1】陈某，男，44 岁。脘痛而胀，按之痛减，嘈杂，嗳气，反酸，知饥纳呆。舌苔微黄，质淡红，脉弦细。曾服理气止痛诸方，初尚有效，继则复痛如故。因思此证痛而兼胀，必属气痛；嘈杂反酸，知饥纳少，服辛温行气之药不效，其病偏热无疑。故用百合汤。服 3 剂之后，痛胀减轻大半，继服数剂而愈。

此外，某些胃脘热痛者，初用清热之药能使症减，但终不彻底，反复发作，经改用百合汤治疗，效果十分突出。

【案 2】王某，男，40 岁。胃脘灼痛，吞酸，口苦，便干。舌苔黄，脉滑数。服用苦寒清热之剂，病反复不愈，乃改予百合汤。服 4 剂后，热痛基本消失，继服数剂获愈。

在临床治疗胃脘痛的处方中，百合汤确是对气郁化火或热痛者效果较为突出的一首方剂。一般治气痛的处方中，多用辛温香燥之行气药，这对于单纯气滞者较适用。但是对气郁日久而化火者，则不宜继续香燥行气，而当配凉润之品，百合汤即符合此义。一般热痛而火势甚者，治疗可苦寒直折；但如遇热不盛，或用苦寒药后热势已减，则不可过用苦寒。此时当以性微寒之百合配辛温行气之乌药，使其热得清，气得行，则疼痛可止。

百合汤疗效卓著，其故何也？在《本经》中载："百合，味甘平，主邪气腹胀心痛。"缪希雍《本草经疏》亦谓："百合得金之气，而兼天之清和，故味甘平亦应寒……解利心家之邪热，则心痛自瘳。"陈修园《医学从众录》亦谓："百合合众瓣而成，有百脉一宗之象。其色白而入肺，肺主气，肺气降而诸气俱调。"百合有治心腹疼痛之功，其关键在于百合入手太阴肺经，能降肺气。肺为诸气之总司，肺气得降则诸气皆调。且百合甘润微寒，兼清热；乌药辛温行气止痛。《本草从新》谓其能"疏胸腹邪逆之气，一切病之属气者皆可治"。两药相配，一凉一温，柔中有刚，润而不滞，故对胃脘部的气痛、热痛均宜。

（步玉如老中医）

半夏泻心汤治疗胃脘痛

刘某，女，71岁，患慢性萎缩性胃炎数十年，常年中西药并进。我接诊时愁眉不展，失去治疗的信心。主诉胃胀纳差，隐痛反酸，口干口苦微黏，四肢冰凉，偶有便溏，舌红苔黄厚腻，脉濡细而数。针对该患者厌倦治疗心理，我对她说只开3剂一试，有效再来。证属寒热夹杂，治疗以寒热消补并进。处以王老师治疗胃病的经验方半夏泻心汤加减，并加用了王老师的胃病专药蒲公英、生地榆、败酱草、九香虫。

处方：半夏10g，党参10g，干姜6g，黄连10g，生蒲黄20g，煅瓦楞20g，生地榆20g，蒲公英30g，炒谷芽、炒麦芽各15g，九香虫15g，莪术15g，吴茱萸10g，甘草6g。

次日下午刚一上班，患者急匆匆地赶到诊室，满面喜悦，夸赞效果很好，比以往都有效。当天1剂药下去，症状消去多半，第2天食欲大增，诸症减轻，非常高兴。

个人体会：老年胃病，大多非单纯证型。久病多虚多瘀，常兼有气滞，湿阻，痰结，郁热，阴伤等病理变化，是一组寒热虚实夹杂的复杂症状。该患者既有口干口苦，舌红苔黄腻的热象，又有四肢冰凉，偶有便溏的寒象，治疗当寒热并调，虚补实泻，半夏泻心汤尤为适宜该病机，再加上王老师独具匠心运用的几味专药，蒲公英清热利湿，杀菌抗炎，败酱草制酸清热，中和胃酸，生地榆清热生肌，帮助黏膜恢复。特别是九香虫，是一味难得的胃痛良药，止痛效卓。这样组方遣药充分体现出王老师的病机加专药的学术观念，验于临床，疗效肯定。（陕西省咸阳市田明中医师）

治口臭效验方

主方：甘露饮。生地黄 15g，熟地黄 15g，天冬 15g，麦冬 15g，石斛 15g，黄芩 12g，茵陈 30g，枳实 12g，枇杷叶 15g，甘草 10g。

用法：水煎服，日 3 次。

关于口臭一症的治疗，临床上分为两类：一是龋齿造成的，二是胃肠积热造成的，这里指的是后者。胃肠积热一般都用清胃散或玉女煎，但是临床上都达不到 100% 有效。但有一方可以做到，这就是甘露饮。

【病案】2008 年 7 月，有一天，乐仁堂大药房附近空军家属院一妇人朱某，32 岁，经人介绍找到我，说别的毛病没有，就是口臭，请开中药治疗。

刻诊：面色红润，能吃能喝，舌淡白胖大，苔厚腻，双关脉滑大，大便不干，小便不赤热，略有饭后微胀，余无他症。

看到舌淡胖大厚腻加脘腹微胀，我先辨证为脾虚湿盛郁积化火，开出了平胃散加二陈汤加四君子汤，5 剂。

1 周后，朱某再诊，说前 5 剂药无效，仍然是晨起口臭，请尽快解决此症，天天嚼着口香糖也不是个办法，想参加个社交活动都不便。

看到朱女士焦急的样子，我觉得先前辨证有误，应该舍舌取症，直接用口臭专方甘露饮。又是 5 剂。

一周后，朱女士喜形于色奔来告诉我，嘴不臭了，要求巩固。又吃了 20 多剂甘露饮，口臭彻底治愈。

古道瘦马按：临床上我用此方治疗口臭甚多，大多三五剂即效。此方乃从张步桃《小中药，大功效》书中学来，张步桃在书中说道："我看过有五十年口臭的，服一次甘露饮就好了一半；很多口腔溃疡为几十年的顽疾，服一次后症状就减缓一半"；此话决非虚言。而且我还看到别的老中医用此方治疗口臭和口腔溃疡得心应手，因此医者不可不重视此方。

甘露饮治消谷善饥

昨天有网友咨询："张大夫，每天吃得多又饿得快是病吗？我今年22岁，女，身高160cm，体重49kg，每天每顿饭都吃到撑的地步，但是2个小时左右又饿了……平时饭量比男朋友还大……也没做什么体力或脑力运动，请问我这正常吗？"

张大夫答：首先明确一点，这种表现确实不正常。这类患者除了吃得多，饿的快，很多人还老感觉胃热、心口灼热，容易反酸、口渴口臭，喜欢吃冷食，喝冷饮；有的患者还有牙龈肿痛、小便短赤、大便秘结等症状。这在中医来讲就是胃有热、有火，即"胃热则消谷善饥"胃热的产生一方面是嗜酒或过食辛辣、肥甘厚味，可以导致胃火；另一方面由于肝气不疏，肝郁化火，导致"木克土"，肝气犯胃，也会导致胃火盛；那么，中医如何治疗这类病呢？张大夫临床遇到这类患者，习用王幸福老师《杏林薪传》一书中的"甘露饮"，临床疗效非常好。以下分享王幸福老师《杏林薪传》书中原文。

主方：甘露饮加玉竹，黄精。天冬15g，麦冬15g，生地黄15g，熟地黄15g，石斛15g，黄芩15g，茵陈30g，枳实10g，生甘草10g，枇杷叶25g，玉竹30g，黄精30g。水煎服。

方解：甘露饮治消谷善饥；玉竹又名葳蕤，不寒不燥，可代替人参、黄芪；黄精入药始载于《名医别录》，列为上品，味甘，性平，归脾、肺、肾经；功能补气养阴、健脾、润肺、益肾，用于脾胃虚弱、体倦乏力、口干食少、肺虚燥咳、精血不足、内热消渴，并可解饥饿、美容。

【病案】能食消瘦。

吕某，男，42岁，西安市公交公司司机。2010年6月17日初诊。

刻诊：身高178cm，瘦削，舌略红，苔薄净，脉弦细。能食饭量大而体重肌肉不增长。

主诉：饭量特别大，不到吃饭时间就饿，吃完就要排大便，每日两三次。

乏困而无力，汗多。余无他症。

辨证：胃火盛则消谷，脾气虚则便多。

治法：清胃，健脾，补肾（因病多年，久病及肾）。

处方：天冬、麦冬各 15g，生地黄、熟地黄各 15g，石斛 15g，黄芩 10g，生石膏 30g，茵陈 30g，枳实 10g，生甘草 10g，枇杷叶 25g，仙鹤草 60g，补骨脂 30g，玉竹 30g，黄精 30g。5 剂，水煎服。

1 周后复诊：大便已正常，每天 1 次，成形。饭量略减，已不大汗淋漓，乏困见好。效不更方，续服 10 剂，饭量已减去 1/3，大便正常，自称腰部已长肉，人有劲，不易累了。

甘露消毒丹运用之体会

中医里有一个湿热证，外感内伤均可见，治疗起来比较麻烦，三仁汤、龙胆泻肝汤都是治疗此类证的名方，但是从临床实践上来看，还有一个更好用的方子，这就是清朝著名温病学家王士雄的甘露消毒丹。

甘露消毒丹出自王士雄《温热经纬·方论》第九十五方，组成为飞滑石十五两，绵茵陈十一两，淡黄芩十两，石菖蒲六两，川贝母、木通各五两，藿香、射干、连翘、薄荷、白豆蔻各四两。各药晒燥，生研细末（见火则药性变热），每服三钱，开水调服，日二次。或以神曲糊丸，如弹子大，开水化服，亦可。

甘露消毒丹主治发热倦怠，胸闷腹胀，肢酸咽肿，斑疹身黄，颐肿口渴，尿赤便闭，吐泻疟痢，淋浊疮疡，舌苔淡白，或厚腻或干黄等；并主水土不服诸病证。其辨方证要点为舌红、苔黄腻、咽喉不利、咳喘、胸闷腹胀。

分析甘露消毒丹可知藿香芳香化浊，宣透上焦之湿；白蔻仁、石菖蒲芳香宣化中焦之湿；茵陈、滑石、木通渗利下焦之湿；从而三焦分消以治湿。另用薄荷、连翘、射干、黄芩、川贝母清热解毒、清利咽喉、清热化痰以治热。

此方过去一直比较局限于外感中的湿温证，亦可称为西医的肠伤寒，但自氯霉素发明以后，此病已大大减少，几乎不见。但是病不多见了，并非英雄无用武之地，中医治病讲究证候，只要温热的病证存在，一样可以大有作为。

湿热一证临床不仅外感易见，杂证更多。诸如口疮、口臭、咽痛、咳喘、胃炎、肝炎、黄疸、脱发、淋浊、疮疡、风湿等，只要是表现为湿热证，我都会以方为主加减运用，效果显著。

临床上治湿热，我喜欢用2个方子，一是甘露消毒丹，一是龙胆泻肝汤。表现为中上焦湿热证的用甘露消毒丹，表现为中下焦湿热证的用龙胆泻肝汤，表现为中焦湿热证的用甘草泻心汤。

这里重点说甘露消毒丹，其辨证要点很简单，一是舌红苔腻，二是脉滑或数，不管证多繁杂都可以用。重点是症在中上焦。

【案1】一男性老者，70岁，先是感冒引起咳嗽痰多，黏稠且带血，胸闷气短。西医诊断为支气管扩张合并气管炎，医院静脉滴注治疗1个月，病无减轻，求治于我处。刻诊除了上症外，察舌红苔腻厚，脉滑数，饮食尚可，大便黏臭。

中医辨证：痰热壅肺，热盛伤阴。

处方：甘露消毒饮。藿香6g，白豆蔻6g，石菖蒲15g，茵陈50g，生薏苡仁60g，冬瓜子30g，黄芩30g，鱼腥草30g，金荞麦30g，连翘45g，浙贝母30g，射干15g，薄荷10g，北沙参50g，麦冬30g，桔梗12g，生甘草10g。5剂，水煎服，日3次。

1周后，复诊，咳嗽减轻，痰少，已不胸闷气短，效不更方，又续服10剂，诸症消失，返回青海西宁。此证实际上是上焦湿热证，郁久伤阴，故在芳化湿邪，清热化痰的基础上加入北沙参、麦冬之类，方证相对，故收速效。

【案2】席某，男，45岁。有乙肝病史，近期右胁胀痛，失眠多梦，大便黏溏。肝功能化验，转氨酶高达230U/L。曾在某专科肝病中医医院吃中药1个月有余，仍是诸证不减，转求诊我处。刻诊除上述证外，察舌红苔黏腻，脉弦滑有力。

中医辨证：湿热蕴郁中焦，上冲扰神。

处方：甘露消毒丹。藿香10g，草果10g，石菖蒲15g，茵陈50g，滑石30g，川木通12g，浙贝母30g，黄芩30g，连翘45g，射干15g，薄荷10g，虎杖30g，丹参50g，珍珠母50g，清半夏、法半夏各30g。同时配服联脂双苯。7剂，水煎服，日3次。

1周后复诊，已能入睡，胁肋部已不痛了，舌仍红，苔已不厚腻，效不更方，加白薇15g，续服15剂，能吃能睡，转氨酶37U/L，已正常。停药。此案，前医之所以用药不效，我观病历，满脑子西医概念，用了大量的清热解毒和活血祛瘀再加垂盆草、田基黄等药。不管中医的湿热病机，南辕北辙，故而不效，所以用中药一定不要离开病机，有是证用是药，这个证一定是反映病机的证候，学中医的同志一定不要忘了这一点，切记！切记！

　　甘露消毒丹是一个很好很实用的方子，治温热无有出其右，我临床上用此方治过很多病，诸如口腔溃疡，口中异味、头汗、胃炎、阳痿、带下等。一句话，只要掌握其病机和辨证要点，舌红苔腻，脉滑或数，大便黏臭即可，不管它是西医何病，尽管去用，一定会收到好的效果。最后还要感谢我的前辈王士雄创造了这么一个好方子。

一例贝赫切特综合征的治疗过程

朱某，女，30岁。医院确诊贝赫切特综合征。

刻诊：人稍胖面白，发热心悸，天天吃激素消炎控制，口腔内大小溃疡五六处，外阴唇溃疡两三处；双膝关节疼痛，不想吃东西，胃胀，大小便基本正常。脉滑数，舌红苔腻。

患此病已5年，北京、上海等全国大地方看过多地，越来越重，被病折磨得痛不欲生。经同学介绍求诊我处。我先以经验处之，诊断为中医湿热证，方选甘草泻心汤合升麻鳖甲汤，15剂。15天后复诊，诸证未减，胃口更呆，又添欲呕一症，舌苔更厚，白如积雪。显然前方未对证。重新认真辨证，为甘露消毒丹证，舍病从证。

处方：藿香12g，佩兰12g，砂仁10g，石菖蒲15g，茵陈30g，滑石30g，通草10g，黄芩30g，连翘45g，忍冬藤30g，浙贝母25g，射干15g，薄荷10g，草果10g，苍术20g，生薏苡仁45g，重楼25g，升麻25g，鳖甲15g，生甘草30g，党参30g，桂枝15g，白花蛇舌草30g，炒神曲、炒山楂、炒麦芽各12g。7剂，水煎服，每日1剂，分3次服。

1周后再诊，胃口略开，诸证稍敛，效不更方。又开30剂（因患者在甘肃，家中又哺乳幼儿，故多开几剂，且此病是顽证，非一日之功可愈）。1个月后反馈，已不发热，关节不痛，上下溃疡已减少，亦可以吃饭，患者大喜，看到希望，要求继续服药治疗。尔后停服激素，又服此方60余剂，终获痊愈。

古道瘦马按：此病治疗主方是甘露消毒丹又加上升麻鳖甲汤，取效后一方坚持到底，终使此顽症痊愈。反思此案治疗有两点要注意：一是不能犯经验主义，一见贝赫切特综合征就光想到专病专方的思路上了，全忘了中医的辨证施治，故一诊后病未见减反而加重；好在迷途即返，重归中医辨证，以甘露消毒丹为是，随即渐入坦途。二是对于大病疑难重证，一旦认准，取得初效，即要守方，坚持时日，方能解决问题。该案即是如此，切忌来回辨证换方，此案服药近百剂就说明这个问题。

一味枯矾散治甲疽

甲疽俗名嵌爪，现代医学称为甲沟炎，常因修甲损伤甲旁的皮肉或因指（趾）甲过长侵入肌肉以及靴鞋狭窄，久受挤压而成。本证临床多见，因指（趾）部感觉神经末梢丰富而发生难以忍受之疼痛，妨碍行走或日常生活，而造成影响生产、学习与工作。

甲疽治法有两种：①涂擦局部，使它腐蚀而脱落，如过去用平胬丹、千金散、平胬散等平胬后再以生肌散收口。②外科手术拔甲，这种疗法，效果欠佳，且有不良反应，疗程长。拔甲患者不易接受，特别是年老、体弱者。

我科现用一味枯矾散治愈甲疽50余例，易接受，疗程短，未见不良反应，药源广，操作简便，经济便宜，深受患者欢迎。

本病以外治为主，如有化脓现象，可内服清热解毒之剂。

药物组成：枯矾（脱水明矾）研极细末备用。

治则：平胬、止血、杀菌、止痒。

主治：甲疽、各种疮口胬肉突出。

【案1】踇趾感染化脓

周某，男，48岁，福州人，干部。于前1个月，右踇趾不慎被踢伤，感染化脓，因不同意拔甲术，来我科求治。

检查：挤压左踇趾，趾甲外旁极红肿，胬肉高突、流水，压痛明显，此属甲疽。处理常规消毒，修去部分嵌甲，外敷一味枯矾散。隔日1次，而获痊愈。

【案2】踇趾疮口不愈

张某，男，82岁，福州人，住本市南门新村10号。左踇趾趾甲内旁修甲后刺伤，患部疼痛，疮口不愈，约2旬余，因不同意手术，经介绍，来我科要求用中药治疗。

检查：左踇趾伤口胬肉高凸，微红肿胀，压痛明显。血、尿常规正常。

此属甲疽，经用一味枯矾散包扎。隔日 1 次，3 次而获痊愈。（郑则敏《郑则敏学术经验集》）

古道瘦马体悟：枯矾别名煅明矾，是白矾经加热脱水成粉末状固体煅制品，白色稀松的结块，性脆，不透明，无臭，味酸涩，无毒；成分为脱水的硫酸钾铝，有蚀恶肉、制泌、收敛、止血、杀菌、止痒等作用。甲疽一症临床不多见，偶然见一两例有时还把人真难住了，不知中医咋处理。只得用西医手术方法拔甲，甚是痛苦；不意读书中看到郑老中医的一味枯矾散治甲疽，甚喜，运用于临床效果很好，故记之。

镇肝息风法治愈脑挫伤

某商店黄姓女经理，年刚四旬。1988 年 3 月 21 日，不慎于 10 级扶梯之上坠下水泥地，后脑着于地上，当即昏迷不醒，急送附近区级医院抢救。翌日转送某市级医院会诊，诊断为"顶骨骨折，右颞、左额脑挫伤。"昏迷 17 天后神识始清，共住院 40 日，因病情好转而出院。返家后依然眩晕难支，仅能于室中扶物缓行，动作蹒跚迟钝，稍稍加快则泛恶不止，甚则呕吐。纳谷不振，二便尚调。目糊不清，视一物每见二三重影；嗅觉丧失，但无鼻炎病史。生活起居，时刻需由家人看护扶持。至 6 月 16 日邀余诊视。诊得脉滑舌干，余症一如上述。先以代赭石 100g，水煎当茶饮，泛恶即止。复诊苔薄白，脉见上盛下虚之象，即以《医学衷中参西录》之镇肝熄风汤加减，以育阴潜阳，平肝息风。

处方：代赭石 30g，生龙骨、生牡蛎各 30g，淮牛膝 15g，炙龟板 15g，川楝子 9g，炒白芍 9g，玄参 9g，天冬 9g，生麦芽 9g，茵陈 9g，炙甘草 2g，合欢皮 15g，天麻 6g。

服药一周，胃纳大开，嗅觉复常，仍以此方加减续进。服至 20 剂，行动恢复正常，能自行乘车前来门诊。先后共服近百剂，病得痊愈。后恢复工作，生活起居一如常人，亦无头痛眩晕，记忆减退等后遗症状。

按： 头为诸阳之会，脑为元神之府。人身健康时，体内阴平阳秘，气血调畅。人体之阴阳气血升降有度，运行有序，协调均衡，则头脑清宁而灵敏觉知。一旦头颅为外力冲击，则巅中气血混杂，阴阳淆乱，清气不升，浊邪上干。阴火随冲气乘机潜位，肝阳胆气由是亢逆，逆扰于上，则目眩头晕；化风走于四末，则振掉而不利于行；犯胃则呕恶，旁及五官则耳、目、口、鼻、舌为之失灵。

《内经》曰："阴在内，阳之守也。"阳既化风逆上，阴阳失于维系，则真阴失固。且肝阳下吸肾阴，则阴伤更甚矣。故其治疗之法首须潜阳降逆。然真阴既伤，倘不滋填根本，欲潜其阳而阳终不潜，欲降其逆而逆必难降，是故涵育真阴，又当辅行。

据于此理，则治疗之方当以"镇肝熄风汤"最为合宜。此方虽为中风（脑充血）症而设，而其病机却与此证极为相似。如张锡纯于方后自注此方之适应机制云："盖肝为木脏，木火炽盛，亦自有风，此因肝木失和、风自肝起。又加以肺气不降，肾气不摄，冲气胃气又复上逆，于斯，脏腑之气化皆上升太过，而血之上注于脑者，亦因之太过，致充塞其血管而累及神经。"至其用药原理，是以方中重用赭石以降胃降冲，牛膝以引血下行，此为治标之主药。而复深究病之本源，用龙骨、牡蛎、龟板、白芍以镇肝息风，玄参、天冬以清肺气，肺中清肃之气下行，自能镇制肝木。余于原方中加天麻以止眩晕，合欢皮以安其神。药病相当，效验彰著。（邹孟城《三十年临证探研录》）

回乳特效方

主方：炒麦芽 150g，神曲 50g，牛肉 250g。

用法：煮肉喝汤，服用 1 剂或 2 剂即能回乳。

【病案】2007 年 11 月，西安某大药房开业，请我去坐诊。没几天，遇到一青年女子，二十七八岁，手持一方找我说，孩子 1 岁多了，想断奶回乳，省中医院的老大夫给开了一方，吃了好几天，奶还没有回去，请我给看一看药方。接过方子一看乃炒麦芽 30g，水煎服。我说方子不错，只是量太小，故而无效。随手开出上方，并要求其买生麦芽回去自己炒黄出香味，并许诺 1 剂见效，3 剂乳回。该女子持方抓药而去，第二天一大早刚上班就找到我，喜形于色地告诉我，服完 1 剂奶就回去了，这方子真神！随后又介绍了几个好朋友来看妇科病，此是后话。

古道瘦马按：说起此方，还真有点来历。我在临床上早年治回乳也都是照本宣科地开炒麦芽 15～30g，可以说疗效平平，90% 不效。我曾经纳闷过，前贤用过的方子，均云一剂大效，三剂即已，怎么到我手里就不灵了呢？是前人瞎说，抑或我用得不对？思之良久，不得其解。

后在药房坐诊无事时，仔细查看了药斗，发现炒麦芽都成了黑炭了，怎么能有效呢？这才悟到问题的症结。后来在看《提高中医疗效的方法》一书时，发现了另一个问题。书中《不传之秘是药量》一节中说道："用炒麦芽断乳，古今医籍多有记载，然临床中，患者有的效如桴鼓，有的用之无效，原因何在？问题的关键还是在于量要大，须用生麦芽 180g，微火炒黄，加水浓煎温服，才能收到满意效果。"至此恍然大悟，得到真谛。以后验之临床，治疗该症疗效显著提高。

2001 年在读《中国百年百名中医临床家丛书：胡天雄》一书时，读到"牛肉回乳"一文时，更是兴奋不已，又发现一断乳良方，既好吃又有效，验之确然。为了保证在临床上百发百中，我将二方合在一起，运用多年，确是得心应手，百无一失。

利胆排石有效方

主方：制大黄 9g，枳实 9g，虎杖 15g，郁金 15g，金钱草 30g（姜春华方）。我常加入威灵仙 50g。

主治：胆结石。

功用：疏肝理气，利胆排石。

用法：水煎服，每日 1 剂，日服 2 次。

关于胆结石的治疗有很多方子，这些年来我用了不少，但说比较有效的，还是已故中医大家姜春华先生的这个方子好使，我在平时用的时候又添入了一味威灵仙效果更好一些。

【案 1】我曾治一朱姓男子，42 岁，患胆结石病，B 超显示有少量泥沙石和一个 1cm 左右的不规则结石，平时口苦，一喝酒吃肉就脘部疼痛，严重时头上冷汗淋漓，并反射到右侧后背。察舌红苔黄腻，脉双关滑实。

处方：柴胡 15g，枳实 10g，赤芍 15g，生大黄 10g，虎杖 15g，郁金 15g，金钱草 50g，威灵仙 50g。3 剂，水煎服。

此方乃四逆散合利胆排石汤，服药后当即大便稀溏，第 2 天就痛止，第 3 天就排出结石一块，B 超胆囊复检已无结石，真乃神速。姜老先生不虚言也。

谈到此方好用的还有山东中医药大学校长王新陆先生。他曾说过，胆结石的治疗，姜春华老师的利胆排石汤效果非常好。他的排石汤一共有五味药，大黄、金钱草、枳实、虎杖、郁金。大家回去可以试一试，排石效果非常明显。

【案 2】有个 45 岁的男性患者，胆石症多年，近数月出现黄疸，色泽鲜明，心中懊恼，恶心纳呆，小便赤黄、短少，大便秘结，胁肋胀痛拒按，舌红苔黄腻，脉滑数。我用茵陈蒿汤，茵陈能够祛湿退黄，栀子除热，大黄泻瘀，苦以泻热，热泻黄散。但患者毕竟胆结石形成，所以合上姜春华老师的利胆排石汤。后来患者的石头掉了，黄也退了，不痛了。

处方：茵陈 30g，栀子 10g，熟大黄 6g，金钱草 30g，枳实 10g，虎杖 15g，郁金 10g。

【案3】有一位老太太，70 多岁了，胆绞痛发作，她儿子上午把她带到我里，我也是用姜春华老师的利胆排石汤。到了晚上她儿子到我家来，说老太太肚子痛得不行了，我说你赶快往医院里搬！他说不行，你先去看看看。等我们赶到她家的时候，老太太已经好了，那个石头已经打出来了。因那个石头正好嵌顿在胆总管里头，很危险，她一定会痛。但是也给大家一个经验，给药后患者可能会出现剧烈的腹痛。所以大家一定要明白，到正规医疗机构治疗。

延年益寿壮神酒

经常有朋友问，不想服药，有没有其他养生、延年益寿的简单方法，或合适的药酒可以长期服用，保养身体？今天分享的这个泡酒方来自清代名医鲍相璈的《验方新编》，配伍精当，有很好的养生保健作用，推荐给大家。

主方：桂圆肉 100g，薏苡仁 100g，沙苑子 100g，淫羊藿 100g，仙茅100g，杜仲 100g，菟丝子 100g，芡实 100g，山药 100g，枸杞 100g，人参100g，灵芝 100g，苍术 50，黄柏 50g，白豆蔻 50g，黄芪 100g，仙鹤草 100g，何首乌 100g，鲜羊腰 8 个，白酒 5kg。

用法：上药放入白酒浸泡 1 个月之后便可服用，每晚临睡前服 50g，酒量小者酌减。

本品是在古方(《验方新编》)羊肾酒药物的基础上加味而成。按原方记载："此酒能种子延龄，乌须黑发，强筋骨，壮气血，添精补髓，返老还童。"本品对因肾虚引起的阳痿、腰膝酸软、头晕耳鸣、记忆力减退、免疫功能低下、未老先衰、体弱多病等都有非常显著的疗效。我常服此酒颜面红润、精力充沛，每天工作 12 个小时以上并不感觉疲倦。(《无闲斋医案医话集》)

妊娠恶阻的治疗

骆某，女，25 岁。怀孕 3 个月，近 1 周来频繁干呕，坐车头晕，饭吃不下，痛苦不堪。既往贫血、血压低。大便正常。察舌淡苔薄，脉关滑软。

处方：桂枝汤合小半夏汤。桂枝 30g，白芍 30g，生半夏 30g，生姜 10 片，甘草 15g，大枣（切）6 枚。3 剂，水煎服，每日 3 次。

3 日后复诊，呕止，少纳差，上方加焦山楂、焦麦芽、焦神曲 2 剂，服后诸证平息，痊愈。

古道瘦马按：《伤寒论·妇人妊娠病脉证并治》曰："妇人得平脉，阴脉小弱，其人渴，不能食，无寒热，名妊娠，桂枝汤主之。法六十日当有此症……"此证孕妇常见，医圣张仲景早有论述并出方治之。但是观临床上很少有医生用桂枝汤治之，更不要说再加半夏，致使一张效方被埋没。我临床多年治孕妇呕吐多用此方甚效，常收一剂知，二剂已之效。其实这个方子很安全，多数药不过寻常之物，生姜、肉桂降逆，大枣补血生津，白芍、甘草无毒无通，半夏煮熟犹如芋头。何来害之？所以劝君大胆用之，以恢复经方神效。

治疗睾丸病专用方

主方：当归 12g，川芎 10g，白芍 20g，白术 12g，云茯苓 15g，泽泻 30g，黄芪 50g，防己 20g，苏叶 12g，木瓜 12g，大腹皮 12g，黄皮果核 30g，枸橘 25g。

主治：男性附睾炎及精索静脉曲张伴有睾丸肿痛症。

此方为当归芍药散、防己地黄汤、鸡鸣散合方的加减。

【案1】朱某，男，59 岁。

病史：1 周前患附睾炎，阴囊肿大如鸡蛋，红热疼痛，在西电医院注射抗生素 1 周，已不发热，但是仍然肿大疼痛，经夫人劝谏求治中医于余。

刻诊：人高 180cm 左右，面略黑胖，舌红苔白腻，脉弦滑有力，小便不利，大便黏溏。查阴囊右侧肿大如鸡卵，表皮发亮。

辨证：肝胆湿热下注。

处方：当归 12g，川芎 10g，白芍 20g，白术 12g，云茯苓 I5g，泽泻 30g，黄芪 50g，防己 20g，苏叶 12g，木瓜 12g，大腹皮 12g，黄皮果核 30g，枸橘 25g，川楝子 15g，川牛膝 30g。7 剂，水煎服，每日 1 剂，分 3 次服。

1 周后复诊，睾丸肿大已消为鸽子蛋大小，不是很痛了，患者很高兴，直赞中医疗效好，效不更方，续服 7 剂，痊愈。(古道瘦马医案)

【案2】陈某，男，62 岁，2011 年 1 月 4 日初诊。

病史：患者于 1 个月前突然出现左侧睾丸肿痛，发热，住郑州市某医院，诊为附睾炎，用抗生素治疗，3 天后已不发热，睾丸肿痛亦减。又治疗近 1 个月，睾丸不痛但仍肿，故出院找中医治疗。

刻诊：左侧睾丸肿如鹅蛋，不红不热。舌质红，苔薄黄，脉弦。

辨证：肝经湿热下注。

处方：龙胆泻肝汤。7 剂。

2011 年 1 月 11 日二诊：用上方肿无变化，舌质不红，苔薄白，脉弦。改为五苓散加川楝子、小茴香、荔枝核、橘核仁，7剂。

2011年1月17日三诊：睾丸肿仍无改善，舌脉无变化。笔者以前曾用当归芍药散、防己黄芪汤合鸡鸣散治疗过精索静脉曲张伴有睾丸肿痛症，故改为三方合用之剂，7剂。

处方：当归12g，川芎10g，白芍20g，白术12g，云茯苓15g，泽泻30g，黄芪50g，防己20g，苏叶12g，木瓜12g，大腹皮12g。

2011年1月24日四诊：睾丸已消至鸡蛋大小，仍服上方14剂，并嘱其春节停服5天。

2011年2月10日五诊：睾丸已不肿，再服上方10剂，以巩固之。(李发枝《经方论剑录》)

腋臭治疗小验方

腋臭是臭汗症的一种，又叫狐臭，为腋窝产生特殊气味，天热汗多时尤为明显，汗液淡黄色，患者的外耳道经常伴有稀薄、软的耳屎。产生的原因一方面是遗传，一方面患者的大汗腺有革兰阳性细菌寄生，它们分解排泄的汗液，产生短链脂肪酸和氨，从而产生臭味，虽然对于患者没有生理功能上的影响，但是臭味使得旁人躲避，给患者心理带来不愉快的体验。今日分享一小妙方。

处方：辣椒2~3个。

用法：将辣椒切成小段，放入瓶内，加入2%~2.5%的碘酊10ml，密封摇荡，即成碘椒酊。将棉签蘸取药液充分涂搽腋窝，每天1~3次，一般连用7天可愈。

【案1】罗某，男，34岁，有腋臭近20年。1976年6月试用碘椒酊涂搽腋窝，第1天涂搽2次即见效果，为巩固疗效，从第2天起继续每天搽1~2次，共搽7天，腋臭完全消失。7、8月，劳动时天天出大汗亦未闻到腋臭。

按：本方辣椒采用"米椒"，一般长1~2cm。如涂擦碘椒酊后腋窝辣痛太甚，可酌加碘酊稀释药液。

验证：看到《新中医》1977年第1期介绍"碘椒酊治疗腋臭"后，我照方试用，皆获奇效。已治5例，全部治愈。且往往1次用药即见明显效果。

在应用过程中，我们体会到不一定非要用"米椒"，任何品种辣椒都能获效。且药液中的辣椒要常换，否则会降低疗效。搽药一般以每天2次为宜（上、下午），少了影响疗效，多了辣痛太甚。

【案2】唐某，女，腋臭已10余年，常为该病难治而苦恼。我们劝其试用本方治疗，涂1次臭减大半，坚持治疗，迄今已痊愈。（《新中医》1977年第5期）

妇科小方二则

1. 老年阴道炎效方

该病临床上常见。我经常遇到一些老年女性，55 岁以上的，找我诉说腰干已多年了（此是陕西土语，即月经已绝的意思），最近不知怎么的，又有白带了，阴道火辣辣的痛，而且还外阴瘙痒，以为又得了什么不好的病，心中甚为恐慌。其实这不是大病，乃老年性阴道炎。老年女性绝经后，雌激素减少，阴道内环境由酸性变为碱性所致。中医学认为是肝肾阴虚，虚火克脾，造成的湿热下注，治法用滋肝肾利湿热。但是汤方起效总是比较慢，而患者总是想要快速治好，逼得我只好寻找快速疗法。经过多年摸索，我在临床上终于找到一外洗法，见效颇速。即一味甘草熏洗。

组成：生甘草 60g。

用法：用水煎煮 20 分钟，先用热气熏蒸，稍凉再用之洗浸。每天 2 次，每次 15 分钟。

【病案】2005 年，曾治一茶商老板的母亲，58 岁，找到我说外阴瘙痒严重，还有白带，以为得了妇科癌症，在省妇幼医院、肿瘤医院作了检查，说没有大问题，只是老年性阴道炎，给开了些外洗的药和内服的西药，效果不明显，要求中医治疗。我经过四诊，认为是肝胆湿热下注，给开了龙胆泻肝汤加减，外用苦参蛇床子熏洗。药后反应有点效，不明显。我就又开了二两生甘草，3 剂，水煎外洗。1 周后告之，已不痒了，也没有白带了，痊愈。

按：生甘草清热解毒，还具有类激素作用，也许这就是它能治老年性阴道炎的原因。不知对否。望高明者解之。

2. 治疗带下病专方

主方：仙鹤草 50g，炒苍术、炒白术各 15g，怀山药 30g，海螵蛸 30g，白薇 30g，鸡冠花 15g，萹蓄 12g，茜草 15g，忍冬藤 15g，车前子 12g。水煎服，日 3 次。

主治：各种带下症（阴道炎引起的白带、黄带较多）。

功用：健脾祛湿，固精止带。

该方由傅青主完带汤和古方四乌鲗骨一芦茹丸加减而成，对于治疗女性由于宫颈炎、阴道炎等引起白带异常有很好的疗效，此证中医一般归于脾虚湿盛，注泻于下。治疗多以健脾益气，升提中气为主，兼治湿毒。我运用此方治疗各种带下症一般3～7剂即可收效，如兼热象明显还可加入连翘、马齿苋、蒲公英等，效果仍佳。

治复发性口腔溃疡方

主方：黄柏 30g，附子（先煎）24g，龟板 10g，西砂仁 30g，甘草 30g，胡黄连 10g，黄芩 15g，姜半夏 15g，党参 30g，干姜 10g，肉桂 10g，水煎服，每日 3 次。

【案 1】甘草泻心汤、潜阳丹、封髓丹合用。

陈某，男性，72 岁。

刻诊：满口腔多处溃疡，舌红苔厚腻，痛苦不堪，无法饮食。中焦湿热，上冲口腔。

处方：生甘草 30g，胡黄连 15g，黄芩 15g，党参 15g，茵陈 30g，土茯苓 50g，干姜 10g，肉桂 10g，徐长卿 15g，黄柏 30g，砂仁 6g，制龟板 10g，制附子 3g，制蜂房 6g，蒲公英 30g，连翘 30g。5 剂即愈。

【案 2】潜阳丹、封髓丹、经验方合用。

吕某，女，52 岁。常年口腔舌上或是腔侧发生溃疡。

处方：制附子 5g，制龟板 10g，砂仁 5g，甘草 30g，黄柏 15g，苍术 30g，胡黄连 12g，黄芩 10g，鸡内金 15g，肉桂 5g。

上方 3 剂即愈，速度之快，令人惊讶不已。

灵验生发丸

主方：生首乌 150g，黑芝麻 15g，霜桑叶 30g，桑椹 30g，墨旱莲 30g，女贞子 15g，生地黄 30g，金银花 30g，菟丝子 30g，杜仲 30g，金樱子 15g，豨莶草 30g，侧柏叶 30g，黄精 30g，怀牛膝 15g，桃仁 15g，红花 15g，西洋参 30g，松针 30g，代赭石 30g。蜜丸，每丸 9g，每日 3 次，每次 1 丸。3 个月为 1 个疗程。

【病案】薛某，女，35 岁，山西太原人，2007 年 8 月专程来西安治疗脱发。在某脱发治疗研究所治疗几个月无效，并被告之毛囊已破坏，无法再生。后经西安亲戚介绍来我处治疗。

刻诊：全头毛发脱落已尽，仅脖子周围有稀疏几根余发，戴假发，心情焦急。脉弦细数，舌尖边红，苔白腻。

余告之，短期恐难长发需长期服药，患者说只要能治好，服多长时间都可以。我看其信心较大，许其给予治疗。将生发丸改汤服用三个月。

再诊：全头已长出黄色绒毛发，其间因头皮痒甚略微调整了几味药，大体未变。随后改汤为丸又服用四个多月，头发已长全而且乌黑茂密，后专程赴西安感谢。

按：此例是我治脱发最严重一例，而且时间长达 7 个月之久，耗时可谓长也。吾自临证以来用此丸治疗脱发（包括斑秃白发）无数，一般 3 个月，几乎未有不效者，后学者不可小视此方。

肾虚闭经方

主方：鹿角霜 10g，生黄芪 30g，当归 30g，白术 30g，枳壳 15g，生半夏 10g，昆布 10g，坤草 20g。同时送服穿山甲粉（代），可消除卵巢周围痰脂，刺激卵泡突破卵泡膜，恢复排卵。

多囊卵巢综合症是妇科中一大难症，治疗起来相当棘手。2009 年我曾治一青年女性，27 岁。闭经三个月，B 超检查双侧卵巢各有十个以上卵泡排列，性激素六项检查也不正常。人稍胖，结婚三年未孕，现想要一个孩子。因其家长和我认识，所以带着女儿来找我看病，云家中甚为焦急，望能治好此病。我说此病不好治，需 3 个月到半年，先调好月经就有希望。不知能否喝这么长时间的中药，该母女俩说，只要能治好，再苦再难喝的药也要坚持。我看母女二人信心坚定，答应为其治一治，于是就开出上方，外加穿山甲粉（代），每天 1 剂，后 20 余天来了月经。此后我告之该女在 14 日以后，隔日同房，结果 50 天以后，我在把脉时，发现有孕象，告之可能怀孕了，即要求其到省妇幼医院 B 超检查，发现已有孕囊存在，证实已怀孕。随即停止服药，1 年后得 1 女。

此例是用上方的典型病例，我在临床上治疗此类病多以上方为主，先是调整好月经，需要 3～4 个月，多数都能达到治愈效果，事实胜于雄辩，在这方面中医疗效远远高于西医，愿同道坚信中医，大有作为。

特病专方

1. **主治阴囊潮湿** 生牡蛎 30g，枯矾 60g，黄丹 30g，研粉外用。将阴囊温水洗净，擦干用粉，擦揉 2～3 遍。

2008 年 3 月 8 日西电公司一退休高工白某找到我，拿出一张药方，说吃了十几剂了，治疗阴囊潮湿效果一点不明显，没啥作用，阴囊还是水渍渍，很是懊恼不爽，并说此是省内某名老中医的方子，问我有什么办法。我看了方子说这是二妙散加减，方子用得不错。但是临床效果并不理想，我有一方保你药到病除，随后写下上方并帮其加工好，交代清楚服用方法。该工看如此简单之方而且价格不到 2 元，很不在意。曰：这能治病？我说试试看嘛！又不费事，常言：单方气死名医。三天后该工找到我，一进门就冲我一说你真神了！你那药真管用，两次后阴囊潮湿就干了。我说没什么，此乃一老中医之方，吾屡用屡验。

2. **消谷善饥** 甘露饮加玉竹、黄精。

3. **肾阳虚泻泄方** 胜过四神丸。公丁香、肉桂、川椒、炮姜、伏龙肝（灶心土）。

4. **子宫肌瘤方** 穿山甲、当归、桂枝、三七、莪术、三棱、生水蛭、鹿角霜、浙贝母各 100g。蜜丸，每日 3 次，每次 1 丸。

此方来源于哪本书或资料已记不清了，只记得在使用的过程中，对其进行过增补，最后定型为此方。临床用过多年，效果基本是确定的。2010 年 4 月初，江苏省连云港某庵住持仁奉、仁澈等一行五人来到我处，专程找我看病。大住持仁奉年近四十岁，中等个子，面色白皙。说你上次给我们的小妹做的丸药现已吃完了，经 B 超检查已完全好了，子宫肌瘤也没有了。现我和仁澈师傅还想请你也给我们开些中药治疗一下，并拿出 B 超检查单叫我看，也是子宫肌瘤，多发散在。我说可以。经过四诊八纲检查，仁澈师傅还兼有附件炎，少腹遇寒隐痛，所以先开 15 剂当归四逆汤、桂枝茯苓丸、当归芍药散合麻黄附子败酱散，吃完以后再服我们制作的丸药。最近仁澈师傅来电话说，附件炎已好了，腹部也不痛了，子宫上的肌瘤基本已消失，仅有个别残留。药还没有吃完，我说继续吃完就好。该方治疗子宫肌瘤，要求单个不要越过5cm，否则效果较差或治疗时间较长。我用此方治疗子宫肌瘤已有几十例，效果基本上是牢靠的。

5. 消化系统息肉 济生乌梅丸。乌梅1500g（酒醋泡去核），僵蚕500g，穿山甲（代）50g。蜜丸。每丸9g，每日3次。

高某，女，75岁。省体育学院退休老师。2006年7月20日初诊。因其丈夫的带状疱疹后遗痛曾在医院皮肤科治疗多时不愈，痛苦不堪，经人介绍找到我用全蝎蜈蚣散2月治愈，故对我崇信有加。这次找到我问能否治疗胃息肉并拿出胃镜报告单叫我看。我说可以，就是吃药时间长和做药麻烦。她说那不怕只要能治好，并担心息肉转化为胃癌，我说不会的不用担心，随即开出上方并委托药店加工。半年过去了，其间未见她来过，只是服药中途打电话说吃药后，胃酸过多有烧灼感，我说不要紧，是正常的，吃些西咪替丁即可。再未见回音。半年后突然找到我并带来一老妇，说吃完你的药胃息肉全好了，在西安检查说没问题，但我不相信又专程到上海检查，确诊无误，这才放心了。特来报告并感谢。随后将带来的老妇介绍给我，说是过去自己的老同事现在广州，专程来西安找我治疗胃息肉，云云。

我用此方曾多次治愈肠息肉、胃息肉、咽部滤泡增生之咽炎，可以有把握地说疗效可靠。同时在临床上也用此方治疗过子宫息肉、胆囊息肉，疗效参半，不如消化道息肉可靠。请后学者注意。

6. 小儿口疮 吴茱萸、胆南星、大黄按4：1：2的比例，醋糊贴脚心，12小时一换。

2005年5月的一天，我的小侄子，当时仅3岁，突然高热，急忙抱到儿童医院西郊某门诊部请专家给予治疗，诊后开了3天量的抗生素注射。2天后，热略退却满口腔起了大面积的白膜，疼痛，无法吃饭喝水，嗷嗷乱叫，赶快又抱到儿童医院专家门诊部找先前的大夫，她接诊后，说是真菌感染，又给开了些抗生素并外加涂抹的药，就打发回来了。2天后不但没好，反而更重了。我弟弟找到我问，中医有什么好办法，能尽快将孩子治好？看着孩子痛苦的样子真心疼。我说可以，咱们用个外治法吧，随即开出上方，并迅速加工好，当天晚上就用上。谁知一夜下来，鹅口疮好了大半，孩子不哭不闹了，也能吃点东西了，两天后就痊愈了，其神奇疗效真是令我目瞪口呆。小小一剂偏方这么厉害。从此以后，凡是我在临床上遇到疑难杂症，无计可施时首先就想到找各种偏方，多数都能屡屡出奇，柳暗花明又一村。

7. **民间保胎方**　雄猪肾一对洗净，清水煮熟吃，并喝汤，连用2天（每天一对）即可安然无恙。在确定怀孕刚刚出现早孕反应时即可依法服用，过晚则疗效不可靠。(《李凤翔临证经验》)

这几年，由于从单位退休后，回到西安，基本上都是在药店坐诊，所以遇到的患者，内外儿妇无不有之。好在我年轻时就在农村看病，那时又不分科，基本上是内科大杂烩，也就积累了一些经验，但有些病相对看得还是比较少，如习惯性流产之类。然而既然公开坐堂看病，就有人找你。

忆2007年一日，我在乐仁堂大药店坐诊，附近一城中村，小塘村一对夫妇经人介绍找上门。男说：我老婆连怀了3次孕，都在3个月左右流产了，请您治一治。我一听是这个病，心里一惊，说实在的，对这个病我确实把握不大，但是人家是慕名而来，不好意思推脱。刻诊：中年女性三十岁左右，已育有一女。此次月经已过30余天，试纸测阳性，舌净，脉浮滑有力，神门穴有动，确实为怀孕。怎么治疗呢？此时想起两个方子，一为张锡纯的寿胎丸，一为李凤翔的偏方。寿胎丸我过去在临床上用过，疗效参半，把握性不大，不如用李凤翔老中医的偏方，有时偏方还是很灵验的。此时，我就开出了两个方子。一是寿胎丸，即菟丝子、桑寄生、川续断、真阿胶加黄芩、白术套方，加黄芩是因其有热象，白术则为健脾；二是猪肾汤。然醉翁之意不在酒，真正的用意还是李老中医的上方，以观疗效。半年过去了，我把此事都忘了，谁知该妇挺个大肚子又带来一年轻女性，告诉我你的方子还挺灵，这回孩子保住了，太谢谢你了，以后孩子生下后一定给你送红鸡蛋。同时介绍这是她的老乡，怀不上孩子，要求治一治。自从该方得效后，我又用过多例，确实效果非凡，只是该方的猪肾不放盐难吃，也算是美中不足，但它毕竟有效，同道不妨在他方不效时用一用李老之偏方。

8. **汗斑**　轻粉、海螵蛸各等份，洗净，擦涂。

忆 2008 年夏，湖北武汉藉一在西安打工小伙子尤某，亦是我一老病号找到我说：弟弟在武汉患有汗斑证，每年夏季天一热背上及双臂就一片片泛白，发痒，甚是烦人而且影响美观。曾找当地老中医吃过几剂药，没有作用，现请您给治疗一下。我说简单，不用服药，只需用药抹几次就好了，随后开出上方，并加工成粉叫其带回武汉用。1 个月后来电话告之，按照我的方法用了两三次就全好了。第 2 年其携妻来看他病时，我曾问其弟的花斑癣犯了没有？答曰：彻底好了，今年没有再犯。此病一年很难遇上几例，我曾经用过其他配方，效果都不如此方。

9. 骨质增生引起的腰腿疼痛 菟丝子 25g，血竭 6g，当归 10g，乳没 6g，骨碎补 10g，地龙 6g，防风 6g，防己 10g，安息香 6g，牛膝 10g，桂枝 6g，焦三仙（焦麦芽、焦山楂、焦神曲）各 10，槟榔 10g。水煎服。曾治于我处就诊之老妇人，1 剂痛止。(《一名八十四岁老中医方》)

10. 头癣 生半夏 15g，斑蝥 5g，用 200ml 白酒浸泡 1 周后用棉签蘸药水日涂 2~3 次，注意不得涂到好皮肤上。

2009 年 5 月一天，我所在坐诊的药房之房东，饮食服务公司经理赵某，看到一老年女性感谢我用药治好了她的头癣时，问我：你还能治这病？说完把帽子一摘，叫我看满头的癞痢，说是祖传的，一直治不好，药店里卖的各种治癣药水膏都用遍了，包括激素类药膏，也只是时好时坏，不能除根。曾到各大医院皮肤科治疗过，还是这样，甚是苦恼。一年四季剃个光头带个帽子，冬天还好说是装饰，夏天捂个帽子能把人热死，其父亲亦患此症至死未愈，甚为遗憾。说，你能帮我治好，我一定请你吃饭，好好感谢你。我说好办，并开玩笑说，君子一言，驷马难追，你一定要请我喝酒呵！随即开出上方，令其用百老泉 70 度白酒泡 1 周后外用。半月后，赵经理不失其约，专程来请我喝酒，第一次脱了帽，整个头光净无疵，神采奕奕，只有个别几个地方留疤无毛，系毛囊根被破坏所致。此方不仅可以治头癣而且亦可以治局限性牛皮癣，医者不可小视。特别要注意药水安全存放，因斑蝥有剧毒，以防误服入口。

11. 癃闭 蝼蛄、蟋蟀等份研粉，装胶囊，每次 5 粒，每日 3 次。

常某，女，74 岁。2009 年 10 月初诊。诉肺心病胸闷，气短，痰多，同时兼有糖尿病、高血压等，在庆安医院住院治疗。1 周后，上述疾病均已平稳，但是突然小便不利，少腹胀满结急，发展为癃闭。西医认为是泌尿系感染所致，急忙导尿并用大量抗生素。1周后，认为炎症已消得差不多了，就解除了导尿管。岂料小便仍然不利，点滴难下，小腹胀满难忍，急请妇科、外科、神经科专家会诊，认为是糖尿病引起的，于是，又将导尿管插上，同时注射胰岛素和维生素 B_{12}。又是一周过去，大家认为差不多了，于是又将导尿管取下，结果小便仍然照旧点滴不下。无奈又请其他三甲医院泌尿科专家会诊，也无好办法，一致认为，只有造个尿瘘，终身挂个尿袋。患者得知，痛苦不已，整日哭哭啼啼，以泪洗面。在此治疗过程中，于取掉导尿管间隙，我也用过几剂中药如滋肾丸，验方癃闭通等，包括用药末外敷肚脐和涌泉穴及针刺按摩，都只能解决一时问题，不能解决根本问题。无奈之下，突然想起上方，只好孤注一掷，用这个不起眼的偏方。原来只想作为缓兵之计，不行就造个尿瘘，谁知只用了 3 天导尿管就自动滑落下来了。然后继续服了一周，小便就通畅自然无阻了。一个难题就这样轻易地解决了。以后在临床上又用过几例都是药到病除。呜呼！民间野方不可小瞧也。

12. **手足皲裂**　桃仁 50，生猪板油 50g。捣成油脂，日擦 4～5 次。

此病虽说不是大病，但是挺烦人。裂在脚上还罢了，不过痛点；裂在手上不仅痛，而且干不成活，所以患此证的患者还是很苦恼的。忆 2006 年 10 月西安市西郊某保险公司经理张女士，在看其他病时，伸出手来叫我看，拇指和大鱼际处裂口纵横，说痛的钻心，平时洗碗洗衣服时戴个橡胶手套极不方便，请求给予一治。我说可以，开出桃仁 50g，令其捣成泥状，回去到市场上买一两新鲜猪板油，特别要求，必须是新鲜生板油，不是别的油，和桃仁捣在一起，密放在一小瓶中备用。每天将手用温水洗净后，日涂抹 2～3 次即可。1 周后，张女士告之，好了。2007 年曾治一回民老太马平贤，亦是手足皲裂，因是回民，不能用猪板油，令其用牛羊板油亦效。临床上每年我用此法此方治愈手足皲裂者均在 10 余例。此方再加山莨菪碱 50 片研末，混在一起治疗冬季冻伤疮亦是百试百效，愿同道试之。

13. **皮肤瘙痒**　苯海拉明 2 片，地塞米松 2 片，吲哚美辛 1 片，硝苯地平 1 片。口服。

忆 2005 年 11 月我在吉祥村诊所坐诊时，遇到一湖南长沙老者，说大家都传你看病神了，你把我这病看一下。我来西安女儿家没几天，不知怎么搞得全身瘙痒，挠得满身血痂，一到晚上痒得钻心无法入睡。已在医院打了两天针，打时不痒了，一停就又痒了。也在你们这里其他大夫那里吃过几剂中药，现在仍是个痒。听说你水平高，特找你给治疗下，帮帮忙吧！其言甚哀。我略为思考了一下，觉得我再开中药，效果未必赶得上前医所用之药，不如拿出手段先止痒再说，随即开出上方。由于上药太便宜，就将上药一次量装入 0 号胶囊，每粒收 5 元钱（实在是无奈，钱太少患者会瞧不上眼，认为你在糊弄他，一笑了之，扬长而去）。日 3 服，先予 1 天药。老人半信半疑，持药而去，第 2 天诊所一上班，老人就来了，说昨天晚上睡好觉了，不痒了，这是一周多来最舒服的一天了，你真是神医名不虚传，请再给几天药彻底治好。一周后，该老者要回湖南长沙了，临走时又到我这里，求我再给他配一周的药带回去，以绝后患。临床上我屡屡用此方治疗各种皮肤瘙痒症，以争取时间和患者。须要说明得是，该组方仅适用急性和轻型皮肤瘙痒症，对于一些长期顽固的皮肤病效果不佳，医者不可不知。

14. 局部无名肿胀 蚕沙 50g，碾碎，用醋调成糊状，外敷患处 3～4 次，或将蚕沙布包蒸热，热敷患处多次即消。

此方出自一药师之手。2008 年，我看完病后，和一年轻中药师聊天，此中药师系中西医临床专业毕业，在农村行医多年，虽说不到四十岁，临床经验相当丰富，远超过城市许多大医院的同龄人，跑到城市里谋生，谁知由于年轻，学历不高，竟无人欣赏，一时找不到合适工作，只得屈就中药调剂员一职，以暂糊口，真是令人惋惜。由于我早年下乡时，曾在农村当过赤脚医生（现称为乡村医生），故对其颇有好感，闲时经常传授给他些中医药临床经验。同时本着三人一行，必有我师之心，也向其请教一些问题。其中一日谈到，临床上每每遇到四肢局部肿胀问题有何良法？其说易耳。用蚕沙适量布包蒸热，多熨患处几次即可。我听后惊之，就这么简单？答曰是的。他在临床上治过多例均效。想起自己在临床上多是开汤方行气利水，效果平平，甚至无效，患者吃几剂药无效也就不再来了。惭愧！自从得此一方，拿到临床上验证确如此药师所言，疗效较好。

附：寿胎丸治疗习惯性流产医案

自拜入王幸福老师门下，每天应诊内、外、妇、儿、皮肤等患者，皆首先考虑老师的验方、妙药，甚至医理绝句，我都字斟句酌，临床见证甚是有博大内涵。有一次电话交流中，请教老师复发性习惯性流产的治疗，老师指导连续三次胎停或流产，用鸡内金 15g，川芎 15g，丹参 20g 加寿胎丸。当时很不理解，也怕出差错，老师听出怀疑的态度，指导说根据"久病必瘀"的理论，当时也没有在意老师的方法。2012 年我表妹患复发性习惯性流产，每次怀孕 5 周左右即胎停，走遍了大小医院也无济于事。后找到我，突然想到老师的教诲，决定一用，月经过后开始冲服"川鸡丹冲剂"，确定怀孕后加服寿胎丸，服用超过每次流产周数 1 周停药，最后喜获双胞胎。

【病案】患者，女，27 岁，连续 3 次胎停育，经西医检查，双方染色体正常，性激素六项正常，AcA、EmAB、AsAb、AoAb 正常，D_2 聚体正常，NK 细胞 15%。医生建议用低分子肝素、阿司匹林，患者恐惧药物不良反应，于是找到我，按王老师的方法出方：菟丝子 30g，续断 15g，桑寄生 20g，阿胶 15g，顿服。鸡内金 15g，紫河车 9g，研磨冲服。丹参 30g，川芎 15g，鸡内金 15g，黄芩 12g。7 剂，水煎服。服药 2 周后查 P 63.5.nmol/L，E_2 420pmol/L，hCG 81261。原方加苏梗 15g，日 1 剂，服 12 周后 P 85.2nmol/L、E_2 720pmol/L、hCG > 10 万，停药观察，足月顺产一男婴，母子健康。

此后，每遇习惯性流产我都按老师"久病必瘀"理论用寿胎丸辨证加减，另加鸡内金 15g，丹参 20g，川芎 15g，保胎治疗，已用于治疗习惯性流产 50 例，成功率 75% 以上。

按此方法，关键是按王老师"久病必瘀"理论，用活血化瘀药物改善血小板凝聚力，增加子宫动脉血流，减少子宫动脉阻力，复发性习惯性流产无原因者多为免疫异常引起，而免疫异常最终结局是血凝状态，导致胎盘血流不好，致胎停育。

寿胎丸固肾补胎，丹参、川芎活血行气，化瘀，相当于低分子肝素作用，鸡内金有消癥化瘀的功效，张锡纯认为"鸡内金人皆用以消食而消癥瘕甚有力"合活血化瘀药能有效增加血流速度，溶解微小血栓。

（黑龙江大庆中医李中文）

眼结膜炎灵验方

主方：夏枯草 30g，香附 25g，桑叶 15g，薄荷 10g，菊花 15g，玄参 15g，甘草 10g，水煎服，日 3 次。

主治：结膜炎，眼红、眼痛、眼肿等。

结膜炎为一种由病毒、细菌或过敏物质引起的结膜炎症。当结膜受到刺激时，表现为结膜充血，眼珠有的痛有的不痛，常伴有分泌物。细菌性结膜炎的分泌物可以很稠，呈白色或奶油状。病毒性或过敏性结膜炎的分泌物则常常为清水样。眼睑可肿胀、发痒，过敏性结膜炎眼痒更甚。中医称为上火，属肝肺两经郁火上炎。一般治疗滴些眼药水，不效就静脉滴注。但效果还是比较慢，尤其是复发性眼结膜炎，西医治疗更不易，中医却很容易，用此方一般 3～5 剂就收效解决，其速度之快确实令人惊讶。现举二例以示之。

【案 1】小女孩，8 岁。患眼结膜炎，双眼结膜布满红血丝，痒涩流泪难受。其家长先是买氯霉素眼药水点之不效，又带其到社区卫生站打抗病毒点滴，具体药物不详，3 天仍然不见好转，其祖母因经常在我处看病，即问我中医能治否？我说这没有什么难的，几剂药就搞定，其祖母面露惊讶。我说先给你开 3 剂吃吃看。随即书写上方 3 剂，叫拿回去自己煎，多放些冰糖当饮料喝。3 日后，其祖母将该女孩领来，告之，好了。我观眼结膜洁白无瑕，眼珠黑亮，确实已愈。家长又叫我给其治疗弱视一证，我以益气聪明汤为主加减治之，此为后话。

【案 2】一中年女性，湖北人，35 岁，近半个多月，左眼睑红肿，眼结膜略红，流泪、发痒，西医予抗生素 1 周，不见好转，听人说我看中医疗效好，转求我予以治疗。我望诊如上，按脉寸浮滑数，察舌尖边略红，大便干燥。出上方加生大黄 10g，玄明粉 10g，5 剂即愈。

按：此方我用之多年，治风热火眼疗效确切，如有兼证，稍作加减即可。近期阅读发现，郭永来先生早已用此方治疗上证，两方大致相近，而且论述验案更详细，真乃慧者相见亦通。在此，一并转录。

吾妻病目疾，经常复发，犯则白睛满布红丝，眼内如有砂粒或烟熏，涩痛难忍，自此每遇劳累或情绪波动必犯，或几日或十几日一犯。各种眼药膏及激素都无良效，深以为苦。1974 年 1 月，又犯一次，我正好在看《本草纲目》，见夏枯草条下曰：黎居士《易简方》用治目痛，取其能解内热，缓肝火也。楼全善曰：夏枯草治目珠疼，至夜则甚者，神效。或用苦寒药点之反甚者，亦神效。盖目珠本肝系也，属厥阴之经。夜甚及点苦寒药甚者，夜与寒亦阴，故也。夏枯草禀纯阳之气，补厥阴血，故治此如神，以阳治阴也。

某男性患者，至夜目珠痛连眉棱骨，及半边头肿痛，用黄连膏点之反甚，诸药不效。灸厥阴、少阳，痛随止半日，又作月余。以夏枯草二两，香附二两，甘草四钱，为末，每服钱半，清茶调服。下咽则痛减半，至四五服愈矣。我遂为她用夏枯草 25g，香附 25g，甘草 10g，玄参 25g，连服 3 剂而愈。到现在我整理这篇文章时，已近 30 年，再未复发。

夏枯草汤治复发性眼结膜炎，药简效宏，原方只前三味，只要药证相合，投之辄应。虽不能像原书所说覆杯即愈，然多在 3～6 剂收功，远期疗效也甚佳。于此之后，我曾治数人皆愈。如表嫂张某，邻居袁某，都是 3 剂而愈。

古云：千方易得，一效难求。临床多年读过的医书不下几百本，初是兴奋，继是失望，拿到临床验证，全然不是那么回事，难得有一效。至此才体会到贤人说得，真传一句话，假传万卷书的含义。写书人沽名钓誉的多，一大厚本书，真正有用的有价值的东西，往往就那么几句真言，或者三两个方子，却要故弄玄虚，洋洋洒洒，叫读者大海捞针。正如朱良春老中医所言：老生常谈，文献综述，小题大做，言之无物，读之徒然浪费时间，甚感乏味。更为可憎的是一部分著者之书，东抄西剽满篇胡言乱语，贻误学者。全不知为医者操人性命者，假言假语害人误命也。为此。为了不误人子弟，直取书中精华，特将多年临床检验有效而且经得起重复的部分效方，整理如下，供学生及有志于发扬国粹，振兴中医者运用。下列方子带有专病专方性质，不需详细复杂的辨证，只需简单的汤方辨证对号入座即可。（注：药理方释免解请谅之）

治疗黄褐斑专用方

主方：白芷 100g，桃花 50g，珍珠粉 50g，菟丝子 50g，石决明 50g，白茯苓 50g。

用法：打粉，过 120 目细箩。做面膜。每晚做一次，每次半小时，第 1 次用鸡蛋清作为溶质，以后用牛奶，同时加服祛斑美容丸。

组成：柴胡、当归、赤芍、白芍、茯苓、白术、丹参、桑白皮、白僵蚕、益母草、玫瑰花、菟丝子、珍珠母、甘草等。

主治：黄褐斑，雀斑，面部色斑，晦暗不白等。

功用：祛瘀生新，活血营面。

【病案】患者，女，42 岁，听说我中医治病疗效较好，慕名找到我要求给治一治褐色斑。我抬头一看吓了我一跳，这哪里是一个普通的褐色斑，简直是一个黑面女包公，整个面部，齐嘴唇以上至额头，黧黑一片。我治疗褐色斑多年，还未见过如此重症，心中为之一振，恐难治也。想挽拒，但看该妇求治之情迫切，于是答应一治。该妇言说此病治过多年，医生也看了不少，疗效均不佳。曾服过某老中医开的乌蛇荣皮汤 60 余剂未见大的变化，心情十分郁闷，现已严重影响社交活动，请你一定再想想办法。

刻诊：舌暗红，苔薄白，脉弦中带涩，月经发黑稀少。纳可，二便基本正常。

辨证：肝气不疏，血瘀蒙面。处方内外兼治。

外用美容面白方，内服祛斑美容丸，先服用 1 个月再诊。

1 个月后患者如约而至，我抬头一看还真变化少，原先的黑包公，变成了花和尚，整个一大花脸，黑白相间。该女很高兴，对我说，你这药还真有效，我呵呵一笑，那就继续吧。此后，该女坚持服用半年，面容恢复正常，面白粉净。此患者为褐色斑重症，故用时较长，实际上一般的褐色斑和暗斑，不用治疗这么长时间，1~3 月即愈。

治结核莫忘蜈蚣

说起治结核，有经验的老中医可能首先想到的是百合固金汤，或者百部、麦冬、龟板一类汤药，实际疗效怎么样呢？我想大家都知道，疗效慢，甚至无效。西医治疗此类病，如肺结核、肠结核、淋巴结核，骨结核等病，一般需要半年到一两年时间。实际上，中医治疗此病，如果得法，药物适当，3个月就可以治愈。我临床上治疗此病基本上都用这么长时间。其中的奥妙就在用了一味关键药——蜈蚣。

蜈蚣俗称"百脚"。其体扁而长，全体由22个同型环节构成，长6～16cm，宽5～11mm。头部红褐色，身黑绿色，头板杏仁形，窄端向前方突出，头板和第一背板金黄色。具1对触角，有单眼4对和发达的爪及毒腺，最末一对步肢向后延伸呈尾状。栖息于潮湿阴暗处、石隙中，昼伏夜出，行动敏捷，为食肉性动物，全国各地多有分布。其捕食小动物，但也蜇人。

蜈蚣，性味辛温，有毒。具祛风、镇痉、解毒之功。可治中风、惊痫，破伤风、百日咳、瘰疬，结核、癥瘕、瘤块、疮疡、肿毒、风癣、痔漏等，用途甚广。

虽说蜈蚣用途甚广，其中止痛解痉，大家都常用，但作为治结核的特效药用的人并不多。我经过多年的实践验证，其确实是一味不可多得的治结核良药。现举二例示之。

【案1】张某，男，20岁，陕西丹凤县人，在西安打工期间不幸得了肺结核，住在某结核病医院，注射链霉素，口服异烟肼（雷米封），被要求封闭治疗半年。已治疗3个月仍未控制住病情，经人介绍找来我处要求中医治疗。

刻诊：身高不足170cm，人消瘦，低热，乏力，纳差，舌淡白，苔薄，脉细弦微数。胸片显示右肺上部空洞1.2cm×2.3cm，轻微积水。咳嗽，胸痛，痰少。

中医辨证：气阴两虚，偏重气虚。

治则：补气扶中，滋阴杀虫。

处方：十全大补丸加减。生黄芪30g，仙鹤草60g，茯苓15g，白术12g，生甘草10g，当归10g，百合15g，生地黄15g，麦冬15g，地骨皮50g。30剂。水煎服，每日1剂。另蜈蚣胶囊（每粒0.5g），每次5粒，日3次。

1个月后复诊。空洞基本愈合，留有片状阴影。乏力纳差已有改善。效不更方，在前方基础上加炒神曲、炒山楂、炒麦芽各15g。又服30日，肺结核痊愈。右肺病灶已钙化。各项症状基本消失。又续服上方1个月以巩固治疗。1年后追访，一切良好，未再复发。

按：此案是我治疗肺结核中的一例。早年我在治疗肺结核病时，习用百合固金汤、月华丸一类，不用蜈蚣及滋阴补肺的方子。治疗时间常在半年以上，疗效参半。后学习了老中医刘玉璋用蜈蚣散治疗瘰疬经验，将蜈蚣用于肺结核，收效大大提高。常叹老中医的经验不可轻视，要认真学习吸收运用才是。

【案2】患者为出家人，女，47岁，铜川人。脖子右后侧长了5个"疙瘩"，中医学称为瘰疬，俗称"老鼠疮"，西医称为淋巴结核。此症排除脂肪瘤，辨证并不难。但治疗起来，并不是很容易。早年我治疗此症习用《医学心悟》上的消瘰丸，治疗起来不是很得心应手，时间长，疗效慢。后学习了刘玉璋老中医的经验，在消瘰丸的基础上加蜈蚣，疗效大幅提高，时间缩短。我治疗此案所用的方药是消瘰丸合逍遥丸。用逍遥散，是因患者为家有变故，情志抑郁而出家，且时间不长。另加蜈蚣和夏枯草，做成蜜丸。服用了2个月，彻底治愈。

按：我的体会是，临床上只要是结核性质的疾病，都可以加入蜈蚣，疗效又快又好，各位同道不妨临床再验。

附：刘玉璋老中医蜈蚣散治疗瘰疬

蜈蚣散系老中医刘玉璋老师之经验方，由蜈蚣30条，全蝎、僵蚕、炮甲珠各30g，浙贝母、牡蛎、金银花、伸筋草各50g，黄芪、海藻、夏枯草各60g，地龙、白术、玉竹各15g组成。各药共为细末，每服5～10g，每日2次，开水吞服。

本方以蜈蚣、全蝎、僵蚕、地龙、穿山甲珠、牡蛎通络散结、消散瘰疬以治本；浙贝母、海藻化痰逐水以消结；金银花、伸筋草散风热、通经络；夏枯草清解肝胆郁热；黄芪、白术健脾益气、扶正祛邪以治标。诸药为末服用，利于缓消渐散，不伤正气。一般疗程以 3～6 个月为限，剂量和服用次数可以酌情增减。

蜈蚣散用于各型瘰疬患者，可随证加减化裁，也可另开方药煎汤作引子吞服药粉。凡瘰疬初起，夹有风热而红肿疼痛者，宜另用薄荷、黄芩、皂角刺、牛蒡子煎汤冲服蜈蚣散，待红肿疼痛消退后则仍服用蜈蚣散原方。瘰疬穿溃，可另用蒲公英、紫花地丁煎汤送服蜈蚣散，并外用验方乾坤散（玄参、生川乌、生天南星、生大黄各 60g，生黄柏 100g，红花、独活、赤芍、枯矾、蒲公英、皂角刺各 30g，白芷、青黛、硫黄各 15g，共为细末，调成油膏，贴于患处，1 日 1 换）外敷。若瘰疬溃后形成瘘管者，吞服珍珠粉，因珍珠价格昂贵，可改用皮纸条药捻插于瘰疬形成的瘘管中。药捻以皮纸条做成，粗细以瘘管大小而定，药粉由鳖甲、麝香、穿山甲（代）等份为末，将皮纸捻涂油膏之类黏附剂，然后将药粉黏附于药捻上即成。

还有一种脏疬，包括西医肠系膜结核之类疾病在内，则另以百部、山药、地骨皮、益母草煎汤送服蜈蚣散。若脏疬患者倦怠无力、饮食太少、肌肉消瘦、脉大无力，出现一派脾虚症状者，应首先调理脾胃功能后，再服本方，可选用北沙参、糯米根、隔山消、生谷芽、茯苓、莲子心、芡实、薏苡仁等甘淡实脾之品为佳。

本方之所以命名为蜈蚣散，据刘玉璋老师说，是因为选用了蜈蚣为主药。他个人经验认为蜈蚣对瘰疬有特效，换言之，本品对结核杆菌有特殊抑制作用。他曾用蜈蚣一味为末配合其他养阴清肺之品治愈多例结核。20 余年来运用刘玉璋老师蜈蚣散于临床，治愈了数十例瘰疬患者，特笔之于书，以供外科医家选用。介绍两例典型病案如下。

【案 1】陈某，女，26 岁，教师。自述 5 年前因婚姻问题，情绪受到很大影响，遂发生颈部之核累累，大小不等。服消瘰丸若干，不效；到某医院就诊，胸部 X 线检查无肺结核，诊断为单纯性淋巴结核，服抗结核之药亦无效。平时多愁善感，甚而烦躁易怒，舌淡苔白，脉来沉弦。此瘰疬因肝脾不调、痰气郁结所致，宜调理肝脾、化痰解郁，予蜈蚣散全方加百部 60g，柴胡 30g，生麦芽 100g，共为细末，改作蜜丸，每服 3g，每日 3 次。3 月后瘰疬消散 1/5。1 年后随访，瘰疬全部消散，并云从此笑逐颜开，抑郁之感完全消失。

【案 2】张某，男，52 岁，干部，因患肠系膜结核来诊。患者食欲不振，大便时硬时溏，倦怠消瘦，舌淡脉弱，诊断为脏病。用蜈蚣散全方加阿魏 3g，北沙参 60g，隔山消、糯米根、薏苡仁、山药、百部各 90g，共为细末，做蜜丸。每服 3g，每日 4 次。3 个月为 1 个疗程。服药 2 个疗程后，经医院检查，有 1/3 肠系膜结核消退，可以不做手术。共服药 3 年，结核全部消散，恢复健康。

注意：因本方服用疗程很长，若在服药期间有感冒、腹泻等临时疾病，应停服本药，先治新病；如服本药有不良反应时，应即时停药，进行辨证论治，不要据守成方；散剂不便服用，可改散为丸。(《方药妙用》)

体虚感冒就用红参 APC 汤

临床上经常见到一些患者，身体素亏，元气虚弱，正不胜邪，不能卫外，稍有不慎，如突遇风吹或雨淋，即感不适，甚至有时不知不觉即感受风寒之邪，出现头晕头痛、身痛重着、鼻塞、流清涕等感冒证候，病后体质更虚，更易遭受外邪，形成恶性循环。常需服大剂扶正逐邪之剂方能奏效。若外出旅行，则煎服药不便。虽服中成药，如九味羌活丸、川芎茶调丸、人参败毒丸及西药复方阿司匹林（APC）等，亦无效果。有时加理疗、按摩、针灸等效果也不明显。但实践中，"红参 APC 汤"对本病则疗效较好。方用红参 6～10g，用小刀切片，加开水 80ml 浸泡 10 分钟（煮开 3 分钟亦可），稍冷连药和汤送服复方阿司匹林，服后卧床休息 2 小时，醒后身上可有微汗或不出汗，诸症消失，恢复如常。疗效极为满意，屡试屡验。

【案1】王某，45岁。素体亏虚，经常生病，常服温阳益气之品。一次外出开会，由于路途劳累，风寒外袭，随即头晕闷胀痛，身体疼痛，恶风寒，欲呕恶，卧床不起。经按摩、针灸及服人参败毒丸等治疗，无甚效果。思考良久，速购红参 10g，切片，开水冲泡送服复方阿司匹林 1 片。药后静卧 2 小时，醒后感冒诸症消失，恢复常态。

【案2】陈某，男，78岁。素有气管炎、肺气肿、风湿性关节炎。一次突然全身颤抖不能控制，畏寒怯冷，咬牙不能言语，不热不渴，舌质不红，苔白厚腻，脉缓无力，诊断为气虚风寒侵袭所致。速用红参 10g，切片，加水煮沸 3 分钟，稍冷。冲服复方阿司匹林 1 片。服药后休息 2 小时，寒战诸症豁然消失，效果卓著。

按：本方临床运用时，注意必须是气虚外感风寒之邪方可应用，如果是其他湿热、风热等则禁用。在应用时若红参质差，可稍加大用量。此经验乃学自于四川内江名医胡国栋。

除气虚感冒用红参 APC 汤简易方法外，我在临床上对于非气虚者还用另一简便方法，姑且称为石膏APC汤，专治外感体实之感冒。方为生石膏150g，水煎，分2次或3次送服复方阿司匹林1片。生石膏水当开水频饮（注意一定要温热），避风，1～2日出汗即愈。

2002年5月，我的侄子王某，时值外感，在其父诊所静脉滴注1周，体热不退，每日均在38.5℃左右，各种抗生素已用遍，无效。于是领到我家，让用中药给予治疗。患者正值青年，且别无他症，仅发热一症。由于我受张锡纯学说影响较深，所以就采取了用大量生石膏煎水频饮，同时加用西药复方阿司匹林1片，当天下午体温降至37℃。次日又服用1天，体温恢复正常。其速度之快，方法之简单，令人惊讶。

其实，我觉得临床上有很多病症，完全可以用小方简方处理，不必动辄大方重剂频投。如发热一症，只要不并发上呼吸道感染，则不必用大量抗生素，用生石膏APC汤治之，疗效非常显著。我的家人包括我自己在感冒初期，往往就是几片复方阿司匹林，外加生石膏或红参片即可痊愈，很少用抗生素。现在之所以写出，是希望并方便为医者自用，诸位同道且莫小视此方此法也。

谈逐水峻剂十枣汤运用窍门

十枣汤丸为逐水的峻剂，一般人不敢轻易使用，因为用不得法，不仅不能达到逐水的目的，而且容易发生事故。所以，对这类药剂的使用方法，不可不认真讲求。

先师李圃孙先生最擅长使用此方，不发生任何事故，这是我县老辈医生都知道的事实。他掌握的方法没有别巧，就是服药前必须空腹，等泻了数次以后，才可稍进糜粥。所以他用此药时，必先诫患者前一天晚上不要吃饭，睡到鸡鸣以后，将药服下。不久腹内即会肠鸣作响，上下转动，然后大泻，泻后肚腹即感宽舒。不久腹内又会肠鸣作响，如此泻了三四次以后，水即逐渐减少，腹内亦感平和，才可以逐渐呷些糜粥。在将泻未泻之间，切不可吃东西，这时，腹内除稍有轻度压痛以外，不会有任何难受感觉。而且采用这样的服法，剂量比一般所用的要少（七八分药末就可以起作用），而作用则比一般的用法更准确。这是先师一生得心应手的妙法，古今医书都没有谈到。

我经先师指授以后，通过数十年的经验体会，更认识到他掌握的原则是十分正确的。

原因是甘遂、大戟、芫花等逐水之剂，与其他泻下药作用截然不同。其他泻下药如大黄、芒硝，巴豆等，只是加速胃肠的排泄作用，把胃肠中的糟粕垢秽推荡出去，所以对饮食没有严格的禁忌。但逐水之剂，特别如甘遂等，虽同为泻下，然与正常的胃肠作用方向是相反的。因为正常的胃肠作用是将肠胃内的东西消化为液体，吸收至肠胃以外，营养身体。《灵枢》所说的"济泌别汁，以奉生身"，即是此意。制甘遂等逐水之剂，则是将躯壳以内、肠胃以外的水液吸收到肠胃内来，到了一定的容量，则或上或下的从吐泻排出。这与正常的胃肠作用方向恰恰相反。所以，使用这种药，必须把握肠胃空虚的时候服下，让它把水液吸收到肠胃内排泄出去，排泄一次，药性就减弱一次，逐渐自然会停止。

假使患者进食不久就服药，或者服药不久就进食，这时肠胃中一方面要进行正常的消化作用，把消化的液吸收，向肠外输出；一方面又为药力所催促，要把肠胃外的水液吸收进来，向下排泄。这样一来一往，自相矛盾，好像在肠内进行拉锯战一样，因此患者感觉挥霍缭乱，异常难受，轻则引起大吐，重则导致死亡。所以，一般医家感觉十枣汤丸难用，就是这个缘故。其他的泻水逐饮药如牵牛子、泽漆、续随子、商陆等也是一样，都是要掌握空腹服药方法，才为稳当。（江西中医学院傅再希）

治疗胸腔积液，香附旋覆花汤稳妥且效佳

主方：生香附 15g，旋覆花 15g，广陈皮 12g，生半夏 15g，茯苓 30g，生薏苡仁 30g，葶苈子 20g，白芥子 12g，生黄芩 15g，紫丹参 20g，生姜 3 片，大枣 4 枚。注：倒取药汁时，必须用纱布过滤。

歌诀：胸液难消胸膜炎，半夏薏香生药先；
　　　陈旋苓芥葶苈子，姜枣丹参芩共煎。

主治：悬饮（渗出性胸膜炎、胸腔积液难消者）。

功用：苦辛开络，健脾涤饮。

古道瘦马体悟：此方是治疗胸膜炎及积水的有效方，最初是温病学家吴鞠通创制的，上方是张琼林先生以此方为主进行加减而成；四川名老中医余国俊先生亦是运用吴氏方的高手，余氏师徒两代运用此方治疗悬饮也是屡取佳效。我临床运用治疗多例结核性胸膜炎积水全部治愈。

我曾治一中年男子，汪姓，系三轮车夫，以右侧胸胁掣痛求诊于我，我先以柴胡疏肝散合活络效灵丹治之 15 天不效；经仔细问诊，得知还有微咳症，乏力。感觉应是肺病，令其到医院行 X 线胸片检查后再治。结果证实为肺结核性胸腔积液引起的悬饮证，于是改方为香附旋覆花汤加减，治疗 1 个月，痊愈，右胸胁不再疼痛。

上方张琼林先生说：倒取药汁时，必须用纱布过滤。是因为旋覆花有纤维毛，滤不净易刺激咽喉，引起呕吐，此点不可不注意。还有一点要补充的是运用此方的关键处：吴鞠通认为此种胁痛，即《金匮要略》水在肝而用十枣汤之证。因其为患尚轻，仅用香附旋覆花汤涤饮通络即可。为了准确无误地使用本方，最关键的是要掌握这种胁痛的特征——掣痛。注意不是胀痛、刺痛或隐痛，而是牵掣作痛。即体位固定时不痛或仅微痛，一旦移动体位，如翻身、转侧、俯仰、走路等，便牵掣疼痛不已。一方有一证，一证有一方，方证对应才能取效。这一点尤为重要，故识证为先，否则方再好，不对证也枉然。

以下引用《临证碎金录》原文，以飨读者。

结核性胸膜炎、胸腔积液属中医学"悬饮"之类。治疗时主方为十枣汤，因药力峻猛，不良反应大，长期以来医家不敢轻用，病家亦难接受，是为弊端。本人仿《温病条辨》"苦辛淡合，芳香开络法"，取香附旋覆花汤加减之，拟订开络涤饮煎。

重症可配服香戟胶囊，即大戟 40g（醋炒）、木香 10g，研至细粉，装 0 号胶囊（每粒含净药 0~42g）。服法：初服 2 粒、4 粒、6 粒递增、退后酌减：6 粒、4 粒、2 粒递减至停。慢性胃炎、溃疡病患者慎服，孕妇忌服。该剂型同样具有破癖逐饮、消坚行水的作用，服药全过程很少出现胃肠道不良反应，使患者的水饮不知不觉地消于无形之中，且能控制渗出。

方中香附生用是保全其辛燥化湿，行气开结的固有疗效，用以加大推动旋覆花消痰、下气、通络、行水的力度。旋覆花、葶苈子、香戟胶囊等均为性猛耗气，味恶伤正之品，遵循"衰其半而止……"的准则，当胸腔积液显著消退后，酌情减量，或用旋覆花全草——金沸草，加大剂量，比较稳妥。

临证接诊此病，一般已是用大量抗结核（抗痨）药或胸腔穿刺抽液的经治病例。

其一，胸腔积液不多，但难以消除者；其二，胸腔积液泛滥每抽每渗者；其三，少量胸腔积液或包裹性积液久久不能吸收者。

一般 10~20 剂，每见奇功。不过包裹性积液，非常顽固，必须配服水蛭胶囊，方见消水散结之功。（张琼林，张善堂《临证碎金录》）

治疗肺炎有效方

主方：柴胡30g，黄芩30g，鱼腥草30g，金荞麦30g，生石膏50g，半夏12g，党参30g，桔梗10g，生姜10g，甘草15g，大枣3枚。

主治：高热、咳嗽、胸痛、痰多之肺炎。

此方为《伤寒论》中小柴胡汤加减而成，经方大家胡希恕老先生生前最喜用小柴胡汤加石膏治疗肺炎，且效果显著。浙江名医杨继荪先生一生治疗痰热咳嗽，善用黄芩、鱼腥草、金荞麦，号称清肺热"三板斧"，疗效卓越。我吸取二位前辈经验将二方合为一体，加入甘草桔梗汤，专治肺热咳喘证，取效更速。

【病案】周某，女，12岁。患大叶性肺炎，在咸阳某医院住院治疗3天，发热不退，其祖母乃余熟人，强行带孩子出院到西安找我，求中医治疗。

刻诊：脸微泛红，高热39.6℃，微咳，痰少，胸不适，口微渴，食欲不佳，大小便尚可，舌微红苔薄白，脉浮濡数，西医诊断大叶性肺炎。中医辨为肺热咳嗽，痰瘀阴伤。

处方：柴胡30g，黄芩25g，鱼腥草30g，金荞麦25g，生石膏50g，半夏12g，北沙参30g，生薏苡仁30g，生姜6g，生甘草15g，桔梗10g，大枣（切）3枚。3剂，水煎服，日4次。温饮。

1剂热退，3剂后，咳痰消失。又以小柴胡汤原方加焦三仙（焦神曲、焦山楂、焦麦芽），3剂，痊愈。

附：治疗痰热"三板斧"

黄芩、金荞麦、鱼腥草为治痰热"三板斧"。2018年底北京地区的"乙流"（其实我也搞不太清到底是何种"流"）和我一位江西赣南左侧脑溢血伴头颅骨摘除术的患者，在他们身上我真正体会到了这"三板斧"的威力，尤其是后者，每当此患者高热后都会有大量的白色黏痰和棕色黏痰咯出（这里需要说明的是，我平素运用扶阳理论较多，每次高热体温降下来后就会排大量的白黏痰或者兼有黄脓痰）整整排痰排了两月余，所以在此时运用"三板斧"黄芩、金荞麦、鱼腥草可以稍稍佐治一下温热药，而且效果很好，患者感到很舒服。且每发热一次，他的体质和意识还有皮肤颜色都会变化，用患者爱人的话讲，"和正常人的肤色差不多了"。一有哮鸣声，我除了用化痰健脾的药外，就是"三板斧"，而且我观察到，用此三味药治好后不留后遗症，与医院的机器吸痰是一回事儿。为什么这样讲，因为在患者回到老家后，又高热，当地大夫用大量抗生素和激素后，脸色变暗黑而且还气管切开。还有好多案例，就不在此一一列举，只能说王幸福老师的"疗效才是硬道理"的用药方法和思路的精湛。

阑尾炎治疗新方

主方：柴胡 30g，白芍 60g，枳壳 30g，生甘草 30g，红藤 30g，蒲公英 90g，连翘 60g，忍冬藤 100g，白花蛇舌草 45g，麻黄 5g。

加减：热重者还可加败酱草 60g；大便秘结者加生大黄 15g；湿甚者加薏苡仁 60g，冬瓜仁 30g。

主治：肠痈，即西医称的急、慢性阑尾炎。

古道瘦马体悟：此方治肠痈（阑尾炎）无论急性、慢性均可服。急性者日一二剂，昼夜服，连服 5～7 天可痊愈；慢性者每日 1 剂，服 5～7 剂，症状可以完全缓解，但难根除，日后易复发，复发时仍可再服此方。

湿盛胃浊特效方

主方：陈皮 15g，厚朴 15g，苍术 12g，甘草 10g，草果 6g，炒莱菔子 30g，生姜 6g，藿香 10g。水煎服，日 3 次。

脾虚加太子参，便干加大黄，呕哕加半夏，寒加干姜，热加黄连。

主症：口甜、口臭、胃胀、纳呆、乏力、便溏，关键是舌质淡、苔白腻，脉不定，关滑、濡、沉均常见。

此方为平胃散加减组成，我在临床上运用多年，几近百用百效。其辨证抓住两点，一是舌腻，二是腹胀。其余随证加减，3 剂药即见效。下举一例示之。

【病案】陈某，男，46 岁，慢性胃炎多年。

刻诊：口臭，纳呆，腹胀，屁臭，便溏，乏力，偶有哕呕，舌胖大色淡，苔白厚腻，脉弦滑大，迫切要求解决腹胀。

中医辨证：脾胃湿热。

处方：陈皮 15g，厚朴 15g，苍术 12g，半夏 15g，草果 6g，炒莱菔子 30g，黄连 30g，藿香 10g，甘草 6g，干姜 10g。3 剂，水煎服，日 3 次。

3 日后复诊，厚腻苔基本退净，腹胀略减，口中清爽，效不更方，再续 5 剂，诸症消失，后以香砂养胃丸善后，又服 1 月，未见复发。

治小儿疳积秘方

处方：鸡矢藤 150g，鸡内金 50g，炮穿山甲（代）50g，研粉。每次 3～5g，每日 3 次。

按： 此方是我在阅读《名老中医之路》一书学来的。重庆已故名老中医陈源生在《医学生涯六十年》一文中谈道："学问并非尽载名家论著。广采博搜，不嫌滴点琐碎，处处留心皆学问。同乡有李姓草医，祖传疳积秘方，以其简便验廉，远近求治者不少。该医视为枕中之秘。为学习伊之长处，乃与其结交至好，并于医道共同切磋，久之情深，伊知我乃方脉医，非卖药为生，渐去戒心，偶于醉后道出真言，曰：'一味鸡矢藤研末即是'。事虽小而启发大。鸡矢藤一药，我几十年来屡用于肝、胆、脾、胃诸病，健脾消食、行气止痛、利水消胀的效果良好。"

通过此文的学习，我将鸡矢藤一药验证于临床效果确实非常有效，尤其是治疗小儿疳积症。由于现代生活优越，青年夫妇大多又只生一个子女，娇生惯养，肥甘厚味，零嘴偏食，烧烤冰冷之物随意恣食，造成了很多儿童慢性消化不良，皮包骨头，即中医所说的疳积。典型症状如毛发纠结，毫无光泽，肚大肢瘦，厌食便结。家长甚为着急，又是化验微量元素，又是买大量的营养补品喂食，还是调整不过来。碰到此类患儿我即用一味鸡矢藤治疗，1 月后即收到明显效果。

由于该药太单薄，我又添了鸡内金和穿山甲（代）两味药，效果比一味鸡矢藤更好。现已将此方作为我治疗小儿疳积的专方，其效远胜于七珍丹、王氏保赤丸等，医中同道不妨一试。

治疗肝腹水有效方

肝硬化腹水俗称肝腹水，是一种慢性肝病，由大块型、结节型、弥漫型的肝细胞变性，坏死、再生；再生、坏死促使组织纤维增生和瘢痕的收缩，致使肝质变硬，形成肝硬化。肝硬化肝功能减退引起门静脉高压，形成了腹水症。

肝腹水是指肝脏病变导致的液体潴留在腹腔的现象，临床具有肝病及肝硬化症状及体征。中医治疗肝腹水有着十分悠久的历史，千百年来所积累的丰富经验和方法仍被广泛地应用于现代临床。总体来说，中医治疗肝硬化腹水，效果是比较明显的。今日分享一则治疗肝腹水的有效方。

处方：熟地黄 120g，枸杞子 30g，山茱萸 30g，炮附子 20g，肉桂 10g，仙茅 12g，龟甲 20g，厚朴 30g，海金沙 30g，鸡内金 12g，土鳖虫 10g，蝼蛄 10g，红参 10g，猪苓 10g，生白术 50g，鳖甲 20g。水煎服，日 1 剂。

主治：肝硬化腹水。

功用：补肾益脾，行气利水。

此方由江苏南通名老中医陈继明先生创制、四川名老中医刘方柏先生增补而成，我临床运用效果很好，值得推广。

【案 1】患者，男，77 岁。2006 年 2 月 23 日就诊。

半年前诊为肝癌，近 1 个月来腹胀加重，渐至腹大如鼓，入某院住院数日，臌胀日剧，至胀极而欲寻死，自动出院，转诊于余。由两人搀架缓步来诊。面色黧黑，形瘦骨立，腹大如瓮，腹壁青筋鼓露，呕吐，气短难续，二便艰涩，下肢肿胀，呻吟不已。脉迟细，舌苔白。

患者已做相关检查。CT 示肝癌、大量腹水。X 线上消化道造影示食管下段静脉曲张。B 超示肝实质占位，大量腹水。免疫检验示甲胎蛋白 250.73μg/L。

自半年前发现腹胀和反胃，经相关检查确诊为肝癌后，即用中西医双重治疗，从未间断。腹胀进行性加重 1 个月来，由门诊而转为住院医治，然病情不仅未能遏制，反日甚一日。万般无奈之时，家属闻笔者曾治疗多例类似患者均获奇效，方转诊于余，以求一试。

本例极度臌胀，表现出元阳欲亡真阴欲绝，生命垂危之象。当此之时，攻之则危亡立见，消之则无济于事，唯峻补其下兼佐调气疏浚以疏启其中，或可挽大厦于将倾。诊为臌胀。肾阳亏损，真阴涸竭，气化无权，中焦气壅。

处方：补下启中汤合二金汤加味。熟地黄 120g，枸杞子 30g，山茱萸 20g，炮附子 20g，肉桂 10g，仙茅 12g，龟甲 20g，厚朴 30g，海金沙 30g，鸡内金 12g，土鳖虫 10g，蝼蛄 10g，红参 10g，猪苓 10g，生白术 40g，鳖甲 20g。水煎服，每日 1 剂。

3月1日二诊：上方服完 1 剂，大便稀黑、腥臭，日排五六次，服第 2 剂起大便减至日二三次，色已不黑，腹胀明显消退，按之较软，呕仅于进食时小作，精神转好，不再呻吟。家人喜出望外。续前方 5 剂。

3月6日三诊：自服中药以来，患者自行停用一切西药。现呕吐止，进食则胀，大便日 2 次，已不稀，口干，脉较前有力，舌质稍干。真阳已见回复，治宜酌增化气行水。

前方去附子、肉桂、仙茅，加用桂枝 10g，猪苓 10g，茯苓 30g，泽泻 30g，大腹皮 30g。4 剂。

6月12日四诊：患者坚持服上方，每日或隔日 1 剂。腹胀已大消。B 超探查：少量腹水。纳食接近正常，精神转好，能外出游玩。

8月23日五诊：B 超探查：腹水全部消失。血检：红细胞、血红蛋白、总蛋白均较前明显上升。腹胀及肢肿全消。突出感到困乏、倦怠，宜续行补下以固本，添用补脾以益气。调整处方如下。

处方：熟地黄 100g，龟甲 15g，鳖甲 15g，肉苁蓉 20g，土鳖虫 10g，海金沙 30g，鸡内金 12g，红参 10g，茯苓 12g，炒白术 12g，炒白扁豆 30g，陈皮 10g，山药 30g，砂仁 10g，薏苡仁 30g。

后记：患者持续服上方，二三日 1 剂，中途小有新疾，如呃逆、腹泻等，均以临时对症治疗方一二剂而愈。自接受本法治疗以来，一直以相对好的生活质量存活了近 2 年，而腹水至死未见再发。（《刘方柏重急奇顽证治实》）

【案2】赵某，男，52 岁。西安长安人，2013 年 5 月 10 日初诊。3 个月前，查出肝癌，已经发展到肝腹水。由于经济困难，无力在西医院治疗，经人介绍找中医治疗。

刻诊：人偏高，面黪黑，眼白偏混黄，腹大如瓮，饮食发胀，小便不利，大便偏溏，化验血小板和蛋白偏低。典型的肝癌腹水证，中医学称为水臌证。我以上法上方处之，补肾益脾行气利水，又时加黑白二丑，时加丹参活血和消导之药，经过3个多月治疗，腹水消退。又以其他方调理，一直生存下来，其腹水未再发生。临床证明补下启中汤是治疗肝腹水的有效之方。

治疗痔疮新方

处方：补中益气汤合乙字汤。生黄芪50g，当归15g，党参15g，白术15g，柴胡15g，黄芩30g，升麻10g，陈皮10g，生甘草10g，大黄10g。出血者，加卷柏；下坠者，加薤白。水煎服，7~10剂可治愈。

主治：内痔，外痔，混合痔，尤其对出血者疗效更好。

按：痔疮一证，一般都认为是湿热下注，毒邪壅滞，而采取大剂清热解毒，透毒散结的方药。其实这只是看到了其一。痔疮一证，产后女性和久坐之人易得之，我在临床上每每见之，思之良久，乃悟出了原因。孕妇产后易气血虚弱，久坐之人易伤气，皆中气下陷。气陷于下，血流则慢，瘀久自然就形成了痔核。现治方法乃治标，未治本也。要想从根本上治愈痔，就要从本下手，于是就想到了提升中气，用补中益气汤的思路。

无独有偶，一日在读《医话医论荟要》中董德懋《补中益气汤临床运用》一文时，恰有此案例，心中为之一振，原来已有前贤在用。于此一并录之。

附：补中益气汤临床运用

补中益气汤为金元李东垣创制名方，用以甘温除大热，升提中气。历代医家颇为推崇，方论和验案甚多，在此只谈谈自己在临床应用上的一点体会。

内痔出血亦为本方加味有验病证。如康某，男，30余岁，某印刷厂工人。内痔出血8年，贫血，面色白，四肢无力，腹部有下坠感，大便后带血，色鲜红，淋漓不已。余以补中益气汤原方加槐花6g，地榆6g，侧柏炭6g。5剂而已。方中槐花、地榆、侧柏炭清热凉血，以治其标；补中益气汤原方升提中气，以治其本。标本兼顾，宿恙可速痊之故也。

前贤有验，我更应改进效之，我将平时治痔疮有效的乙字汤（柴胡、黄芩、升麻、当归、大黄、生甘草）和补中益气汤合并在一起，标本兼治，结果收到了显著的效果，一般的痔疮患者用7～10剂就可治愈。经过多年临床实践，疗效可靠，现已成为我治疗痔疮的专用之方。

后在网上也看到一则治疗痔的医案，大同小异，现一并列出。即补中益气汤加四妙勇安汤。其方为炙黄芪50g，党参20g，当归30g，升麻3g，柴胡3g，陈皮10g，炙甘草20g，玄参30g，金银花30g。效果不明显时加红参10g。治内痔、外痔、混合痔，一般5～10剂即愈。真乃异曲同工之妙，前贤后学思想一致，慧者所见略同。

"痔疮出血"小方速效

"十男九痔"曾经是某药品的广告词，生活中，痔疮发作也确实比较常见，除了坐立不安，还常常伴有出血。王幸福老师在《杏林薪传》书中分享了他治疗痔疮出血速效的一个小方剂："补中益气汤合乙字汤"。组成为生黄芪 50g，当归 15g，党参 15g，白术 15g，柴胡 15g，黄芩 30g，升麻 10g，陈皮 10g，生甘草 10g，大黄 10g。出血者，加卷柏；下坠者，加薤白。水煎服，7～10 剂可治愈。主治：内痔、外痔、混合痔，尤其对出血者疗效更好。痔疮一证，一般都认为是湿热下注，毒邪壅滞，而采取大剂清热解毒，透毒散结的方药。其实这只是看到了其一。痔疮一证，产后女性和久坐之人易得之，我在临床上每每见之，思之良久，才悟出原因。孕妇产后易气血虚弱，久坐之人易伤气，皆中气下陷。气陷于下，血流则慢，瘀久自然就形成了痔核。现治方法乃治标，未治本也。要想从根本上治愈痔，就要从本下手，于是就想到了提升中气，用补中益气汤的思路。我将平时治痔疮有效的乙字汤（柴胡、黄芩、升麻、当归、大黄、生甘草）和补中益气汤合并在一起，标本兼治，结果收到了显著的效果，一般的痔疮患者用 7～10 剂就可治愈。经过多年临床实践，疗效可靠，现已成为我治疗痔疮的专用之方。"

我在治疗中运用老师的经验，治疗痔疮出血效果非常显著。

第一例，年轻女性患者，痔疮出血 3 天，1 剂药出血止住。

第二例，中年男性患者，痔疮，大便出血 5 年时间，服用他药无效，用老师经验方，5 剂药不到，血止。

第三例，老年男性患者，痔疮 30 年，大便出血 2 个月，5 剂药也止住了出血，疼痛也有所缓解。

从这三例医案可以看出，老师的经验方不管对新发的痔疮出血，还是对久病的痔疮便血，都有很好的止血效果，方子简单，效果迅速。（广州合景堂中医门诊张博）

附：学生交流

学生庄敏：老师早上好，前一段时间我爸的痔疮犯了，比较严重，出血量较大。他之前手术过两次了，越来越严重，我给他放血后用了您讲的补中益气汤合乙字汤原方，第2天就止住血了。

昨天我妈妈又打电话说，她头痛好久了，头顶和前额头痛，痛到呕吐，记忆力也下降，因我在外地，无法给她看诊，只听她的描述很痛苦，于是直接加大川芎的药量，川芎用45g。其他还是您书中原方。她昨晚熬着喝了，今早就好了。我给她打电话，听声音她就很轻快，她说好了，一点都不痛了。说实话这个方子我用了多次了。每次都覆杯而愈，感恩老师，感恩您的无私，感恩您的指导和教育。(青岛艾灸养生中医庄敏)

养阴清肺汤古方新用

急性扁桃体炎、咽喉炎、气管炎是临床上很常见的呼吸道疾病，对于这类病的治疗，西医一般是注射抗生素，约需要1周时间，甚至还有1周多仍然不愈的。中医治疗，我用养阴清肺汤为主加减，治愈此病，毫不逊色于西医，而且费用低，时间短。因此，在这里表一表养阴清肺汤的功劳。

养阴清肺汤原方载于《重楼玉钥》。《重楼玉钥》为清代郑梅涧所撰。郑梅涧的生平已不可考，只知其精针法，治喉科有奇效，其方药以养阴清肺汤为主。

养阴清肺汤原方仅8味，以生地黄、玄参、麦冬为主药[生地黄30g，玄参24g，麦冬18g，即《温病条辨》之增液汤（玄参30g，麦冬、生地黄各24g）]，牡丹皮、白芍、贝母、甘草、薄荷为辅药。在《重楼玉钥》书中，此方治白喉，后世亦据此方治白喉。

由于现代医药科技的发达，白喉疫苗预防的注射，临床上已很难见到该病了。白喉是一种病原体，现代急性扁桃体炎、咽炎、气管炎的感染也是一种病原体，且都是发生在上呼吸道；根据中医异病同治的原则，移方养阴清肺汤于急性扁桃体炎、咽炎、气管炎的治疗应是可以的，也是行得通的。

临床上在治疗急性扁桃体炎（包括化脓性的）、咽峡炎时，我常在此方基础上加入升降散（片姜黄、蝉蜕、僵蚕、大黄）；治疗急性支气管炎时，在此基础上加入金荞麦、黄芩、鱼腥草各30g，则收效更为快捷。

【案1】扁桃体发炎化脓

王某，男，12岁。感冒后引起扁桃体发炎化脓，在儿童医院门诊部注射头孢曲松钠1周，仅控制住发热，嗓子仍红肿疼痛，咳嗽有痰，来到我处要求中医治疗。根据检查情况，我认为是热毒郁滞咽喉，属中医学的双蛾喉。

处方：生地黄30g，麦冬30g，玄参30g，白芍12g，浙贝母15g，僵蚕15g，姜黄10g，蝉蜕6g，大黄10g，牡丹皮10g，薄荷10g，山豆根15g。3剂，水煎服。

3 日后复诊，嗓子红肿已退，不咳亦不吐痰。观双侧扁桃体还有点红，因服药后大便稀，每日 2 次或 3 次。故上方减量，又续服 2 剂而痊愈。

【案 2】气管炎

贺某，女，68 岁，退休职工。住院 1 周，治疗感冒并发气管炎，现感冒症状已消失，但气管炎并未控制住。因相信中医，要求出院，来到我处就诊。

刻诊：中等身高，面灰青，舌暗红，苔干厚黄，脉弦滑略数，咳嗽痰多，略胸闷，低热，大便略干，小便正常，纳食一般，稍口渴，有高血压病史。

辨证：痰火郁肺，化热伤阴。

处方：养阴清肺汤加黄芩 30g，鱼腥草 30g，金荞麦 30g，北沙参 30g。3 剂，水煎服。

3 日后复诊，咳痰大量减少，已不发热，胸不闷憋。效不更方，略事调整，又续方 5 剂，基本痊愈。后以玄麦甘桔颗粒和附子理中丸交替服用善后。

急性扁桃体炎，相当于中医所称之乳蛾、喉蛾或单蛾喉、双蛾喉、喉痹之类，患者亦以儿童为多。患者咽喉肿痛，吞咽困难，头痛，有恶寒发热或发高热，如确诊为咽喉疾病，扁桃体肿大或有脓液，黄白斑点，笔者治疗均不采用解表退热药，只投以养阴清肺汤，疗效颇佳。

为何感冒发热，甚至体热很高的患者使用养阴清肺药物而获效呢？笔者初时也未留意探索，及至看到《方剂学》书中介绍的例子和《中医杂志》记载治疗急性扁桃体炎和慢性咽炎文章后有所启发，现略谈一下其药理作用。

养阴清肺汤之主药生地黄，玄参、麦冬具有清热凉血的作用，并具养阴生津之效，用治温热病热邪入营而见高热、口渴、舌质红绛以及温热病后期的热甚伤津等。玄参能泻火解毒，故善治咽喉肿痛。麦冬亦可用于养阴清热，润肺止咳。其他辅药中，牡丹皮凉血活血，对金黄色葡萄球菌、链球菌及其他多种细菌都有抑制作用；白芍除养血和阴外，对葡萄球菌、溶血性链球菌均有抗菌作用；浙贝母功能清热化痰，清热散结；甘草清热解毒；薄荷性味辛凉，入肺、肝经，疏散风热，兼治咽喉肿痛。急性扁桃体炎通常是溶血性链球菌所引起，或因热性病诱发，因此，如单纯使用解表退热药，总不如使用养阴清肺汤略加治喉之专药山豆根等收效之速。

总之，愚见以为，养阴清肺汤可应用于急性扁桃体炎等咽喉疾病，因热邪已传入咽部，使咽部附近组织发炎，已和单纯性之邪热在表者不同，可不必忌讳养阴之药。养阴药本身具有清热凉血的作用，何况更有抑菌、抗菌、解表之药配合，故能迅速退热消炎。

使用本方应根据具体情况稍作加减为宜，而且方中生地黄、玄参、麦冬的剂量应该大一些为好。

附：学生交流

上学时学到的养阴清肺汤主治"养阴清肺，治白喉，喉间起白如腐，不易拨去，咽喉肿痛，初起发热，或不发热，鼻干唇燥，或咳或不咳，呼吸、有声，喘促气逆，甚至鼻翼扇动，脉数"。因该方明确写的治疗白喉，而我从没碰到过该病，所以未用过养阴清肺汤方。虽然方解中有咽喉肿痛，初起发热，但是我一直认为是白喉的并发症，并没有考虑用养阴清肺汤来单独治疗咽喉肿痛，急性扁桃体炎、咽喉炎、气管炎等疾病。

王幸福老师书中所写为我使用养阴清肺汤打开了另一扇门。我平时门诊呼吸科疾病是比较多的，故决定试一试用养阴清肺汤来治疗呼吸道疾病。

【病案】患者，男，22岁。咳嗽、咳痰、咽痛。在某医院静脉滴注治疗3天效果不明显，由于他奶奶总在我这里看病，比较相信我，所以带他来到我这里治疗。我面诊之后说给他开中药治疗，患者和家属都有怀疑的态度，吃中药能治好这种感染的疾病吗？会不会太慢了？中药不是比西药慢吗？中药不是只能治疗慢性病吗？通过我的耐心劝说和家属对我的信任，患者决定服用中药治疗。

刻诊：咽痛，咳嗽痰黄，低热，舌红，苔厚黄，脉弦滑数。

中医辨证：痰火郁肺。

处方：照搬王老师书中的中医处方。生地黄30g，麦冬30g，玄参 30g，白芍 12g，浙贝母 15g，生甘草 10，牡丹皮 10g，薄荷（后下）10g，黄芩 30g，鱼腥草 30g，金荞麦 30g，北沙参 30g。3 剂，水煎服。

3 日后复诊：咽痛，咳嗽痰黄，低热均好转。患者和家属很高兴，并且表示以后感冒发热、咳嗽，希望用中药治疗。我又给他开了几剂中药作为巩固。

自从发现养阴清肺汤的妙用后，只要碰到急性扁桃体炎、咽喉炎、气管炎等呼吸道疾病，我都会建议患者服用养阴清肺汤，但是由于喝汤药太麻烦，费用又比较高，所以很多病情比较轻的患者更青睐于中成药。这时我会给他们推荐养阴清肺丸，因其中含有薄荷吃起来比较清凉，口感也比较好。我会让患者含服，有时候一粒养阴清肺丸可以含服一小时多，也相当于应用了王老师养阴清肺汤的妙用。鉴于王老师对此方用量比较大，我会让他们多服用几丸，有时甚至可以达到一天 10 丸，临床上观察没有不良反应。严重的同时配合一些抗生素，通过使用养阴清肺丸可以显著提高疗效和缩短治疗过程。

如果需要开汤剂的话，也不用开的太多，一般 3 天就有明显效果。王老师在书中也对此方做了加减应用："临床上在治疗急性扁桃体炎（包括化脓性的）、咽峡炎时，我常在此方基础上加入升降散（片姜黄、蝉蜕、僵蚕、大黄）；治疗急性气管炎时，在此基础上加入金荞麦、黄芩、鱼腥草各 30g，则收效更为快捷"。其中黄芩、鱼腥草、金荞麦角药，号称"清肺热三板斧"，为王幸福老师所常用，疗效卓越。

书中又说："急性扁桃体炎，相当于中医学所称之乳蛾、喉蛾或单蛾喉、双蛾喉、喉痹之类，患者亦以儿童为多。患者咽喉肿痛，吞咽困难，头痛，有恶寒发热或发高热，如确诊为咽喉疾病，扁桃体肿大或有脓液，黄白斑点，笔者治疗均不采用解表退热药，只投以养阴清肺汤，疗效颇佳。"王老师以上论述，验之临床，确实有效。只是小朋友们多数不爱服用中药故该方治疗急性扁桃体炎多数是开给成人服用。希望以后能够研究改进剂型，更适合儿童服用。

关于养阴清肺为何能治疗急性扁桃体炎、咽喉炎、气管炎等呼吸道疾病，王老师在文中最后已经做了详细的论述。其中有两个重点，一是大家在病例中看到的舌苔厚问题。原则上是不应该使用养阴的药，但是在处方中主要取其清热凉血的作用，所以不用顾忌舌苔厚的问题，见到这些疾病就可以直接使用。二是生地黄、玄参、麦冬组成的增液汤剂量应该大一些，临床上一般每种药物都可使用到30g。（秦皇岛云生堂常文医师）

克胃反酸金钱草

说起金钱草，很多老百姓都知道是一味治疗胆结石的良药，可以称为妇孺皆知。但是，金钱草能治疗胆汁反流性胃炎，人们可能知道的不多，而且方法极简单，特效。对于基层医生和一般稍懂些医学知识的人可以说是一种方便易行的好方法。

胆汁反流性胃炎，临床上常见胃脘灼痛、胃灼热、反酸、腹胀、呃逆、口苦等。中医用药一般用甘草泻心汤和左金丸一类，大方频进，效果尚可。然而有些人不习惯喝大剂中药，总是问我有何简单办法，我常反问，能喝茶或苦咖啡么？答曰：能！我说那就有，我给你配料清凉茶，喝一星期就见效。问曰何茶？一味金钱草。此法乃我学习重庆名医王仁强先生，效果非常好。

金钱草味苦性凉，具有清肝胆湿热、利尿通淋之作用。胆汁反流性胃炎诸多症状在中医的病机里归为肝胆湿热，胃热上冲，此药恰合病机。

在西医内窥镜检查中，常发现胆汁反流性胃炎的胃黏膜有金黄色液体或其他污浊分泌物附着于皱襞凹陷之中，这些反流液体在以酸为主的胃内环境下，往往破坏了胃的"酸碱平衡"，进而导致胃炎，对此，中药治疗由于一次大量服药，且间隔时间长，往往"药汁穿胃过，热邪胃中留"，不能保持有效浓度，故而治疗不佳。但是把金钱草当茶喝就不一样了，由于不时频饮，达到不断冲刷、荡涤反流液体，就像对胃黏膜起到一种外治清洁的作用。

金钱草茶可不断与反流于胃的胆汁样液体中和稀释，使药物始终在胃内保持高浓度有效成分，同时又可随小便次数增加，使有毒成分随小便而去，从而达到中医的清热利湿之功效。妙哉！巧矣！

我曾用此法治一中年男性司机，因骨折在我处中医治疗，顺便要求治胆汁反流性胃炎，主症是反酸，胃中灼热，胀满略痛，但不想再喝中药了，我即予此法，100g金钱草当茶饮，3天症消，1周即愈，效果令人刮目相看。

此法简便易行，药物甘淡不苦，费用低廉，患者乐于接受。值得指出的是，现代医学证实，胆汁反流性胃炎是因胃舒缩功能障碍造成胃肠动力低下，使胆汁反流于胃所致。而药理研究也证实，金钱草不是通过反射性地使胆囊收缩发挥疗效，而是通过促进肝细胞分泌胆汁，使奥迪括约肌松弛并排出胆汁而取效的。这说明金钱草代茶饮治疗本病还是有道理的。

金钱草代茶饮的方法：每天用鲜品 150g 或金钱草冲剂 4～5g，不时频饮，且一定要温服，这样可以起到鼓动脾阳、恢复胃之和降的生理功能；反之，则会使胃脘更加冷痛，加重饮停胃脘等一系列症状。为了保证治疗成功，在取得效果后，应继续用本品代茶饮维持治疗 2 周为妥。

小配方解决肠胃炎

生活中经常遇到有的患者，因饮食不洁或胃凉受寒而上吐下泻，胃脘疼痛。对此的处理一般情况是，患者自己到药店买些胃复安和诺氟沙星胶囊一吃了事，有的有效，有的无效，不行的上医院静脉滴注几天。其实此种病，治疗起来很容易，只要不是严重脱水，一开始就用藿香滴丸加山莨菪碱（654-2），很快就解决问题，即省钱，又少遭罪。其具体方法是，发现呕吐、腹泻症状就用藿香滴丸10粒，外加2片山莨菪碱，芳香化湿，解痉止痛。

前几天，我连续碰到几例这样的患者，均是这个办法，1天搞定。其中，一位中年女性，因外出就餐，可能吃有不洁食品，上吐下泻，腹中疼痛，急忙到社区医院挂了3天吊针，仍未止呕停泻，电询于我，告之上法，当天就起效，泻止呕停，后以附子理中丸善后。类似此类病，大不可用中药汤方和西医输液，小方能解决问题的尽量从简、从快、高效处理，一切以解除患者痛苦为是。古人云：勿以恶小而为之，勿以善小而不为。

肝腹水外敷效方

主方：细辛 30g，生黄芪 30g，龙葵 30g，川椒目 20g，甘遂 20g，大戟 15g，麝香 2 瓶（1g）。共为细末肚脐给药，外用远红外膏药贴敷。

主治：肝硬化及各种腹水。

【病案】蔡某，女，42 岁。2013 年 3 月被确诊为肺癌，在某医院化疗 2 个月，病情加重，出现严重腹水，用呋塞米、氨苯蝶啶、白蛋白治疗，效果不理想。患者甚为痛苦，西医也没办法，要求中医治疗。由于患者无法服汤药，中医也很为难。

于是患者通过朋友找到我，说看看有没有别的方法，我说倒有一法，可以试试看。于是就开了上方：共为细末肚脐给药，外用远红外膏药贴敷，结果用药当天就排出大量的尿液，患者非常高兴。

1 周后患者腿肿亦全消，腹围缩小一半，患者可以下床溜达。西医大夫见此结果，赞叹中医效果太神奇了。而后，又用健脾利湿口服中药调整 3 个月腹水彻底消除。(李中文医案)

乳腺增生效验方

主方：柴胡疏肝散（陈皮 12g，香附 15g，川芎 15g，枳壳 12g，赤芍 12g，柴胡 15g，甘草 10g，生麦芽 30g，皂角刺 60g，浙贝母 15g，玄参 12g，生牡蛎 30g）合平消片（郁金、仙鹤草、五灵脂、白矾、硝石、制干漆、麸炒枳壳、马钱子粉）。

主治：乳腺增生。

乳腺增生，中医学称为"乳癖"，是指乳房出现形状各异，大小、数量不等的硬结肿块，不痛不痒，不发寒热，皮色不变，其核随喜怒而消长的一种疾病。本病包括西医的"乳房囊性增生病"，俗称"乳腺小叶增生"或"乳房纤维腺病"。

乳腺增生临床常见于 25—40 岁的女性，其发病与卵巢功能失调有关，可能为孕酮与雌激素比例不平衡所致。常表现为患侧乳房周期性疼痛，随月经周期变化，来月经后症状减轻；一侧或双侧乳房内可扪及结节状肿块，质地中等或稍硬韧，边界不清，与皮肤和胸肌筋无粘连，偶尔乳头有黄色或淡血性溢液。必要时活检与乳腺癌鉴别。

西医治疗此病无特别疗效，中医治疗起来却疗效较好。我早年治疗此病坚守疏肝理气、活血散结，以逍遥散为主加减，疗效不高，治疗很长时间，乳癖变化不大，心中甚为郁闷。看来光有法，无良方妙药，亦是无奈小包块。后经勤求古训，留心效方，终于找到一个好方，即柴胡疏肝散合平消片，用于临床，颇收大效，现举一例示之。

杨某，女，38 岁。平时来月经前，双侧乳房胀痛，经妇科红外线检查，发现两乳上外限各有一核桃大小包块，系囊性增生。西医予枸橼酸他莫昔芬片和乳癖消片治疗，3 个月无效。又听人说秦岭终南山有一老中医擅治此病，去了几次吃药不少，亦无多大效果。经人介绍转治我处。刻诊见人胖，面白，脉弦滑有力，舌淡红苔薄白，性急躁，来月经时乳房胀痛严重，过后即不痛。

纳可，二便正常。辨证为肝气郁结，痰浊积滞。上方加瓜蒌、半夏、青皮。14剂，乳块消去一半，效不更方，又续14剂，消无踪影，痊愈。

按：治疗乳腺增生以上述基本方为主，略事加减即可，需要提示的是皂角刺一药不可太少，我临床一般用60～120g，量太少无济于事。平消片更是主药，不可减去，更不要因是治疗癌症之药而忌讳。中医历来有异病同治一说，就和逍遥丸男性也可用的道理一样，一种药治多种病，勿怪之。

附：乳岩增生专方

处方：柴胡12g，香附12g，炒僵蚕10g，露蜂房10g，海藻12g，浙贝母12g，玄参10g，生牡蛎30，白芥子12g，莪术12g，郁金12g，陈皮15g，天葵子30g，蒲公英30g，生甘草15g，生麻黄3g，乳香、没药各6g，白蒺藜30g，桃仁10g，杏仁6g，蜈蚣3条，全蝎（研末冲服）6g。水煎服，日3次。

宫颈糜烂速愈散

处方：苦参30g，蛇床子30g，黄连30g，黄柏30g，川椒10g，五倍子10g，枯矾10g，冰片3g。共为细末，消毒备用。

用法：每次用药前先用3%小苏打溶液或1∶1000苯扎溴铵（新洁尔灭）洗净外阴及阴道，用窥阴器扩开，暴露宫颈，直接将药粉喷上，每2日1次，5次为一个疗程。每2次中间上1次胎盘组织液，以利于黏膜表皮再生。

功用：清热燥湿，解毒生肌。

【病案】此方为自拟方，临床运用多年，效果较显著，一般1～2度宫颈糜烂用2～3个疗程即愈。现为我治疗该病之专方，供某妇科诊所专用。现举一例示之。

2008年6月，一银行职员的女朋友患有2度宫颈糜烂，经省妇幼保健站和医学院确诊，要求她做电灼或冷冻疗法。因为未生育，怕留下瘢痕，不愿手术，故找到我给予中医治疗。我将上述宫颈糜烂速愈散给其，找一妇科诊所给予上药即可。1个月后告之，已治愈。经妇科检查，宫颈光滑圆润。

治疗盆腔炎效方

主方：黄柏 30g，苍术 15g，怀牛膝 10g，生薏苡仁 50g，忍冬藤 30g，车前草 30g，败酱草 30g，红藤 15g，生甘草 10g。

主治：湿热带下，腥臭异味。西医所谓的盆腔炎、附件炎、宫颈炎、阴道炎等。

此方由传统的二妙散发展而来，专治下焦湿热。女性的带下病多数属于肝经郁滞，湿热下注。亦有寒湿证，但相对的热证见多，即湿热带下。这可能和现代生活条件改善有关，常吃烧烤肥甘厚味，积热郁湿。此类病在急性期西医抗生素也好使，诸如左氧氟沙星之类，但是还有部分不效。在这方面不如中医治疗可靠，只要是湿热证，中药是百分之百有效，这是不含糊的。大量的中医实践已可以证明这一点，短处是喝药一般人不太容易接受。我临床上接诊的患者大多数已经西医治疗过，不效，找中医继续治疗，经用上方无有不效的。这一点大家可以重复验证。

【病案】刘某，女，28 岁。甘肃人，回民。

刻诊：自述近 1 个月少腹胀痛，腰酸困，白带多，有臭味，舌尖边红，苔白腻，饮食少，小便黄有热，大便溏，心烦急躁；西医检查化验示盆腔炎，2 度宫颈糜烂。静脉滴注盐酸左氧氟沙星注射液 1 周，略微好转，但未除根，过几天又犯。要求中医彻底治疗。

辨证：肝经郁热，湿热下注。

用上方加白头翁 30g，7 剂。2 周后，少腹已不痛，白带减少。效不更方，前方减白头翁、败酱草，加芡实、山药、海螵蛸。又 7 剂，痊愈，3 个月后追访，没有再犯。

小资料

盆腔炎性疾病是指女性上生殖道的一组感染性疾病，主要包括子宫内膜炎、输卵管炎、输卵管卵巢炎、盆腔腹膜炎；其中以输卵管炎、输卵管卵巢炎最常见。盆腔炎（PID）可引起弥漫性腹膜炎、败血症、感染性休克，严重者可危及生命。盆腔炎的治疗原则主要为抗生素药物治疗，必要时手术治疗。积极治疗后可以治愈，但是易反复发作，患者需遵医嘱定期进行复查。

症状：盆腔炎可因炎症轻重及范围大小而有不同的临床表现，轻者无症状或症状轻微，常见症状为下腹痛、阴道分泌物增多，腹痛为持续性，活动或性交后加重。

痛经小方二则

1. 清瘀止痛方

组成：炒当归10g，大生地黄10g，川芎6g，赤芍10g，牡丹皮10g，怀牛膝10g，败酱草30g，鸡血藤20g，桂枝3g，川楝子10g，延胡索12g。

功效：清热化瘀，调经止痛。

主治：经行色紫暗，少腹胀痛或刺痛，甚则拒按，或兼有腰酸。平素带下色黄，气秽，少腹隐痛或刺痛或掣痛。本症大都因瘀热内蕴，并有湿热。经行期间，腹痛较甚，多见于盆腔炎等症。苔黄腻，质偏红紫，脉弦略数或细弦。

方解：本方为四物汤加味。白芍易赤芍，配牡丹皮以凉血化瘀；怀牛膝引血下行，引诸药下达病所；败酱草、鸡血藤清热解毒，破瘀活血，排脓止痛；川楝子、延胡索除湿热，活血散瘀，理气止痛；桂枝辛温宣散，通络祛瘀，配合当归、川芎辛香走窜，以制约凉性药物，以杜寒凝瘀滞之弊，而更增清瘀调经止痛之效。

2. 逐瘀化膜方

组成：当归尾10g，川芎6g，牛膝10g，桂枝3g，赤芍10g，延胡索12g，花蕊石15g，制香附10g，制没药6g，桃仁10g，失笑散12g。

功效：活血祛瘀，化膜定痛。

主治：主要用于膜样痛经。在行经期间，子宫内膜成管形或三角形，在未排出之前小腹剧痛，不亚于子宫内膜异位症，一般膜块排出后痛势即减。舌苔薄微腻，或边偏紫，脉弦或紧，或涩。

方解：本方为四物汤加减。用归尾、赤芍以化瘀调经，存川芎以辛散通调；去地黄，增牛膝以下行逐瘀；花蕊石化瘀下膜；桂枝辛温通散以助行血作用；桃仁活血化瘀；失笑散活血化瘀定痛；制香附为气中血药，理气调经止痛，以助血行；延胡索、制没药化瘀止痛。务使瘀化膜碎，经血畅行，腹痛自然轻减或消失。

　　加减：如兼气虚少力者可加党参、白术；有气滞腹胀者加乌药；胀痛较甚者增乳香；腹冷者可加艾叶；经量尚畅者，当归尾可易全当归，以养血调经；经血极不畅者可增三棱；如下膜仍如块状而不碎者，可增益母草。以上诸药可酌情增减。(《中国百年百名中医临床家丛书：蔡小荪》)

泌尿系感染速效方

主方：川牛膝30g，黄柏10g，苍术10g，生薏苡仁30g，炒杜仲15g，炒川续断15g，乳香3g，当归10g，苦参10g，浙贝母10g。

主治：泌尿系感染。

宋某，女，42岁。

刻诊：患泌尿系感染1周，尿急、尿频、尿热、尿涩、尿痛，兼腰痛。脉象细数，舌淡苔略黄。饮食基本正常，大便不干。抗生素治疗1周，疗效不明显，症状略有减轻，患者有点急，找中医治疗，要求快一些。我说没问题，3天即可见大效。

处方：泌尿系感染速效方加减。川牛膝30g，黄柏10g，苍术10g，生薏苡仁30g，炒杜仲15g，炒川续断15g，乳香3g，当归10g，苦参10g，浙贝母10g，白头翁30g，石韦60g。3剂，水煎服，日3次。

第4天复诊，诸症基本消失，患者直赞中医就是好。后以知柏地黄丸和复方石韦散中成药善后，1周后痊愈。

按：本方临床用于治疗急、慢性尿路感染，疗效显著，比八正散疗效好。该方中的牛膝为一主药，不可等闲视之，仅理解为引经报使药。《本草纲目》和《张氏医通》中皆言牛膝为淋证之要药。《诸病源候论》云："诸淋皆肾虚而膀胱热也。"所以该方以四妙散清热利湿，杜仲、牛膝、川续断等补肾。再合《金匮要略》治淋病之专方当归贝母苦参丸。《神农本草经》谓苦参主"心腹结气，癥瘕积聚，黄疸，溺有余沥，逐水，除痈肿"，《药笼小品》谓苦参"清下焦血热"。本方标本兼治，疗效迅速，常收一剂知，二剂已之效。

泌尿系感染速效方临床感悟

尿路感染在临床中常见，轻者常以喹诺酮类药物口服治疗，严重者以静脉滴注治疗为主，但往往也有无效者而转诊中医治疗。

中医一般常处六一散、八正散等清热通淋方加减治疗，有效者或不效者。后来读到王幸福老师《杏林薪传》里有一首"泌尿系感染速效方"，乃四妙散合当归贝母苦参丸加味，方药看似平淡无奇，但试用于临床，疗效显著，无论急、慢性尿路感染服之，实如王老师所言，"标本兼治，疗效迅速，常收一剂知，两剂已之效"。

【案1】舅舅患尿路感染，症现尿频、尿急、尿痛，静脉滴注治疗1周未效，痛苦不堪，竟然畏惧喝水，怕有小便，徒增痛苦，故求诊余中药治疗。余知病情，未加详辨，引王老师"泌尿系感染速效方"投之，牛膝30g，黄柏10g，苍术10g，生薏苡仁30g，炒杜仲15g，炒川续断15g，制乳香3g，当归10g，苦参10g，浙贝母10g，以原方原量加车前草30g，5剂，嘱每日1剂，分3次煎服。

5天后，舅舅未来复诊，随电话追问病情，舅舅高兴告之，效果太好，1剂见效，3剂服完，已无不适，又将剩下2剂服完。

数年后，舅舅尿路感染复发，又出现膀胱刺激征，直接来诊，要求服用既往尿路感染时服之中药，余仍以原方处之，3剂而愈。

【案2】堂姐患尿频、尿急、尿痛等膀胱刺激征反复发作，B超、血尿常规检查未见明显异常，复发时常以口服或静脉滴注"左氧氟沙星"治疗为主，时效时不效，暑热天易复发，延时数年。

某日来诊，言其苦楚，望求高效之法，予立处王老师"泌尿系感染速效方"3剂治之。堂姐曰，该病反复发作，口服、静脉滴注治疗10余天都未见效，3剂中药恐不能愈，望多开几剂。余按其心愿改开5剂。剂尽反馈，堂姐赞不绝口，夸中药高效，胜过西药，服用 1 剂即有效果，2 剂便愈。后复发明显减少，即使复发，投上方仍速效。以后在临床中诊治尿路感染，无论急、慢性，均以此方为主，或稍有增减，多应手而愈。（伏海顺）

慢性肾炎屡用屡效方

主方：荆芥、防风、柴胡、前胡、羌活、独活、枳壳、桔梗、半枝莲、白花蛇舌草、生地榆、炒槐花、川芎、赤芍、茜草、茯苓。

主治：治疗慢性肾炎、肾病综合征、尿毒症属湿热毒邪壅滞等肾病。

方解：本方由荆防败毒散加减而成，方中巧妙地使用对药。荆芥、防风发表达邪，有逆流挽舟之用；柴胡、前胡疏里透毒，以宣展气机为功；羌活、独活出入表里；枳壳、桔梗升降上下；半枝莲、白花蛇舌草清利湿热毒邪；生地榆、炒槐花清热凉血止血；更用川芎、赤芍、茜草、茯苓等药入血逐瘀，以祛血中之湿毒。

本方执一通百，照顾全面，共奏疏利三焦，通达表里，升降上下，溃邪解毒之功。临床用于慢性肾炎属湿热毒邪壅滞者，屡奏效验。

【案1】王某，女，68岁。1994年12月3日初诊。

病史：患慢性肾炎2年，常因感冒，劳累而发水肿，腰痛反复发作，多方治疗，迁延不愈。

刻诊：近15天水肿加剧，以下肢为甚，小便不利，腰部酸冷，纳呆，腹胀，时有咽痒，咳嗽。视其面色晦暗不泽，舌质红，苔厚腻，脉滑略弦。尿常规检查：尿蛋白（+++），红细胞20个，白细胞少许。血常规检：血尿素氮9.2mmol/L，血肌酐178mmol/L，胆固醇7.8mmol/L，红细胞80g/L。

辨证：湿热之毒壅滞三焦。

治则：经曰："少阳属肾，故将两脏"，故三焦为病可累及肺、肾。治以通利三焦湿热毒邪。

处方：荆防肾炎汤。荆芥6g，防风6g，柴胡10g，前胡10g，羌活4g，独活4g，枳壳10g，桔梗10g，半枝莲10g，白花蛇舌草5g，生地榆15g，炒槐花12g，川芎6g，赤芍10g，茯苓30g。

服14剂，水肿明显消退，小便量增多，尿常规检查：尿蛋白（+），红细胞少许。药已中鹄，继以上方出入，大约又服 30 余剂，水肿尽退，二便正常。尿常规检查：尿蛋白（±），血常规检查：血尿素氮 4.9mmol/L，血肌酐 85mmol/L，胆固醇 4.2mmol/L，红细胞 110g/L。舌淡红，苔薄微腻，脉濡软无力，此大邪已退，正气不复之象。改用参苓白术散 14 剂善后，诸症皆愈。随访半年，未曾复发。（《刘渡舟医学全集》）

【案 2】我在跟随刘老临床期间，见其用荆防肾炎汤加味治疗慢性肾炎、尿毒症的病例不胜枚举。如曾遇见一石姓患者，50 多岁，为公司总裁。始患痛风，继后出现左肾萎缩，肾功能不全。血尿素氮、肌酐居高不下。浮肿，小便不利，尿浊气味腥臭，眼圈山根发黑，疲惫不堪。

该患者因服药明显见效而十分信服，每周来诊 1 次，风雨无阻，每日服 1 剂药，雷打不散。刘老也守用荆防肾炎汤一方加减。疲劳甚时，加红人参，即用人参败毒散法；小便不利、尿浊明显时，合当归贝母苦参丸；热毒甚，加草河车、紫花地丁；血热络瘀重，加茜草，或再加紫草；大便干，加大黄等。

坚持治疗半年余，患者各项化验指标趋于正常，体力恢复，能照常上班工作。此后患者为巩固疗效仍然每周 1 次来诊，每日 1 剂中药。刘老也仍守荆防肾炎汤加减，不更法易方。（《温病方证与杂病辨治》）

古道瘦马体悟：肾病是临床常见的一种疑难重病，在治疗方面方子众多，但是对于湿热壅滞三焦，气机不利的类型，我认为刘渡舟老中医这首荆防肾炎汤是比较有效的。临床屡验屡效。我曾治一黄姓女子，32 岁，慢性肾炎七八年了，轻微尿毒症，舌红苔薄，脉弦滑有力，高血压，头痛，经常恶心，小便不利，大便干燥，双下肢水肿，心烦易怒。中医辨证为三焦湿热，气机不利。

处方：荆防肾炎汤加减。荆芥 6g，防风 6g，柴胡 10g，前胡 10g，羌活 6g，白芷 6g，苏叶 10g，枳壳 10g，桔梗 10g，川芎 10g，白花蛇舌草 15g，半枝莲 12g，炒槐米 15g，生地榆 15g，牡丹皮 12g，茜草 12g，茯苓 15g，水红花子 15g，车前子 30g，益母草 60g，生大黄 10g。7 剂。水煎服，每日 1 剂，分 3 次服。

1 周后复诊，呕恶止，大便通，小便利，血压也略为下降。人精神好转，信心大增，要求继续中医治疗；效不更方，前后用该方为主调整 3 个月，诸症平息。后以丸药常服，肾病基本痊愈。临床上我用刘渡舟先生此方治疗肾病，只要是辨证对型疗效甚好，此方值得推广。

治疗男性不育方

主方：五子衍宗丸合左右归丸。

主治：男子精少、性功能弱、阳痿而致的不孕不育证。

用法：一日服五子衍宗丸合左归丸；一日服五子衍宗丸合右归丸，交替服用3个月。

此证主要以中成药为主，易于长期坚持。此证短期不易收功，所以必须要有信心，此方阴阳峻补，不温不火，效果可靠，如无器质性病变，多数可以收效，我临床治之较多。

【病案】曾治一例不孕不育案，男性精子成活率太低，不足30%。中西医看了很多地方，一直没有效果。因在我处治疗痛风病，效果较好，于是要求治一下不育证。人已年过40了，想要一个自己的孩子（已领养一子，年6岁）。

刻诊：面白，腰酸痛，经常乏困，饮食尚可，小便略黄，大便常年稀溏；舌淡苔白水滑，脉浮濡无力，双尺尤沉弱无力。

中医辨证：脾肾阳虚，肾精不足。

鉴于前一阵治疗痛风服汤药时间太长，患者有些不想喝了，且要工作也不方便。我就开了几种中成药。

处方：左归丸、右归丸、五子衍宗丸。左归丸：大怀熟地黄八两，山药（炒）四两，枸杞四两，山茱萸肉四两，川牛膝（酒洗，蒸熟）三两（精滑者，不用），菟丝子（制）四两，鹿胶（敲碎，炒珠）四两，龟胶（切碎，炒珠）四两（无火者，不必用）。上先将熟地黄蒸烂杵膏，炼蜜为丸，如梧桐子大。每服百余丸，食前用滚汤或淡盐汤送下。（《景岳全书》卷五十一新方）。

右归丸：大怀熟地黄八两，山药（炒）四两，山茱萸（微炒）三两，枸杞（微炒）四两，鹿角胶（炒珠）四两，菟丝子（制）四两，杜仲（姜汤炒）四两，当归三两（便溏勿用），肉桂二两（渐可加至四两），制附子二两（渐可加至五六两）。上先将熟地黄蒸烂杵膏，加炼蜜为丸，如梧桐子大。每服百余丸，食前用滚汤或淡盐汤送下。或丸如弹子大，每嚼服二三丸。以滚白汤送下。（《景岳全书》新方八阵方）。

五子衍宗丸：枸杞子400g，菟丝子（炒）400g，覆盆子200g，五味子（蒸）50g，车前子（盐炒）100g。制法：以上五味，粉碎成细粉，过筛，混匀。每100g粉末用炼蜜35～50g，加适量的水泛丸，干燥，制成水蜜丸；或加炼蜜80～90g，制成小蜜丸或大蜜丸，即得。

用法：每日五子衍宗丸搭配左、右归丸一种，交替服用，3个月后告之，自从服这些药后，人不乏了，腰也不酸困痛了，精神也很充沛。至此，我要求其再化验一次精子成活率，结果达到70%以上。于是我对其说，争取在妻子排卵期进行同房。2个月后，患者跑来告之，妻子怀孕了，B超检查已见孕囊着床，喜色溢于言表。1年后生1男婴，健康活泼。

尿结石速效验方

主方：金钱草 50g，海金沙 30g，琥珀 30g，鸡内金 10g，车前草 30g，白茅根 30g，川牛膝 30g，桑寄生 10g，续断 10g，乌药 10g，路路通 10g。

功用：利湿化石，补肾通络。

主治：泌尿系结石。

泌尿系结石一般归于中医学的石淋范围，对此证各医家用药大同小异，无外乎清热利尿，通淋排石。一般较小沙石或泥沙粒沙石用中医的办法还是不错的，治得及时 3～5 剂药即可解决问题。此方为我常用之方，临床应用效果还是很显著的。下面举一例示之。

【病案】2010 年 8 月一日下午 4 时左右，我夫人突然少腹急痛，小便涩痛，给服了一片硝苯地平稍缓解；但过了一阵又不行，不但少腹疼痛，小便涩急，淋沥不下，并放射到两大腿胀痛；我看不是小问题，急赴医院，化验血常规略高，尿常规有少量红细胞，B 超显示输尿管下端有米粒大结石若干。西医诊断泌尿结石，须住院治疗，夫人却坚持要中医治疗。平时我夫人肝火较旺，舌瘦红干，不爱喝水，脉弦细，微数。

据此，我用上方又加天花粉 30g，芦根 30g，白芍 60g。共抓了 3 剂药，日服 1 剂。用高压锅煎煮 2 大碗，不拘时饮之；当晚尿频多，疼痛明显减轻，3 剂药喝完诸证消失，B 超复查，已无结石。药费总共 60 多元，还不及检查费 1/3。事实证明，中医某些情况下还是药简效宏的。

按：此方此症基本上还是属于中医学湿热证，临床上此类患者也多，但并非都是此类型。还有部分属于虚寒型的就不适宜此方，而应该辨证用《金匮要略》的瓜蒌瞿麦丸（瓜蒌根二两，茯苓三两，薯蓣三两，炮附子一枚，瞿麦一两。上五味，末之，炼蜜丸，梧子大，饮服三丸，日三服。不知，增至七八丸，以小便利，腹中温为知）。此乃活法，不可不知。

小资料

尿道结石分为原发性和继发性两种，前者少见，多在尿道已有病变的基础上发生，如尿道狭窄、尿道憩室和尿道异物；而继发性尿道结石绝大多数是膀胱结石或上尿路结石排出过程中经过尿道时受阻。

典型症状

1. 疼痛

原发性尿道结石常是逐渐长大，或位于尿道憩室内，早期可无疼痛症状。继发性结石多系上尿路排石排入尿道时，突然嵌入尿道内，常突然感到局部剧烈疼痛及排尿痛，常放射至阴茎头部。阴茎部结石在疼痛部位可触及结石，位于后尿道内的结石，则会出现会阴部和阴囊部疼痛，可呈刀割样剧烈疼痛。

2. 排尿困难

尿道结石阻塞尿道发生不同程度的排尿困难，表现为排尿费力，可呈滴沥状，尿线变细或分叉，射出无力，有时骤然出现尿流中断，并有强烈尿意，阻塞严重时出现残余尿和尿潴留，出现充盈性尿失禁。有时可出现急迫性尿失禁。

3. 血尿及尿道分泌物

急症病例常有终末血尿或初始血尿，或排尿终末有少许鲜血滴出，伴有剧烈疼痛。慢性病例或伴有尿道憩室者，尿道口可有分泌物溢出，结石对尿道的刺激及尿道壁炎症溃疡，亦可出现脓尿。

4. 尿道硬结与压痛

前尿道结石可在结石部位扪及硬结，并有压痛，后尿道结石应通过直肠指诊扪及后尿道部位的硬结。

5. 其他症状

结石长期对局部的刺激，可引起尿道炎症、狭窄、尿道周围脓肿及尿道皮肤瘘、尿道直肠瘘，甚至引起一系列上尿路损害。后尿道结石可产生性交痛及性功能障碍。

6. 并发症

结石长期卡在尿道，可引起尿道炎、尿道脓肿、尿道溃疡，形成尿道瘘。当患者尿道内的结石较小，可以随着排尿时排出就不需要就医，如果不能排出就需要尽早去医院就诊，可以通过一些小手术或者其他方法来取石，尽早解除痛苦。

好发人群：饮水量少的人群，前列腺增生、尿道狭窄、尿道憩室的患者易患此病。

尿结石治疗好方

主方：滑石粉 50g，生甘草 12g，上朱砂 8g，血琥珀 10g。

用法：上药分研混匀，分 9 包，每服 1 包，每日 3 次，用鲜蒲公英根 200g，鲜车前草 100g 熬汤一碗送服，冬季用干蒲公英 100g，车前草 50g。

主治：尿路结石，中医学称石淋。

下尿路结石为中医学五淋之一的"石淋"。为湿热蓄积下焦，热邪偏盛，尿液受其煎熬，日积月累，尿中浊物为砂石（小者如砂，大者如石），或在膀胱，或蓄于尿路，形成"石淋"。

【案 1】楚某，男，41 岁，1967 年春诊。

症状：每溺时小腹痛连及阴中剧痛难忍，小便浑浊，排尿不畅，时有鲜血，尿时中断，或砂石尿出，经 X 线检查诊断为膀胱结石；舌苔黄腻，脉象弦数。处上方连服 3 天，尿中排出一块 0.5cm×0.3cm 大小的结石，疼痛消失。

【案 2】连某，男，52 岁，1975 年夏诊。

症状：腰痛放散至腹股沟及右大腿隐痛，时而出现血性小便，经尿化验红白细胞众多，后 X 线检查诊断为输尿管结石，建议手术治疗；患者顾虑，遂要求服中药，给予上方连续半月量，结石溶解为小块排出，尿路畅通，痛苦消失。(《五十年临证得失录——山西省中医研究所已故名老中医、主任医师靳文清》)

古道瘦马体悟：以上两例均经 X 线检查，证实为尿路结石，中医认为是下焦湿热，蕴结成石，阻于尿路，痛连小腹，或放射于阴部大腿；同时伴有尿急、尿频、尿痛、尿血，甚至余沥不尽，方中各药有清利下焦湿热，通导小便及止血作用，据近代研究上方有溶解结石的可能性。

治疗男女肾虚验方

主方：紫河车 60g，鹿茸 24g，西洋参 30g，生黄芪 40g，归尾 20g，阿胶 30g，鹿角胶 30g，龟甲胶 30g，鸡内金 20g。

用法：共研细末，1 日 2 次，1 次 3g。

功用：补肾强精，恢复元气。

主治：男女肾虚，不孕，经少，闭经及脑萎缩。

此方得于一民间老中医。发现此方价值和神奇疗效还有一段来历。我曾和该医同堂坐诊过，经常见他开此方，尤其是于女性，常讥笑其为卖药先生，一天下来二三十号患者，此方竟然占七八张。该老听后嘻嘻一笑了之。我也未在意，但心中却有鄙视之念。1 年过后，该老因病离职，返回乡下，我依然原地坐诊。一日一青年女性找到我，诊治月经不调，述月经不来已 3 个月，打黄体酮就来，经量稀少，不打不来。在别处吃中药多剂不效，曾在我处用药 1 周亦不效，我说那就调调方子再吃。该妇面露不悦，说想吃原来老中医的方子，并言原老中医的方子，只服 1 个疗程就来月经了，保持了半年，月月正常；闻听此言，我心中一惊，暗思是什么秘方，这么好。观该妇言辞恳切，告之原老中医已因病返乡。该妇问之，能否找到案底，我说试试看。经药师翻找，终于找到原方，我一看不禁失笑了，竟然是我嘲笑老医的那张"名方"，真是小看了。原方抄写付于患者，并留电话以备追访验证，半月后得知，月经如期而至，经量适中，嘱继续服完余药。

古道瘦马感悟：尔后岁月里，经常有人索要该方，念念不忘前老医。自从获得这一新知，我亦如法炮制，运用于临床收效颇丰。孔子曰：三人行，必有吾师。不虚也。此方在临床中我常用于女性肝肾不足之月经不调、经少、闭经、不孕等。实证禁用，不可不知，好方也要对证，切记！

滋肾通关丸古方新用

今人治小便不利多喜欢用导赤散、八正散、五苓散和猪苓汤一类方子，其实还有一个方子在临床上也很好用，就是滋肾通关丸。

滋肾通关丸，又名滋肾丸或通关丸，出自《兰室秘藏》，治"不渴而小便闭，热在下焦血分也"。由"黄柏（去皮、酒洗、焙）、知母（酒洗、焙干）各一两，肉桂五分"组成。"为细末，熟水为丸，如梧桐子大，每服一百丸，空心白汤下，顿两足令药易下行故也。如小便利，前阴中如刀刺痛，当有恶物下为验"。后世医家多用本方治疗癃闭而口渴者，亦有用以治疗肾虚蒸热、足膝无力、阳痿阴汗、冲脉上冲而喘者。若去桂，名疗肾滋本丸，治肾虚目昏；去桂，加黄连，名黄柏滋肾丸，治上热下冷、水衰心烦。大都围绕"肾"来发挥本方的用途。其实，滋肾通关丸既无补之功，亦乏清肾之力。其功不专在肾，而专于膀胱。与其说为治肾之专方，不如称其为理膀胱之专剂。

滋肾通关丸，药仅3味，配伍异常精当，尤妙在剂量非常考究。盖"膀胱者，州都之官，津液藏焉，气化则能出矣"。膀胱为藏尿液之腑，既恐液多不能出，又怕津乏无以养。其尿液之排与留，全在气之化与不化，化则出，不化则闭或不约。

气之所以不化，不外邪阻和正虚两端。邪阻多湿热，导致小便不利则为癃闭或淋痛、尿血；正虚多气虚，导致膀胱不约而为遗溺或癃闭、余沥。方中知母、黄柏补津坚阴而不碍湿热，燥湿清热而不伤津液，为清利膀胱湿热之妙品；肉桂调膀胱之气化，亦制知、柏之寒凝，使不利者能通，不约者能制。如是则膀胱启闭有制，开阖有常。

临床上我经常用此方加减或合其他方治前列腺炎、前列腺肥大和增生引起的小便不利以及泌尿系感染，疗效非常显著。

【案1】2006年，曾治一老者，男，75岁，患有前列腺增生。近1周，小便滴沥难下，少腹憋胀，几不欲生。曾导尿几次，小便还是不能通畅，其家人请我上门诊之。

刻诊：舌红苔白腻，脉沉弱无力兼数，满脸痛苦面容，小便解不下来，大便3日1次。

中医辨证：滋肾通关丸方证。

处方：黄柏30g，知母30g，肉桂10g，生黄芪120g，生甘草6g。3剂，急煎速服。

3日后家人来告之，服完1剂，小便就半通了；3剂服完小便已通畅。问是否还要服。答：可服济生肾气丸加大1倍量，1个月后再诊。后追访，小便一直保持通畅，基本痊愈。

【案2】焦某，女，63岁。2008年来诊。近1周小便急、热、痛，不利，伴有腰痛，注射左氧氟沙星3日，无有改善，寻求中医治疗。

刻诊：舌微红，苔薄白，脉弦细数，尺部尤甚，无发热，饮食正常。

中医辨证：热淋（急性尿路感染）。

处方：黄柏30g，知母30g，肉桂6g，当归10g，苦参12g，浙贝母15g，车前草30g，怀牛膝15g。3剂，水煎服。

3日后复诊，小便急、热、痛已减轻。效不更方，上方加杜仲30g，又续服5剂，痊愈。

古道瘦马体悟：总之，滋肾通关丸为理膀胱之专剂，有邪者能祛，无邪者能调，不利者能通，不约者能固。凡膀胱之疾，用本方加味治疗，都有可靠疗效。但应注意，用本方治膀胱之病，3药均不可缺，不可因其实、热而去肉桂，亦不可因其虚、寒而去知母、黄柏，只要酌情在用量上调整即可。能否将本方用好用活，关键在于能否将肉桂的剂量用好用准。一般原则是，热证、实证宜少用，虚证、寒证宜多用。

【案3】金某，女，57岁。近期排尿不畅，伴有尿频、尿灼热痛、肛门下坠感。西医诊断为泌尿系统感染，患者觉此病羞于启齿，十分苦恼，严重影响了正常的生活，四处寻医治疗，但疗效不佳，特慕名前来就诊。询问患者先前所吃之药，得知尽是些清泻胃火、清利肝胆湿热的苦寒之药，疗效甚微，且患者的脾胃已经受损，欲呕，胃痛，腹泻。此人中等身材，肤色偏白，少腹里急，伴下坠感，小便频数灼痛，口苦，睡眠差，心烦急躁，饮食不佳，大便溏，寸脉浮滑尺弱，舌淡红苔白。辨证为热淋下焦，治宜健脾益肾，清心利水。

处方：二仙汤合导赤散与滋肾丸加减。淫羊藿30g，仙茅10g，巴戟天12g，黄柏10g，知母10g，当归12g，生地黄15g，川木通10g，淡竹叶15g，生甘草30g，干姜30g，枳实15g，白头翁30g，川牛膝15g，煅牡蛎30g，生龙骨30g。3剂，水煎服，每日2～3次。

二诊：患者反馈上述症状明显有所改善，小便已经不数，灼热感减轻，唯服药期间皮肤略感瘙痒。效不更方，嘱其继续服用。在原方中加入黄连15g，薤白30g，地肤子25g。4剂。水煎服，每日2～3次。（古道瘦马医案）

王朝按： 本方从整体入手，考虑患者已过"七七"之年，天癸竭，肾精亏虚，且尺脉弱，遂以二仙汤为全方之基础，调节性激素平衡，调补肾之阴阳。且肾司二便，司者主也，二便之开闭，皆由肾气调节控制。后予导赤散清心利水养阴，治疗心经火热证。心与小肠相表里，心火移热于小肠，影响小肠的泌别清浊，造成小便频数灼痛等下焦证候。方中生地黄清心凉血，养阴生津。木通入心、小肠经，能够清热利水，引心经之热从小便排出。淡竹叶性味甘寒，可清心除烦，利水。生甘草清热解毒，调和药性。全方利水不伤阴，养阴不敛邪，泻火不伐胃。而观先前之医，不究病之根源，一味清泻胃火、清利肝胆湿热，误投诸多苦寒泻火之药，伤及脾胃。故方中作甘草干姜汤与之，以复其阳。甘草干姜汤在《伤寒》《金匮》中均有出现，在这里主要是温中益气，健脾止泻。枳实宽中下气，消积化滞。王幸福老师临床治疗尿道灼热时，常在辨证的基础上加入白头翁来清热凉血解毒，每每收效，此药实为治疗此病之专药。川牛膝攻补兼备，既引药下行、利湿通淋，又补益肝肾，是治疗淋证的要药。龙骨、牡蛎一方面重镇安神，解决患者睡眠问题；另一方面二者含有钙质，可以收缩大便，老师用此钙以实大便，来治疗泄泻。

一诊加入黄连既可清心火，又燥湿止泻。《药性赋》云："宣黄连治冷热之痢，且又厚肠胃而止泻。"患者皮肤瘙痒，加入地肤子清热祛风止痒。薤白可治疗里急后重，最早出现在《伤寒论》318条，四逆散方后加减中，"泄利下重者，先以水五升煮薤白三升……"里急后重的下坠感是由气滞所引起的，薤白理气通阳散结，气调则后重自除。现代药理实验亦证明，薤白对后重确有良效，用此亦不违古悖今。

小儿遗尿经验方

主方：益智仁 30g，覆盆子 15g，金樱子 15g，五味子 6g，莲须 9g，杜仲 15g，山药 15g，党参 15g，桑螵蛸 15g，麻黄 10g。

方中益智仁必须用至 30g，若减至 15g 以下效果较差，麻黄不可减去，一般 3～7 剂即愈。兼有湿热重者加川萆薢 30～50g。

主治：小儿漏尿。

【病案】陈某，女，10 岁。半夜睡中尿床已 5 年，多方求医治疗无效，其父母又找各种偏方服用亦无效，经人介绍寻求于我处，治疗其女。

刻诊：身高 130cm，面白略胖，发育正常，饮食尚可。舌淡苔白，脉浮濡。每晚漏尿 1～2 次，令全家烦恼，小孩随着年龄增长亦感难堪。

处方：益智仁 30g，覆盆子 15g，金樱子 15g，五味子 6g，莲须 9g，杜仲 15g，山药 15g，太子参 15g，桑螵蛸 15g，韭菜籽 15g，麻黄 10g，鸡内金 10g。7 剂，水煎服，日 2 次。

服完 3 剂即见效，每晚偶有遗尿，7 剂服完即正常，不再遗尿。全家甚喜。

附：神经性尿崩证

5 岁幼儿患中枢神经性尿崩症（幼儿患该病的概率比患白血病低很多），每天总是口渴，喝水后总是尿不停，每天得喝上 20 来斤水，以至不想吃饭、睡不好觉。一个多月的到处奔波、求医问药回家后，又发现孩子竟一点也没长高，原来比他矮一些的孩子竟已超过他。西医说：得一辈子吃药！中医说：要相信中医！算命的说：孩子是元神出窍！

要相信中医！我治疗过该病证，而且有效。当时按消渴证治的，应用的方剂是张仲景《金匮要略》的瓜蒌瞿麦丸加味。孩子现在已痊愈。

处方：天花粉 9g，茯苓 15g，怀山药 30g，附子（先煎 1 小时）9g，瞿麦 9g，五味子 3g，麦冬 12g，鲜生地黄 12g。水煎服，日 1 剂。连吃 7 日收效。收效后继续服用。

天花粉即瓜蒌根。本品有两种品种，一种是苦的，煎服后容易呕吐；另一种甘味，无呕恶感。抓药时请问清楚。

治疗前列腺炎方

主方：半枝莲 30g，半边莲 30g，地龙干 25g，败酱草 30g，虎杖 15g，瞿麦 20g，王不留行子 20g，冬葵子 15g，台乌药 15g。

主治：急、慢性前列腺炎。

治疗前列腺的方子很多，我用过很多，但属这方子效果较好，临床稍做加减就行。

【病案】齐某，32 岁，上海人。患有前列腺炎及阳痿。

刻诊：尿急、尿细、尿灼痛，会阴部胀憋不适，腰酸痛，舌淡红，脉弦细。

先处三妙散合八正散，7 剂，清热利湿，化浊解毒。服后症状不减，患者要求再诊。思之良久，处上方加减。

处方：半枝莲 30g，半边莲 30g，虎杖 30g，地龙 10g，王不留行子 30g，怀牛膝 30g，乳香 6g，蒲公英 30g，莪术 15g，萹蓄 15g，炮穿山甲（代）6g。7 剂，水煎服，日 3 次，同时加服前列腺通瘀胶囊。

1 周后复诊，患者大喜，告之服后，每日有晨勃现象，尿线变粗，会阴部已不胀痛，尿亦不灼热。效不更方，以此方为主，微小变动，同服前列腺通瘀胶囊，又服 1 个月，基本痊愈，阳痿亦好，患者甚喜。

由于前列腺解剖位置的结构特殊，生理、病理变化特殊、易病难愈的病种特殊，严重地威胁患者的身心健康，甚则引起前列腺神经症，已成为男科难症。方药虽多，莫衷一是，不少患者掉进了广告效益的"陷阱"，弄得因病致贫。说实话，中医中药无论是辨证论治或专方专药，疗效也不够稳定。

有一次，一位老病号患前列腺炎，持某医院门诊部泌尿科专家病历来转方，并说："服此方非常有效"。

处方：半枝莲 30g，半边莲 30g，地龙 25g，败酱草 30g，虎杖 15g，瞿麦 20g，王不留行 20g。

其立方大意仍未脱离活血化瘀、消坚败毒之法的框框。方中瞿麦配王不留行化瘀通滞，我在应用时又加冬葵子配台乌药滑利行气，作为"佐使"，以完善方阵组合中的增效作用。炎症反应较重者加野菊花15g；前列腺肥大，小便点滴难下者加水蛭胶囊，每服2粒，每日3次，汤剂送下，并结合芥硫散冲水坐浴。运用此法有不少拒于手术的患者，尚能拔去导尿管，再进行保守治疗。

本方通过长期临证观察，疗效较为满意。方中主、辅之品的功效，姑且不论，然而佐使两组药对，功能行审化坚，导滞散结，有可能穿透前列腺脂膜，引导诸活血败毒药直捣病所，以荡逐腐浊，涤除"脓栓"的祛邪作用；从而显著地改善或消除肛坠如痔、会阴胀痛、尿频、尿痛、尿分叉、尿等待等诸多症状。但观察治疗一段时间，病情稳定后，仍须改服加味桂枝茯苓丸，配服地黄丸类巩固之，并坚持前列腺保健（见疗养须知），以控制复发及前列腺肥大。

妙治皮肤病通方

主方：龙胆草 12g，栀子 12g，当归 12g，木通 12g，泽泻 12g，柴胡 15g，黄芩 15g，生地黄 24g，紫草皮 30g，白鲜皮 30g，连翘 30g，车前草 30g，甘草 10g。

主治：湿热内蕴外兼风热的多种痒疹，诸如湿疹、药疹、荨麻疹、带状疱疹、男女外阴湿疹、全身无名瘙痒、溃疡等。

皮肤病的治疗对中医来说，也是一个顽症，不是那么好对付，如无好的方子更是屡治屡败。我临床多年深有体会，故一直在寻找良方，功夫不负苦心人，经过筛选大量的治皮肤方子，最终定位于马有度先生的加味龙胆泻肝汤，临床验证屡用屡验，最后成为我治疗皮肤病的有效方之一。此方我除了严守本方，又在其中加了地肤子、蛇床子、苦参、首乌藤几味药效果更好。

【病案】曾治一位男性患者，65 岁，老退伍军人，全身瘙痒达近 10 年，治了无数中西医，都未能治愈，十分痛苦，经人介绍找到我，请求中医治疗。

刻诊：身上无斑无疹，白天黑夜就是一个痒，有时痒起来抓挠得遍体鳞伤，惨不忍睹。舌微红苔薄腻，口中晨起微苦，脉浮滑微数，性格着急，饮食尚可，爱喝烈酒，阴囊潮湿，大便微溏。

中医辨证：湿热蕴结，风热郁表。

先予中成药，防风通圣丸 1 周量，复诊，稍有小效，但不明显。余问能否喝汤药，患者问效果怎么样，我说先吃几剂再说。

处方：加味龙胆泻肝汤加地肤子 30g，蛇床子 30g，苦参 10g，首乌藤 50g。5 剂，水煎服，日 3 次。

再诊，一见面就说你开的药太苦了，我一笑问之，身上还痒么？他说好多了，这是几年来最轻松的时候了。药再苦，我也要喝，这比痒好忍受多了。我乐了，效不更方，提笔又开出 7 剂，喝完近十年瘙痒症痊愈。（古道瘦马医案）

临床上，我用加味龙胆泻肝汤经常治疗湿热型荨麻疹、玫瑰糠疹及各种无名痒疹和瘙痒症，可以说只要对症，百分之百有效。

附：感悟中医

多年以来，我在龙胆泻肝汤中加入白鲜皮、紫草、连翘作为基础方，用于治疗湿热内蕴外兼风热的多种痒疹，屡用屡验。治疗风疹块属热者，我最初循常规按风热相搏于血分论治，选用疏风、清热、凉血方药，虽有疗效，但并不满意；后来改用本方，疗效显著提高，不仅对初起者效佳，即使是反复发作之顽固病例亦有良效。

曾治孙某，风团反复发作 3 个月不愈。就诊时见全身多处风团，述其又热又痒，夜间尤剧，难以入眠，舌质淡红而苔薄白，脉弦而稍数。

中医辨证：湿热内蕴，风团外发。

处方：龙胆草、栀子、当归、木通、泽泻各 12g，柴胡、黄芩各 15g，生地黄 24g，紫草，白鲜皮、连翘、车前草各 30g，甘草 10g。

服 3 剂其症大减，6 剂即愈，随访未再复发。

用本方治疗湿疹、药疹、带状疱疹，亦有较好疗效。特别是用于治疗男女外阴湿疹、瘙痒、溃疡诸疾，疗效更佳。

曾治徐某，女，患外阴湿疹半年不愈，瘙痒而痛，黄带甚多，并感腰痛，其证显属湿热兼风为患，予本方主之。除内服外，又嘱其用药渣加花椒 10 粒煎汤外洗，3 剂后，诸症均减。守方 10 剂而愈。

又治王某，阴囊反复溃疡 6 年，复发加剧月余，瘙痒灼痛，舌红苔黄，脉弦。此为内蕴湿热与湿热相搏，而湿性重浊，热郁为毒，发为溃疡，经久不愈。治宜清利湿热，佐以解毒。予本方，以黄柏易黄芩，加苦参 20g。服 3 剂，痒痛大减，黄苔退去，舌质转为淡红，唯阴囊溃疡尚无明显变化。药既奏效，原方再进，为加强局部疗效，又嘱其用药渣煎汤坐盆，每日 2 次。如此内外兼治 1 周，诸症平复。以后偶发，见证均轻，仍以前法治之，3 日即效。

各种皮疹瘙痒，只要病机以湿热为主，或兼风、兼毒用本方，奏效多捷。因而想到，临床常见的无疹瘙痒，如有湿热内蕴的病机，运用本方也可能有效，于是试用于临床，果然奏效。

周某，皮肤如常，但瘙痒难忍，入夜最甚，难以成寐，西医皮肤科诊为瘙痒症，历时 3 个月，诸药无效。查其舌质红，苔薄黄，脉弦，辨证为湿热瘙痒，因兼腹胀，于本方中加入广木香 12g，仅服 3 剂，瘙痒顿止，1 个月后随访，痒未再发。

又治程某，病程月余，夜晚全身瘙痒甚剧，皮肤觉热，并有口干苦、尿黄热、大便结等湿热见证。遂予本方加生首乌 20g，3 剂症减，6 剂痒止。

再一例为老年周姓女性，全身发痒历时 9 月，遇热更甚，瘙痒难熬近日剧；查其舌质暗红，苔黄厚，脉弦。考虑此例除湿热内蕴之外，尚有血热血瘀，故以本方加赤芍 15g，牡丹皮 12g，并配合使用水牛角片，每次 8 片，日服 3 次。服药 3 天瘙痒有减，继服 3 天而瘙痒大减，再服 3 天瘙痒即止，未再复发。

皮肤发疹瘙痒，甚或溃烂疼痛，固然多由外邪侵袭所致，正如《金匮要略·水气病脉证并治》所说"风强则为隐疹，身体为痒"，但内因也不可忽视，上述皮肤病症的发病，多是内外合邪的结果。究其病机，属于火热者居多。正如《内经》所说："诸痛痒疮，皆属于火。"而内外之火，又往往兼湿，因此湿疹瘙痒多以湿热为患，固不待言；其他瘙痒性斑疹也多为风热而兼湿；即使是无疹瘙痒，湿热内蕴也是常见病机。

针对湿热这一病机，使用清利湿热之龙胆泻肝汤，可以收到一定退疹止痒的效果。然而，龙胆泻肝汤毕竟缺乏擅治皮肤病症的专药，且该方凉血解毒之力不足，又无祛风止痒之功，所以退疹止痒之功效尚不满意。鉴于此，我特加入治疗皮肤痒疹的专药白鲜皮，取其清热燥湿、祛风止痒之功，又加入长于凉血解毒、活血通经的紫草以及擅长清热解毒、消退斑疹的连翘，这样一来，本方不仅长于清利湿热，又可凉血解毒，且能祛风止痒，乃成退疹止痒之妙方，姑且名曰加味龙胆泻肝汤。(马有度)

专治老年瘙痒方

主方：石楠叶 30g，石菖蒲 15g，白僵蚕 15g，威灵仙 15g，何首乌 30g，当归 20g，首乌藤 30g，蛇床子 15g，白芥子 15g，紫苏叶 30g，芦根 30g，白蒺藜 25g，生甘草 9g，胡麻仁 15g，台乌药 15g。

主治：荨麻疹及老年瘙痒症。

老年瘙痒症是一个常见多发病，病理为血虚生风，热郁肌表，诊断很简单，但是治疗确实不易。我过去常用人参归脾汤加减治疗，效果不是很理想，少数有效，多数无效。后勤求古训，博览众书，搜集名医经验，提取有效药物，组成上方，运用于临床，结果取得了令人满意的效果。此方以经验方为主，吸取了名老中医孙鲁川的石楠叶、白僵蚕止痒药对，石菖蒲、威灵仙、胡麻仁止痒角药，合东北一民间八十岁老医的治皮肤病效方中药对紫苏叶、芦根，养血祛风，通络止痒。现举例示之。

【病案】老妇，62 岁，全身皮肤瘙痒达 5 年之久。为治疗此病，去过哈尔滨、上海、广州等地，花了不少钱，中药也吃过无数，叫她形容起来说吃了有几麻袋，也没有治好。过敏原检测，也没有特殊的过敏物，同时也排除了糖尿病等其他致病因素。用过大量的激素、葡萄糖酸钙、甘草酸铵等药物，没有任何效果。来诊时还用手抓个不停，满身血痂。老人痛苦多次想轻生。

刻诊：舌胖大有齿印，脉沉涩。

处方：何首乌 30g，当归 20g，首乌藤 30g，石楠叶 30g，白僵蚕 15g，蛇床子 15g，白芥子 15g，紫苏叶 30g，芦根 30g，白蒺藜 25g，生甘草 9g，石菖蒲 15g，威灵仙 15g，胡麻仁 15g，台乌药 15g。7 剂，水煎服，日 3 次。

5 天后，老太太一进屋就给我跪下了，吓了我一跳，以为出啥事了。一问老太太说吃了 2 剂就不痒了。这药太神奇了。我告之，坚持把药吃完。又配了一个月的丸药，吃完彻底痊愈。（李中文医案）

"土忍翘薇"拮抗激素不良反应之效药

　　激素类西药在临床有其特殊的治疗效果，尤其是在目前的医疗环境下，使用还是很普遍的。但是纵观临床情况来看，若使用不当，或由于病情需要而使用时间过长、用量过大，则往往产生不良反应；某些患者因大量用激素，以致痤疮遍体，毳毛增生或见毛发脱落，燥热不安，每每发生向心性肥胖，免疫力下降等。对此，西医无很好的办法，中医确有长处，通过有效的中药合成，可以即发挥激素的正能量，又避免它的不良反应。

　　在这方面中医的老前辈已做出了有益的尝试，已故陈苏生老中医的"土忍翘薇"药对就是一个有效的药物，该药对（土茯苓、忍冬藤、连翘、白薇）具有搜风通络、解毒利湿的作用；对拮抗激素不良反应有很好效果，同时对有继发感染时也可以提高机体抗感染能力，实践证明临床疗效颇为满意。

　　《本草纲目》载："土茯苓性味甘平淡，功能清热解毒，除湿通络"。附方搜风解毒汤治梅毒，即以之为君，佐以忍冬藤、薏苡仁、防风等，专治湿热疮毒，拘挛骨痛，并解汞粉、银朱之毒。解毒药多苦寒败胃，洞泄伤脾，惟土茯苓无此弊端，堪久服之。先生对肿瘤常以此君伍同忍冬藤为治，不投苛烈攻伐之品，实求稳中取胜之道也。《本草钩玄》说土茯苓酒有壮阳种子之用，能健脾胃，强筋骨。忍冬藤性味甘寒；解毒清热之功同银花，而通络清泄之力更胜一筹。合可治风湿关节挛痛，诸疮毒肿疡，并能抗病毒之感染。连翘苦平无毒，古说其功能清热解毒，散诸经血结气聚，除脾胃，通淋利尿，治疮疡肿毒，瘰疬等症。先生常与白薇同用，抗感染而无药毒残留之虞。白薇味苦咸寒，功能清热凉血利尿，既能清实热又能清虚热，下水而利阴气，久服不易产生耐药性。（《陈苏生医集纂要》）

　　【案1】蒋某，女，17岁。

　　病史：全身性红斑狼疮2年，心，肝、脾、肾均有不同程度损害，长期应用大剂量地塞米松治疗，激素撤减困难。

刻诊：面如满月，额颐痤疮累累，毛发稀疏，身热颧红，肝区胀痛，四肢关节红肿痛楚。舌质红、苔薄白，脉弦。

中医辨证为肝郁凝瘀成毒，阴虚火旺营热。予疏肝和络，清化解毒之剂；重用土茯苓、忍冬藤各30g，连翘、白薇各9g。连服2个月后，诸恙渐平。追踪一年症情稳定。（陈苏生医案）

【案2】张某，男，6岁。

病史：患紫癜性肾炎1年有余，现用甲泼尼龙控制，每日12片，现状面如满月，体肥硕大，双下肢有紫癜，能食，二便基本正常。但是不能停减激素，稍减尿中即出现蛋白，家长甚为担忧，不知激素要用到何时。经人介绍，寻求中医治疗。

刻诊：脉浮滑数，舌微红，双下肢散布红斑。

中医辨证：肾阴不足，血热妄行。

处方：知柏地黄汤加"土忍翘薇"。知母10g，黄柏10g，生地黄30g，山茱萸15g，山药15g，土茯苓30g，泽泻15g，牡丹皮12g，生地榆15g，生槐米15g，忍冬藤25g，连翘30g，白薇10g，紫草30g。10剂，水煎服，日3次。

二诊：除双下肢红斑消退，余无他变。上方减紫草为15g，续服20剂，开始减激素，每周减2片。1个月后查尿无蛋白，效不更方，仍按原计划减激素至撤净，查尿仍无蛋白。家长甚为高兴，要求坚持用中药，巩固2个月后，查体一切正常，基本痊愈。

古道瘦马体悟：临床上对于此类长期用西药激素的病，多年来，我一直坚持在相关的具体方中，加用"土忍翘薇"效果很好。实践证明，可以有效地消除激素的不良反应，同时在逐渐减持激素后病症不反弹。

顽固性湿疹巧治方

处方：苦参60g，蛇床子30g，百部30g，益母草30g，野菊花30g，地骨皮30g，徐长卿30g，水煎外洗。

【病案】王某，男，55岁，常年在外地来回经商，应酬酒席较多，苦于顽固湿疹缠绕。双下肢伸侧皮肤粗糙肥厚，苔藓样外观，有抓痕血痂及色素沉着，剧烈瘙痒。长年随身携带抗组胺、激素类西药以止痒。遂处以王老师外洗皮肤湿疹方，嘱其注意生活饮食配合少酒宴。

处方：苦参60g，蛇床子30g，百部30g，益母草30g，野菊花30g，地骨皮30g，徐长卿30g，6剂，水煎外洗，3剂即告痒止。

随后调理月余，皮损变薄，色素转浅而获痊愈。地骨皮是王老师治疗皮肤病的专药，胡天雄老师认为其作用为祛风热以止痒，这一认识与西医现代药理认为其有抗过敏作用，能抑制IgE产生，抗I型变态反应作用相吻合。(陕西省咸阳中医田明医师)

皮肤湿疹外洗方

　　皮肤湿疹是临床常见病，尤其儿童患者常易患此病。局部湿疹可使用外用药膏涂抹患处，疗效尚可，但经常有患者全身遍布湿疹，无法大面积涂抹药膏，尤其是儿童患者，服汤药困难，往往令医者束手无策。方书所载用于治疗皮肤湿疹的外洗方很多，但对于普通患者来说，在这么多的方子中寻找一个简单有效的方剂，并非易事。王幸福老师在多年临床中，汲取前人经验，再加上自己的思考，总结出这则治疗湿疹的外洗方，验之临床，疗效颇佳，故分享与此，有需求的同道不妨一试。

　　主方：苦参60g，蛇床子30g，百部30g，益母草30g，野菊花、地骨皮各30g。

　　用法：煎水洗涤。每剂药可煎洗2次或3次，配内服更佳。

　　【病案】2008年，陕西凤翔一年轻妈妈，抱一小女孩，约1岁，孩子全身出满湿疹，从头到脚无一好处，密密麻麻，有流黄水处，有脱皮处，叫人看了惨不忍睹，请我给治疗。说在家乡很多地方求治，均因小儿太小，无法服药，用了一些外用药，如茵陈一类洗之，不见效。听老乡介绍，故从家乡赶来求诊。

　　查看了小孩的病情，我也有些为难，孩子太小，无法服药。看来只有用外洗之法了。于是开出上方，令其煎出药汁，加水每天给小孩洗2遍或3遍。1周后，小孩全身的湿疹就干燥了。又用1周，皮痂脱净，皮肤光净。孩子母亲高兴得不得了，一个劲地道谢。

　　古道瘦马按：该方前4味乃《名老中医之路》一书中龚志贤的秘方，我在实践中又加入了野菊花和地骨皮两味药，以清热解毒、凉血止痒，使方子更为周全。临床使用多年，疗效较好。

扁平疣专用效方

主方：柴胡 3g，赤芍 12g，牡丹皮 4.5g，桃仁 15g，红花 3g，白芷 6g，防风 6g，丹参 12g，薏苡仁 30g，粉葛根 15g，板蓝根 15g，生牡蛎 15g。

用法：水煎服。每天 1 剂，分 3 次服。

此方为已故全国名医陈亦人和贵阳市工人医院侯医师两人专治扁平疣的效方，我在临床上将此合在一起效果更好。

扁平疣常长于青少年颜面部，亦有长于颈部及手部等，影响美容带来苦恼。因与病毒感染有关，一般认为系风热所致。扁平疣固因气血失和，肺之风热与脾胃之湿热相搏，郁于肌肤所致，然更有痰浊凝滞，不可不知。痰之为病，无所不在，若痰在肌腠，行于皮里膜外之间者，常在皮下扪及颗粒小结及绵韧肿块，若在肌表则可为疣赘，考湿气无形自然趋下，扁平疣多生面部，故必因有热，痰湿与之相结，始能随气上所致，故此病之病理，在于痰热凝滞肌表也。

方中白芷辛温，祛风解毒，消肿散结节，《大明本草》云其"去面皮干疵瘢"；赤芍泻肝脾之火，行血破瘀；防风、柴胡祛风去肝经湿热；丹参、牡丹皮、红花、桃仁活血化瘀，通经畅络，与牡蛎、薏苡仁相配，化痰除瘀于无形，与板蓝根相合，清血分之毒热；葛根善解阳明邪热，发肌肉邪毒，且生用破血，专主皮里之血，对扁平疣邪毒瘀血阻于肌肤最为得当；生牡蛎味咸体沉，化痰软坚；板蓝根清热解毒，现代药理研究具有消炎抗病毒之功，而扁平疣即为病毒感染性疾病，故专用之，以病证相应也。全方共奏解肌清毒、除湿化痰、祛瘀通络、软坚散结之效。

此方之要在薏苡仁一味，其清肺之痰热，理脾胃湿热，最善祛痰排脓，通利血脉，凡痰热结聚之证，皆可用薏苡仁治之。扁平疣亦属痰热结聚，故用之为主药无疑。然吾也曾单用薏苡仁 100g 煎服或打粉煮粥，每日加少许砂糖服之，治疗扁平疣无效者恒多，故知薏苡仁虽为治痰热证之专药，而非治扁平疣之专药，仍需综合用方，特别是方中有较多活血化瘀药，能疏通腠理，通利血脉，有利疣体之脱落。

此方量小要注意，治上焦如羽，非轻不可，量大则趋下，适得其反，难达到治疗目的。

附：网友交流

跟帖人跌打丸：治疗扁平疣，麻杏薏甘汤也是个效方。中医不像西医，有那么多特效的单味药，而且用特效药也不是中医的思维。治疗扁平疣没有特效药，薏苡仁当然也不是。但是用薏苡仁治疗扁平疣效果还是不错的，进一步提高疗效的话，我想关键还是在配伍，若没有麻黄和杏仁，而独重薏苡仁，效果也不会很好。另外关于扁平疣痰热的病机，个人认为扁平疣寒热不明显，或者虚寒的也不少，一概以热论，似为不妥。另外关于扁平疣疗程问题，我治疗的扁平疣疗程一般在1～4周，2周见效的比较多。

跟帖人tys12：我这里有位女患者满脸都是，用了很多药没效果，最后用了2kg薏苡仁打粉，每天吃一点，现在已经完全恢复了。

血管痣瘤验案一则

张某，女，36岁。

病史：最近一段时间突然发现身上和两个胳膊上出现了不少散在性的红点，小的如针头，大的如小米和绿豆。求诊于医院不知何病，转诊中医。我看过以后，像是肝病的血管痣，此痣老年人常见。思之良久，不知何病，因和肝病的血管痣相同，只不过略小些罢了，故定名为血管痣。但是如何治？还不明确。先参看他症吧。

刻诊：脉浮滑，舌质红，苔薄白，性急易怒，同时患有划痕性皮炎，月经按时，偏黑。纳可，二便基本正常。

中医辨证：肝郁血热，脉络溢行。

处方：丹栀逍遥散合过敏煎加减。牡丹皮12g，栀子15g，银柴胡12g，赤芍15g，紫草25g，当归12g，茯苓12g，白术10g，重楼25g，浙贝母15g，辽五味子10g，乌梅15g，地龙10g，防风10g，蝉蜕12g，白鲜皮25g，乌蛇30g，淫羊藿30g，仙茅15g，枸杞30g，生甘草25g。7剂，水煎服，每日3次。

1周后复诊，血管痣无变化，划痕性皮炎基本治愈。效不更方，续服14剂，再诊，血管痣变淡。三诊又续服20剂，血管痣褪净，患者大喜。

古道瘦马按：此病从肝入手治起，丹栀逍遥散疏肝理气，凉血散结，过敏煎脱敏祛风；淫羊藿、仙茅、枸杞等药含有雄性激素，可以抵抗雌激素。因肝病的血管痣从西医角度讲是肝内雌激素灭活作用减弱，雌激素过多造成的，中西理论结合，还真收到效果。

荨麻疹验案二则

【案1】伊某，女，28 岁。患荨麻疹 8 个月之久，浑身遇风或吃海鲜起疹子，此起彼伏，烦恼不已。寻求中医治疗。

刻诊：患者患荨麻疹多时，多方求医不效，甚为苦恼。纳可，二便无异常。面白皙，舌尖红、苔薄白，脉沉濡。

中医辨证：风郁体表，营卫不和。

处方：桂枝麻黄各半汤合当归补血汤加减。桂枝 10g，赤芍 10g，生麻黄 6g，杏仁 10g，生甘草 10g，生姜 10g，大枣 6 个，徐长卿 25g，路路通 25g，生石膏 30g，枳壳 30g，生黄芪 45g，当归 15g。7 剂，水煎服，日 3 次。

1 周后复诊，荨麻疹痊愈，未再发病。嘱避风寒，忌海鲜 1 个月。（古道瘦马医案）

按：此案治疗并不复杂，明确病机，找对方药，即可见效。桂枝、麻黄各半汤为治疗偏寒性荨麻疹效方，调和营卫；当归补血汤补血益气；徐长卿、路路通抗过敏；生石膏、枳壳止痒。全方以中医为主，西医为用，标本兼治，故收效较速。

【案2】王某，女，16 岁，中学生。2015 年 7 月 23 日初诊。其母代述：患荨麻疹半年多，平时一受风寒，或吃点海鲜之类就犯，浑身发痒起疙瘩。这两天因为吃了一点猪头肉再次发病，在西医院看几次，效果不好，特求治于中医。

刻诊：面白皙，大小便基本正常。月经准时，时有痛经。舌淡白、苔薄，脉浮濡。

处方：生黄芪 45g，防风 10g，白术 10g，桂枝 10g，白芍 10g，生麻黄 6g，杏仁 10g，甘草 10g，生姜 6 片，大枣 3 个，路路通 30g，徐长卿 12g，地龙 10g，银柴胡 10g，乌梅 15g，白鲜皮 30g，鸡血藤 30g，枳壳 25g。10 剂，水煎服，日 3 次。

8月7日复诊，服药期间，荨麻疹未再起，基本痊愈。

上方改为散剂，每次5g，每日2次，再服10天善后。（古道瘦马医案）

按： 此案属于中医学痒疹（风疙瘩）血虚受风。故用玉屏风散、桂麻各半汤合过敏煎加减，扶正活血，祛风止痒。方证对应，收效较快。白鲜皮、鸡血藤、白芍活血止疼治痛经。因不热，故用辛温药处之。如有偏热，可以用银翘解毒散加减。

降糖灵验方实践

刘某，男，48岁。2017年12月16日初诊。

病史：患者每年冬季晨起即流少量鼻血，曾就诊于本市各大医院，未能查明病因。今年入冬以来，又增添面部及脊部烘热难耐，遂求诊余。糖尿病、高血压病史10余年，长期服用二甲双胍、格列吡嗪、美托洛尔。平时空腹血糖7～8mmol/L，血压135/95mmHg。查舌质胖大略红，苔白而干，舌底青筋瘀曲。左寸细数，左关及右寸均沉弱数，右关滑数沉取无力，两尺沉细数。

处方：白虎加人参汤加减。知母15g，生山药36g，生甘草18g，青蒿（后下）12g，西洋参15g，仙鹤草72g，炒白芍36g，狗脊15g。

开方6剂，并嘱停用格列吡嗪。二甲双胍和美托洛尔不变。

二诊：面部和脊部烘热感明显减轻，鼻血在就诊当天就有所好转。查舌仍胖大，舌根苔黄腻。左关及两尺沉取无力。

处方：炒白芍36g，狗脊12g，生甘草6g，西洋参15g，黄柏15g，炒苍术15g，滑石15g，贯众12g，白茅根24g，仙鹤草108g。因回河北老家，故开方15剂。

三诊：烘热及鼻血均消失。自查空腹血糖5～6mmol/L自行停用降糖药近1个月未见反弹。血压120/85mmHg，美托洛尔减为每日半片。患者感到中药效果神奇，并且降糖、降压效果好，要求继续治疗糖尿病、高血压。

处方：以王幸福老师之降糖灵验方加减。西洋参30g，炒僵蚕60g，三七30g，琥珀30g，磁石15g，血竭15g，水蛭15g，酒大黄15g，肉桂6g，鹿角胶10g。1剂磨粉，每日10g，分2次冲服。

四诊：烘热感及鼻血未再发作。查空腹血糖5.6mmol/L。寸关略滑数，两尺沉取无力。舌质略红，苔薄黄。

处方：西洋参60g，炒僵蚕120g，琥珀60g，磁石30g，血竭30g，水蛭 30g，酒大黄 30g，鹿角胶 30g，天花粉 30g，淡附片 30g。1 剂磨粉，每次 10g，分 2 次冲服。

按：患者阴虚火动，波及督脉及足阳明经。故以白虎加人参汤去石膏加青蒿清阳明虚热，芍药甘草汤养阴护里，加狗脊引入督脉滋补奇经。用大量仙鹤草，一为止血，二为降糖。多年前，拜读王幸福老师著作，学得降糖灵验方及仙鹤草的用法，不断地在临床中再实践再感悟。今奉上病案一则，请老师批正。（学生袁文思）

糖尿病足溃疡治疗

申氏，女，72岁，患高血压、冠心病、糖尿病多年，现经常头晕，胸闷，心悸。舌微红，苔白略腻，脉滑数有力。左脚面有一处溃疡，足踝上有两处溃疡，大小如铜钱大，已3~4年，用过各种外用药均无法愈合，流脓腥臭。整个小腿及足面全部褐紫色不褪，亦有3~4年之久。

处方：白蒺藜30g，钩藤30g，菊花30g，茺蔚子30g，生黄芪30g，当归60g，赤芍30g，玄参30g，金银花30g，忍冬藤30g，怀牛膝30g，石斛30g，生甘草30g，地骨皮50g，苦参10g，炙龟板15g。7剂，水煎服，日3次。

1周后血压下降，头已不晕，胸闷心悸好转，溃疡无大变化，但已不流脓水了。效不更方，续服7剂。

三诊时血压正常，足面的一个溃疡已开始收敛愈合。上方去白蒺藜、钩藤、菊花、茺蔚子，又服10剂，足面处溃疡痊愈，足踝上两处溃疡收敛缩小，小腿及足面褐紫色逐渐褪去成为斑马色，继续用药1个月，几年未愈溃疡全部愈合，腿部颜色基本恢复正常，后以上方加工成水丸常服，未再复发。（古道瘦马医案）

古道瘦马按：糖尿病患者后期严重者，常引起下肢脉管炎，进而溃疡，伤口长期不愈合，此方有显著疗效。

附1：糖尿病足验方

处方：生黄芪30~150g，当归30~60g，玄参30g，金银花30g，忍冬藤30g，怀牛膝30g，石斛30g，赤芍30g，生甘草30g，全蝎10g，蜈蚣2条。

主治：脱疽、脉管炎、糖尿病足溃疡。

功用：补气活血，清热解毒，托表生肌。

该方集当归补血汤、四妙勇安汤，四味健步汤于一体，补气活血、清热解毒、托表生肌，临床效果特别好，我屡用屡验，几乎无失手。其中黄芪随气虚程度可大可小，当归随血虚状况亦可相机调整。久病不愈加全蝎、蜈蚣搜风剔毒扶正通络，不可轻之。

附2：四味健步汤

组成：石斛、赤芍、牛膝、丹参各30g。

主治：糖尿病足、腰痛、下肢静脉血栓、脑供血不足等。

此方乃南京中医药大学黄煌教授之方，临床上不仅可以用于糖尿病足，也可用于其他腿痛（最好是瘀血证）。我曾治一糖尿病老妇患者，因我治好了其女儿的子宫腺肌症，故常年在我处调养。一日右侧腰腿痛，抬不起步来，在医院打了3天吊针，效果不明显，腰腿仍痛，找我开几剂中药解决。因我知其为糖尿病患者，检查排除了腰椎疾病后，直接就开了四味健步汤加芍药甘草汤。3天后，老太太就自己走来了，说好多了，要求再给开几剂。临床上，尤其是治疗脉管炎，我经常把此方作为一个方组用在其他方中，效果奇佳。

治疗痛风灵验方

主方：桂枝 12g，白芍 15g，知母 30g，防己 30g，苍术 12g，制附子 6g，麻黄 10g，生甘草 15g，土茯苓 100g，猪苓 15g，泽泻 30g，滑石 30g，川萆薢 30g。

随症加减：疼痛加制乳香、制没药各 10g，丹参 30g，体虚高龄加黄芪。

主治：痛风尿酸高。

此方为桂枝芍药知母汤合猪苓汤加减，运用于临床多年效果可靠。

【病案】樊某，男，76 岁。

病史：近 1 个月患痛风病，右足蹈趾红肿热痛，且波及整个足背水肿，痛得无法走路，难以忍受。在某大医院治疗 1 个多月，给予秋水仙碱等药，只能一时止痛，一停药就反复，无法彻底治愈。经人介绍来我处寻求中医治疗。

刻诊：人高大魁梧，面略暗。舌淡苔白，脉浮滑有力。除脚肿痛，化验尿酸高，余无他症可辨。

处方：桂枝芍药知母汤合猪苓汤加减。桂枝 12g，白芍 15g，知母 30g，防己 15g，苍术 12g，制附子 6g，麻黄 10g，生甘草 15g，土茯苓 60g，猪苓 15g，泽泻 30g，滑石 30g，制乳香、制没药各 10g，丹参 30g。7 剂，水煎服，日 3 次。

1 周后复诊，痛轻，脚肿略消。患者甚喜，效不更方，又续 7 剂，肿消痛大轻，而后继续以此方为主调理 1 个月痊愈。

古道瘦马按：痛风一证，西医又称高尿酸血症，嘌呤代谢障碍，属于关节炎一种。

痛风是由于人体内嘌呤物质的新陈代谢发生紊乱，尿酸的合成增加或排出减少，造成高尿酸血症；血尿酸浓度过高时，尿酸以钠盐的形式沉积在关节、软骨和肾脏中，引起组织异物炎性反应。

　　此证可以归属于中医学的风湿痹证一类，桂枝芍药知母汤是治疗风湿的有效方子。湿毒瘀结，猪苓汤又是对症之方，再加上治疗痛风的专药土茯苓、滑石等，方证对应，故收效较快。这里需要指出的是土茯苓和滑石一定要重用。土茯苓我临床上治疗此病一般取60～150g，滑石取30～100g，因人因证具体取量。对于疼痛一症可加用活络效灵丹，重用乳香、没药止痛，效果也较好。

手脚冰凉就用当归四逆汤

入冬以后，有不少青年女性找我咨询治疗手脚冰凉，而且不少网友也问到这个问题，甚至有的人问得更细，能否常喝阿胶或是吃大枣、龙眼肉。这么多人关心这个问题，看来不是个小问题，所以有必要谈一谈这方面的治疗。

手脚冰凉，尤其是青年女性，不是大问题，也不是疑难杂证，早在两千多年前，医圣张仲景就解决了这个问题。《伤寒论》351条谈的就是这个问题。

原文：手足厥寒，脉细欲绝者，当归四逆汤主之。

当归四逆汤：当归三两（45g），桂枝三两（45g），芍药三两（45g），细辛三两（45g），炙甘草二两（30g），大枣二十五枚，通草二两（30g）。上七味，以水八升，煮取三升，去滓，温服一升（方中剂量为我临床习惯用量）。

看看，医圣治疗此病多么详细，有证有方有服法。言简意赅，易于操作。此病临床上多见，辨证起来并不复杂，"血虚寒滞"四字足也。血虚，脉细欲绝，不足么；手足厥寒，即四肢冰凉，寒凝么。治法：当归加桂枝汤补血养血，细辛、通草温阳散寒。桂枝汤本身就是一剂滋阴和阳的温补剂，再添当归和加重大枣用量，共成补血重剂；细辛、生姜亦是辛温良药，为仲景散寒之常规用药，如嫌力量不足，第352条补之，再加入吴茱萸，加重生姜；通草为通络之药，临床上我常用丝瓜络代替。此方治疗手脚冰凉为正治之方，临床效果显著。下举一例示之。

2009年，曾治一青年女性，二十八九岁，中等身高，微胖面白，记得当时是秋末，乍凉还暖，患者要求治疗月经过少、稀发。

刻诊：舌淡苔白，脉沉细无力。月经每次来时仅两天就结束，量少色淡，还未入冬就已把羽绒服穿上，帽子戴上，一副全副武装的样子，我问就那么冷么？答曰全身不暖和，尤其是手脚冰凉，已经有十来年了，于是我细观双手，色白透着微紫暗，触之确实冰凉。饮食一般，二便基本正常。精神尚可，略有乏力、头晕。患者问除了治妇科，能否把手脚冰凉一起治一下，为此她看了很多中医，都疗效不佳。经人介绍，常吃桂附地黄丸，也不见好转。我说此乃血虚寒凝，当归四逆汤证。于是当归四逆汤合温经汤治之，先予10剂药。

二诊时告之，服药后已不太冷了，现已脱去羽绒服，仅穿毛衣。要求继续治疗。

处方：当归四逆汤合四物汤。当归30g，桂枝30g，赤芍30g，细辛15g，丝瓜络20g，川芎10g，熟地黄60g，菟丝子15g，鸡血藤15g，生姜30g，炙甘草15g，大枣（切）15个。10剂，水煎服。

三诊时告之，月经已来过了，量已稍多，共来了4天，全身已不怕冷，触之双手已不冰凉，患者甚喜。后以此方为主，加工成蜜丸，又服3个月，彻底治愈。

临床上我治疗此证比较多，尤其是青年女性，西医多归为末梢血液循环不好或雷诺病，亦有认为是缺铁性贫血。但没有什么好的治疗方法。在这方面中医治疗却是长处，治疗效果还是好的。主要方子就是当归四逆汤为主进行加减。实践证明，仲景不欺我也。

前一段时间，有一位北京的网友，22岁，青年女性，求治此证；说一到冬天手足就特别冰凉，找了很多中医，服了很多药都不见效，很是悲观，问我真的是无治了么？我听后甚是愕然！这并不是难治之证，怎么就治不了呢？为此，我小题大做，抽空写了这篇文章，说明此证易治，也请青年学子不要对此证轻之惧之。

小资料：

伤寒论中"四逆类"方剂功用比较

《伤寒论》中以"四逆"命名的方剂有四逆散、四逆汤、当归四逆汤。三方主治证中皆有"四逆"，但其病机用药却大不相同。

四逆散证是因外邪传经入里，阳气内郁而不达四末所致，故其逆冷仅在肢端，不过腕踝，尚可见身热、脉弦等症；四逆汤之厥逆是因阴寒内盛，阳气衰微，无力到达四末而致，故其厥逆严重，冷过肘膝，并伴有神衰欲寐、腹痛下利、脉微欲绝等症；当归四逆汤之手足厥寒是血虚受寒，寒凝经脉，血行不畅所致，因其寒邪在经不在脏，故肢厥程度较四逆汤证为轻，并兼见肢体疼痛等症。

因此，三方用药、功用全然不同。正如周扬俊所言："四逆汤全在回阳起见，四逆散全在和解表里起见，当归四逆汤全在养血通脉起见。"（《温热暑疫全书》）

当归四逆汤、当归四逆加吴茱萸生姜汤、黄芪桂枝五物汤三方均是在桂枝汤基础上演化而来。

其中当归四逆汤主治血虚受寒，寒凝经脉的手足逆冷及疼痛证；若在当归四逆汤证基础上兼见呕吐腹痛者，乃寒邪在胃，宜使用当归四逆加吴茱萸生姜汤；黄芪桂枝五物汤主治素体虚弱，微受风邪，邪滞血脉，凝涩不通致肌肤麻木不仁之血痹。

手足冰凉用当归四逆汤实践

关于当归四逆汤，其实我是经常使用的，主要也是治疗手足冰凉，但是有的有疗效，有的没疗效，或有疗效，也不是特别明显。刚毕业时，所有的方剂都按照书上的剂量来使用。书上的剂量是多少呢？当归 12g，桂枝 9g，芍药 9g，细辛 3g，通草 6g，大枣 8 枚，炙甘草 6g。后来到医院去实习和进修，见到有些主任用的也是这些剂量，就算剂量再大一些，也就多一半儿吧。再看疗效呢，只能是说疗效甚微。现在看来可能有两个问题，第 1 个问题是只看现代方剂学的解释，而没有参照古文的剂量。第 2 个问题可能是考虑责任问题吧，尤其是中药细辛不过钱这一说法。

第 1 次看王幸福老师书上所写的当归四逆汤的剂量吓了我一跳，细辛 45g，心想这不会有不良反应吧？

查阅中药学上写细辛用法用量 1～3g。散剂每次服 0.5～1g。外用适量。难道是王幸福老师写错了？后来我又查阅了很多相关的材料，找到了一个靠谱的说法："细辛用量的论述，以目前的资料看，最早见于宋代陈承《本草别说》'细辛，若单用末，不可过半钱匕，多用即气闷塞，不通者死'，一钱匕相当于1.5～2g，半钱匕即不超过 1g；后广传于明代李时珍《本草纲目》，其引《本草别说》'承曰：细辛，若单用末，不可过一钱，多则气闷塞，不通者死'。他把半钱匕说成一钱，较《别说》的量要大（古之一钱约折合今之 3g），但因为《本草纲目》的影响较大，后世医家以讹传讹，没有理清'若单用末'，无论汤剂粉剂，复方单方，一概说成不可过一钱，直到现在。"那么细辛究竟有没有毒性？宋·陈承所说是否可信呢？据现代药理研究表明，细辛主要含挥发油，油中的有效成分为甲基丁香油酚（约 50%）、黄樟醚（10%）及榄香素等，有毒成分为黄樟醚。华细辛挥发油对蛙、小鼠、兔等，初呈兴奋现象，继即陷于麻痹状态，逐渐使随意运动及呼吸运动减退，同时反射消失，终以呼吸麻痹而死亡，呼吸先于心跳而停止，对心肌、平滑肌有直接抑制作用。醇浸出液在兔身上，能拮抗吗啡引起的呼吸抑制。对小鼠灌胃与静脉注射，其半数致死量分别为 123.75mg 及 7.78mg/10g。细辛醇浸出液之毒性大于水煎剂，与"多则气闷塞，不通者死"是吻合的。

那么为何临床汤剂用大剂量也没事呢？原来细辛在高温中煎煮 30 分钟后，挥发油中的黄樟醚仅存原药材的 2%，假如粉剂用 1g 有效的话，汤剂煎 30 分钟就要用到 50g 才有效。如果"不过钱"的话，则连隔靴搔痒的作用都没有。且现在细辛的品种与传统的品种也有很大的差异，传统的品种应为华细辛，与之相近的为北细辛（辽细辛）和汉城细辛，此三种都是现在《中国药典》收载的药用细辛正品。而现在有些地方更用土细辛（除正品外的其他细辛）代替正品细辛，效果更大打折扣了。实验证明，正品细辛中的甲基丁香油酚和黄樟醚含量远高于非正品，三种正品细辛中的甲基丁香油酚含量依次为汉城细辛＞北细辛＞华细辛；黄樟醚含量依次为华细辛＞北细辛＞汉城细辛。还有药用部位也不同，传统细辛是用根部入药，现在是全草入药，而其挥发油含量从多到少依次为根、全草、叶。采收季节也不同，传统是农历二、八月采收，此时所含的有效成分最高，而现在因为利益的驱使，就不一定分时候了，其有效成分很不稳定。细辛的用量应根据具体情况而定，如果用末（不管单用还是复方）遵照"不可过一钱"是对的，但如果入汤剂则绝不可如此，否则用了等于没用，那就无怪乎中药没效、中医无用了。但此等谬误何时能休呢？这里用充分的理论和实践提到煎汤 30 分钟需要用 50g 才能有效，更有些材料中提到 60g 也没有问题。可见王幸福老师细辛煎汤剂 45g 是肯定没有问题的。

有了这些理论的支持，我决定先用 15g 细辛试试看。手足冰凉的患者很多，且多为女性。第 1 位患者是女性，39 岁，身体容貌瘦弱，面色略显苍白，述自幼爱手足冰凉，生了孩子之后尤其明显，每到秋冬季节更是严重了，天气刚刚转凉，就得穿厚鞋戴手套，明显比别人早了 1 个季节。月经错后量少，而且容易痛经。平时还会有遇凉水后手关节疼痛的毛病。脉沉弱，舌淡白。于是按照王老师的处方减量使用：当归 20g，桂枝 20g，赤芍 20g，细辛 15g，丝瓜络 20g，川芎 10g，熟地黄 30g，菟丝子 15g，鸡血藤 15g，生姜 30g，炙甘草 15g，大枣（切）15 枚。10 剂，水煎服。10 天之后患者来复诊，我首先关注的是是否有中毒现象？我婉转的详细询问了患者服药后有没有相关中毒反应症状，如头痛、呕吐、胸闷、呼吸急促、躁动不安、面色潮红。患者对这些——进行了否认，只说吃药之后，手脚开始暖和了，面色也开始红润了，感觉舒服了很多，并没有不良反应。这些回答令我欣喜异常，原来中医不传之秘真的在量。同时也再次感触王幸福老师对于尊重古方剂量的应用，这些剂量的应用是在学校和医院所学不到的。这些古方的剂量也正是这些方剂有效的原因。

于是我又给这位复诊的患者开了10剂，剂量加大到王幸福老师书中的剂量。

处方：当归30g，桂枝30g，赤芍30g，细辛15g，丝瓜络20g，川芎10g，熟地黄60g，菟丝子15g，鸡血藤15g，生姜30g，炙甘草15g，大枣（切）15枚。10剂，水煎服。

过了10天患者再来复诊，表示效果更好了，手足已经基本不凉了。于是我又给她开了10剂，基本治愈。

王幸福老师在这篇文章的最后写道：临床上我治疗此证比较多，尤其是青年女性，西医多归为末梢血液循环不好或雷诺病，亦有认为是缺铁性贫血。但没有什么好的治疗方法。在这方面中医治疗却是长处，治疗效果还是好的。主要方子就是当归四逆汤为主进行加减。实践证明，仲景不欺我也。最后我要说的是我们开诊所的医生和其他的医生不一样，我们要靠疗效吃饭，没有疗效就没有患者。没有患者我们就不能生存发展下去。所以多学习，学好习才是我们唯一的出路。

（常　文）

腰椎增生灵验方

主方：独活 30g，桑寄生 15g，炒续断 15g，炒怀牛膝 10g，骨碎补 30g，淫羊藿 30g，鹿衔草 30g，肉苁蓉 10g，炙金毛狗脊 15g，秦艽 12g，防风 12g，细辛 6g，麻黄 10g，川椒 10g，乌梢蛇 15g，炮川乌 3g，制乳香、制没药各 10g，鸡血藤 15g，血竭 1g（冲服，也可以用血竭胶囊代替），土鳖虫 25g。

主治：腰腿痛。

功用：补肾强筋，祛风除湿，活血止痛。

此方乃由独活寄生汤、活络效灵丹等方杂合而成，是我临床上治疗腰腿痛的主方。腰腿痛包括现代医学称的腰椎间盘突出、增生、腰椎结核，椎管狭窄等，过去一直没有太好的办法，老想找个简单点的方子，无奈试了很多方子，效果都不理想。只有《千金要方》上的独活寄生汤应用面广、效果好，于是在此基础上又合并了半个张锡纯的活络效灵丹，取制乳香、制没药加入，再结合有关的治腰腿痛的效药，组成本方，大旨为补肾强筋、祛风化湿、活血止痛。曾治陕北刘姓中年人腰椎间盘膨出导致的腰腿痛。其来就诊时，腰痛得直不起来，过去在家吃过多剂中药，里面含有大量的附子和蜈蚣、全蝎，效果还是不行。到西安找盲人按摩了多次，时轻时重，最后听人说这里能治腰腿痛，就来了试试。我即予上方 7 剂，水煎服，日 3 次。1 周后，来诊时腰已直起，疼痛大减，又略调整再服 20 余剂痊愈。后以自制海马胶囊善后 3 个月，追访未再复发。

独活寄生汤千金之良方

唐朝是个人才辈出的朝代，孙思邈就是其中一位伟大的医药学家，《千金方》更是家喻户晓。作为学中医者，更是厚爱有加。我常选用《千金方》，诸如温胆汤、犀角地黄汤，但尤其偏爱独活寄生汤，在治疗腰腿痛中每每首选，疗效卓著。

独活寄生汤来源于《备急千金要方》，原文："夫腰背痛者，皆由肾气虚弱，卧冷湿地当风得之。不时速治、喜流入脚膝为偏枯、冷痹、缓弱疼重，或腰、挛脚重痹，宜急服此方。独活3两（45g）、桑寄生（30g）、杜仲（30g）、牛膝（15g）、细辛（10g）、秦艽（12g）、茯苓（15g）、肉桂心（6g）、防风（10g）、川芎（10g）、人参（10g）、甘草（10g）、当归（10g）、芍药（10g）、干地黄（15g）各2两。"（方中剂量为我临床常用量）

注意！方中独活用量较重，3两，其余药物均为2两。这是一个关键点。很多人都会用这个方子，但常说疗效不佳，我观其方，发现其中独活不是用的轻了就是与其他药平行，完全违反了制方人的本意，故而不效。天津名老中医王士福在《治痹之秘在于重剂》一文中谈道："如疼痛较重，舌苔白厚而滑者，加独活一味。此药不但有疏风散湿之功，若用至60g，既有镇痛之神效，又无不良反应。"

本方是治疗痹病的名方，也是治疗腰痛的效方。古人因没有现代风湿性关节炎、类风湿关节炎、坐骨神经痛、腰椎间盘突出症、强直性脊柱炎、腰椎骨质增生等疾病的概念，故凡腰腿痛类证皆从宏观病机分析入手，采取有效方药治之，从而留下了独活寄生汤这首效方。

我临床几十年，用过治腰腿痛的方子无数，疗效都不是很满意，而且还要分型辨病，十分麻烦，一直都想找一个方子作为主方。后在医学杂志中，发现有人用独活寄生汤治疗现代医学中风湿性关节炎、类风湿关节炎、坐骨神经痛、腰椎间盘突出症、强直性脊柱炎、腰椎骨质增生等所致腰腿痛效佳，而且不详细分型辨病，统用该方为主治疗，仍然取得显著疗效。有这么一个执简驭繁、药精效宏的子，何不取之为我所用。自此后，在临床上凡是腰腿痛病证，皆用此方验之并不断从药量上、药味上体会用方之妙，最后终于形成了用独活寄生汤治腰腿的专方。

中医把上述现代疾病造成的腰腿痛大多归结于痹证一类。在《内经》中即有痹证的论述："风寒湿三气杂至，合而为痹也。其风气胜者为行痹，寒气胜者为痛痹，湿气胜者为著痹也"。在此明确指出，痹证的成因是风、寒、湿三种邪气联合侵袭人体。湿邪的特点是重着、黏滞，其致病特点是缠绵难愈。大致是由于湿邪的致病特点，使痹证的治疗颇为棘手，病情时好时坏，反复发作，大部分患者病程日久而不愈，特别是遇到即将天气变化时，病情加重或复发。因此，这类患者具有"天气预报"的称号。

一般认为病程日久的疾病大多出现两个方面的变证，一是久病多虚，二是久病多瘀。

久病多虚。结合痹证来看，病程日久，其虚多在气血和脏腑。由于本病的日久，同时加上久服祛风散寒除湿等温燥之品，大多出现气血的耗伤，从而导致气血两虚证。所以，在治疗此类疾病时，要注意有无气血不足的情况。或病程日久，由痹证初期的病在"筋脉肉骨"累及"脏腑"。由于痹证属于筋骨病变，而"肾主骨""肝主筋"，其累及的脏腑必然是肝与肾。肝与肾同居下焦而同源，所以在治疗痹证日久时，若见肝肾不足者，必配伍补益肝肾之品。

久病多瘀。这种理论来源于叶天士"久病入络"的观点。络即经络，经络是气血运行的通道。久病入络而气血通道受阻，故见瘀血之象。比如类风湿关节炎反复发作导致小关节变形即是瘀血的典型表现。

通过对痹证日久的分析，再来看一下本方的组成：独活、桑寄生、细辛、秦艽、防风均能祛风散寒除湿止痛；桑寄生、杜仲、牛膝、肉桂、干地黄均能补益肝肾；茯苓、人参、甘草、川芎、当归、芍药、干地黄，即八珍汤去白术，能够补益气血；牛膝、川芎、当归均能活血。可见本方既能祛风散寒除湿，又能滋补肝肾，益气养血，并能活血。与上面分析痹证日久的病机相一致。所以本方主治的特点是痹证日久，肝肾不足，气血两虚，经络瘀滞。其中，病程日久是最客观的指征。此类痹证的临床表现有腰膝疼痛，关节屈伸不利，或麻木不仁，或关节变形，畏寒喜温，或伴有心悸气短，舌淡苔白，脉细弱或细迟等。

由于本方所含细辛，其止痛力强。独活、秦艽、杜仲、肉桂等均具有较明显的止痛作用，所以本方止痛作用显著，对于痹证的疼痛具有较强的缓解作用，从而具有显著的近期疗效。此外，由于本方中补益肝肾、益气养血等药物的配伍，只要辨证准确，本方可长期服用，以求标本同治，而具有较好的远期疗效。

【案1】张某，男，55岁，西安市长安区农民。由于长年在外做小生意（卖面皮），起早贪黑，劳苦作累，患有腰腿痛，天气一变冷，腰就僵硬板滞，弯不困难，并疼痛不已。此次再犯，专门从大南郊赶来要求中医治疗。

刻诊：身高175cm左右，人微胖，面略苍暗，舌淡苔白腻，脉寸浮滑关同沉细。

主诉：这两天腰痛得直不起来，任何活也干不成，眼睛还上火，干痛，饮食般，小便略热黄，大便正常。贴了几张追风透骨膏，不起作用。X线检查有腰椎增生。

中医辨证：寒湿浸注，经络痹阻，郁久化热，灼伤肝肾。

处方：独活45g，桑寄生30g，杜仲30g，川续断15g，怀牛膝15g，桂枝15g，秦艽12g，细辛10g，防风10g，党参15g，茯苓15g，白术12g，炙甘草10g，当归10g，川芎10g，赤芍15g，生地黄15g，石斛15g，密蒙花12g，夏枯草15g。5剂，水煎服。加白术有肾着汤之意，密蒙花、夏枯草去肝火。

1周后复诊：腰已不甚痛了，已能直起。减密蒙花、夏枯草，加豨莶草、鹿衔草各30g。又续服10剂，痊愈。

【案2】郝某，男，30岁。左腰痛1年，不能弯曲，不能干重活，伴有出汗，腿抽筋。多方求医不效。

刻诊：面略黑，中等身高，略胖，饮食二便尚可。脉象浮濡，舌淡苔白。

处方：生杜仲90g，川断30g，怀牛膝10g，伸筋草30g，透骨草30g，威灵仙30g，茯苓30g，生白术60g，柴胡15g，枳壳15g，生甘草30g，白芍30g，羌活10g，干姜15g，土鳖虫30g，全蝎20g，蜈蚣2条、飞龙掌血15g。10剂，水煎服，日3次。药后腰不再疼痛，抽筋出汗消失，基本痊愈。上药加工丸剂巩固善后。（古道瘦马医案）

医方悬解

张光按：由脉浮濡、舌淡苔白可知，腰痛、腿抽筋主要为寒湿导致的脉络拘挛，以肾着汤为主方祛寒除湿，加续断，杜仲壮肾强腰；伸筋草、威灵仙、透骨草为一组角药，针对腿抽筋，舒筋活络；怀牛膝引药下行至病所；汗多，以四逆散透解郁热；土鳖虫、全蝎、蜈蚣活络止痛。

女性特发性水肿专方应用体会

当今时代信息爆炸，中医典籍浩如烟海。王幸福老师的《杏林薪传》《杏林求真》《医灯续传》等系列著作，拜读后真如王老师在自序中写到的避免了学中医者淹没在冗文中，皓首穷经虚耗时间精力。书中献出的精方和经验总结，满满的都是干货，用之即效。我辈幸甚。由拜读著作到在西安的"三王开泰"中医实战班当面受教，大有相见恨晚之感，深深被老师的大医风范所折服。现就精研上述著作后应用"天仙藤散治疗女性特发性水肿"的体会记录如下。

【案1】曹某，女，55岁。山西静乐县人。

刻诊：个高略胖，面色微黑，眼睑及四肢浮肿半年余。四肢按之凹陷，每天午后下肢沉重如灌铅，全身憋胀压抑。舌淡苔白，脉弦细。医院检查肝肾功能均正常。西医用利尿药，中医用五苓散、真武汤、越婢汤治疗，均未见效。患者痛苦不堪，以为得了不治之症。

患者几年前找我做过乳腺腺瘤切除手术，知道我在省肿瘤医院工作，在百治无效的情况下找到我。我给她安排做了肝肾功能化验，腹部B超、CT检查，结果均正常，排除肿瘤的可能。此时我想起了王幸福老师《杏林薪传》一书中，介绍"天仙藤散临证新识"治疗女性特发性水肿屡用屡效。于是我对患者讲，有个特效的方子不妨试一试。

患者诉其患病前与人合伙搞了个投资，结果被人骗了150多万元，一辈子所有的积蓄全部骗光，报警后公安协助追款，结果音讯全无，气急之下得了此病。

病机：肝气郁结，气滞血瘀，水道通调失司。

处方：天仙藤散加减。天仙藤15g，香附20g，乌药15g，青皮10g，陈皮10g，大腹皮10g，紫苏叶10g，苏梗10g，鸡血藤20g，木瓜6g，甘草6g，苍术20g，益母草30g，生姜6片。5剂，水煎服。

同时对其进行心理疏导，讲明生气对身体的伤害，并托人帮其追讨被骗钱款，患者重新燃起生活的希望。

上方 5 剂服后水肿明显消退，效不更方，继服 10 剂。疗效显著，后用加味逍遥丸加金匮肾气丸善后。1 年后偶遇，反馈得知水肿早已痊愈，被骗的钱也追回大部分。

【案2】刘某，女，40 岁，本院护士。中等身材，面白，偏瘦，双眼上眼睑浮肿 4 年余。右眼更甚，晨起加重，纳食尚可，便干，怕冷。舌体胖大，有齿痕，苔白，脉左关郁。各种化验均正常。仔细追问发病前情况，得悉其夫患有胰腺重病，做手术切除后自己心情压抑遂发本病。亦属肝气郁结，气血瘀滞，水道失司所致。

处方：天仙藤 15g，香附 20g，乌药 15g，青皮 10g，陈皮 10g，大腹皮 10g，紫苏叶 10g，甘草 6g，当归 15g，白芍 20g，川芎 10g，生白术 30g，茯苓 20g，泽泻 20g，益母草 30g，制附子（先煎）10g、桂枝 6g，生姜 6 片。7 剂，水煎服。上方 7 剂后身体暖和，精神好转，眼睑水肿略有减轻，守方继服，30 剂后诸症若失。

后记：我把王幸福老师的几部专著作为治疗各种疑难杂症的秘密法宝。因为用了书中的方子效果极好（在此不一一列举），提高了我给人治病的底气，真是发自内心感激王老师的倾囊相授。由于自古中医药传承的一些流弊狭隘，致使这门中华瑰宝中许多独门绝技淹没在历史长河中。今王老师不只是一位临床实战大家，其系列专著更是把其家传、自悟、博学等公之于世，堪称医界翘楚，功德无量。(山西省肿瘤医院麻醉科吕进)

黄芩汤专治手足烦热

熟悉《金匮要略》的人，都知道妇人产后病脉症治篇有一首附方：《千金》三物黄芩汤。但介绍运用这个方子的文章很少。其实，这个方子如果掌握正确的话效果很好。尤其是治疗手足心发热的症状，可以说是一个特效专方，效果显著。

手足心发热，我在临床上经常遇到，尤其是女性。《金匮要略》上说，此症乃产后血虚所致，后世的医书，包括现行的教材都认为是阴虚发热，虚阳外透。在治疗上基本都是六味地黄汤、桂枝龙牡汤、青蒿鳖甲汤之类，滋阴潜阳，咸寒峻补，结果疗效一般，甚至是无效。我早年也是这样认识和治疗的，结果很不理想。对此曾很是郁闷，一个小小的手足发热都治不好。此症，我看到的几乎没有一个是产后特有的症状，也许是我孤陋寡闻，看到的大都是无其他值得辨证的证候，来诊时就一个突出的症状，手足发热，大冬天别人冷得要命，她还要睡觉时把双足露在外边。

治不好，弄不懂，怎么办？继续读书，求证古人。一日在温习《金匮要略》妇人产后病脉证治三物黄芩汤时，思之良久，似有醒悟。书曰：《千金》三物黄芩汤，治妇人在草蓐，自发露得风。四肢苦烦热，头痛者，与小柴胡汤；头不痛但烦者，此汤主之。

附方：《千金》三物黄芩汤方。黄芩一两（《千金》作"二两"），苦参二两，干地黄四两。上三味，以水八升，煮取二升，温服一升，多吐下虫。

我的理解头痛者乃外感，用小柴胡汤；不痛烦者乃内伤，烦通甚热义，用三物黄芩汤。根据我以往用经方的体验，一方不应受本条限制，只要对证可以通用。四肢烦热，就是手足发热，不可局限于产后。再看其他人运用此方的医案，我觉得应该在治疗手足发热一症上试一试。结果大获全胜，基本上拿下了这个不起眼的顽证。其用法是以此方为基本方加减。现举一例示之。

【病案】贾某，女，45 岁。陕西宝鸡人，2007 年 3 月间来诊。

主诉：两颧发热15年，手足夏季出汗，其他几季发热发烫，冬天不怕冷，晚上睡觉只盖一层薄被子，双足还要发热，只好露在外头。常年服用知柏地黄丸，曾在多处请中医治疗，服中药无数，均无效验。

刻诊：中等身高，面白嫩，两颧微发红，略畔。舌质略红苔薄白，脉沉滑略数，左尺部沉弱。饮食一般，二便正常，眠差，记忆力略减，人敏感，说话啰嗦，无结核病，月经无异常。要求专治手、足和脸发烫。辨为阴虚发热，虚阳外露。

处方：二仙汤合知柏地黄汤加生龙骨生牡蛎。7剂，水煎服。

二诊：1周后，患者述服药后除睡觉好些，其发烫、发热症仍旧一样。看来常法常方不管用，那就用专病专方吧。

处方：黄芩30g，苦参12g，生地黄60g，地骨皮60g，白薇10g，紫草30g，生龙骨、生牡蛎各30g。7剂，水煎服。

三诊：发热已减，效不更方，继续又服15剂，诸恙平息，发热、发烫治愈。

此案是我治疗手脚发热众多验案中的一例。对于此类病证，大家辨证起来并不难，基本上不出阴虚火旺，虚阳外透的范围，治疗起来也就那么几个方子，但是效果并不是很理想。这是我的认识，也许还有高明者治疗此症，用此类方子，手到病除，希望有人写出，不吝赐教。

尽管此方在治疗手脚发热方面屡屡见效，思考多年，我觉得阴虚发热病机不准确。反而是瘀血发热的病机更合适。

上述一案，如果是阴虚发热，那么一诊的方子就应该见效，结果是无效。况且此病十几年了，治之不愈，应考虑久病怪病从瘀而治。事实上，上述二诊处方已是从凉血散瘀方面考虑的。其中大多数药具有凉血散瘀的作用，诸如生地黄、紫草，地骨皮等，结果取效显著，反证瘀热的病机是正确的。因此，也使我想到血府逐瘀汤，治疗灯笼热，胸不任物等证，不也是此理么？《医林改错》的王清任不也是从血瘀入手治疗此类证的么？

方解：黄芩清实热、湿热、血热为主药，一药三用，唯黄芩能当此任。《本经》论黄芩，首言"主诸热"，一语道尽机宜。《本经证疏》谓："仲景用黄芩有三耦焉，气分热结者，与柴胡为耦（小柴胡汤、大柴胡汤、柴胡桂枝干姜汤、柴胡桂枝汤）；血分热结者，与芍药为耦（桂枝柴胡汤、黄芩汤、大柴胡汤、黄连阿胶汤、鳖甲煎丸、大黄䗪虫丸、奔豚汤、王不留行散、当归散）；湿热中阻者，与黄连为耦（半夏泻心汤、甘草泻心汤、生姜泻心汤、葛根黄芩黄连汤、干姜黄芩黄连人参汤）。"而本方以苦参助黄芩清湿热，干地黄助黄芩清血热，共奏清热泻火，燥湿凉血之功。对于产后湿热并见四肢烦热，药虽三味，却面面俱到。

手足心烦热用三物黄芩汤实践

手足心烦热，我上大学的时候记得老师讲的是五心烦热。主要的症状是手足心都热，这是四心，加上胸中心中烦热，为五心烦热。

后来见过很多女性患此病，用过很多种方法治疗都没有效果，也见过很多同道中人治疗，效果也不明显。后来就慢慢放弃了治疗该病。刚开始行医的时候有些病我不会治，别人也治疗不好，就主观认为根本没有办法治。如果患者实在有用药的需求，就开些知柏地黄丸、加味逍遥丸应付一下，效果肯定是不明显的。

但是得这种病的人很多，而且她们很痛苦，有的人睡觉前，必须把手足贴在墙上，甚至有的人手足处要放个啤酒瓶子，才能入睡。我一直不知道这个病的发病原因，是肝郁化火，还是肾虚有火？那知柏地黄丸和加味逍遥丸应该有效，可就是没有效果。

后来读了王幸福老师《杏林薪传》一书，其中一章《黄芩汤专治手足烦热》，我决定试一试疗效。

记得治疗的第1例患者是一位女性，40多岁，自述手足心烦热，每天需贴在墙上才能入睡。我问她是否心中烦热，她说没有，就只有手足心热这一个症状。平时也不爱发脾气，也没有上火的症状，只是舌像偏红，脉象偏数。据她说此症状困扰了她很多年，经过多方治疗也没有疗效。医生多是按阴虚火旺，神经类疾病等进行治疗。中药、中成药、西药吃了很多。可就是一点效果也没有。于是我决定按王老师的专方黄芩汤来试试效果，处方如下。

处方：黄芩20g，苦参12g，生地黄30g，地骨皮30g，白薇10g，紫草15g，生龙骨、生牡蛎各30g。5剂，水煎服。

因为屡次治疗过该病效果都不明显，所以我对该方实际不抱太大希望，只等候患者二诊反馈来看看疗效。5天之后患者来复诊，很高兴地对我说，手足心烦热的症状已经好转了很多。希望继续服用中药以祛除病根。当时我的心里很高兴，没想到困扰我多年的一个疾病，用这么简单的一个方剂就解决了。看来王幸福老师书中所写句句为真言。于是我又给她开了几次该方，基本痊愈。

此后，凡是碰到手足心烦热的患者，我都会使用该方来治疗，有效率能达90%以上。前两个月有一位老患者，也是这个疾病，但是不愿服用汤药，问我能不能吃中成药，我说没有。可是她一再让我想想办法，于是我决定用中药超微颗粒试试，处方如下。

处方：黄芩两袋20g，苦参一袋10g，生地黄两袋30g，地骨皮两袋20g。7剂。没想到疗效依然很好，7天之后患者让他的爱人又来抓了一次。

不得不说，王幸福老师书中都是真知实验。他能够有这样博大的胸怀分享出来让大家学习，也真是令我们同道中人佩服。（秦皇岛云生堂常文中医）

栀子外敷治疗软组织损伤

急性软组织损伤不超过三天：生栀子 30g，生大黄 30g，芒硝 30g，粉之，用蛋清或醋调成糊状外敷即可。

忆我的小侄儿 2 岁，玩耍时额头不小心碰到床角上，立马起了个核桃大的青包，把我母亲和全家吓得不知如何好，揉又揉不得，包又包不得，孩子痛得一个劲直哭，等我下班回来，其父母问我怎么办？要不要上医院？我检查了一下，说不用，我曾经看过哪本书上讲到用生栀子粉醋敷就可以消肿止痛。查了书上说栀子确实有活血化瘀止痛作用。当时考虑肿起这么大光活血恐怕太慢，于是又想到玄明粉有渗透压作用，可以迫水外渗，故又加入玄明粉，又想起生大黄也有消瘀止痛的作用，况且前人已有验案，所以又加入生大黄，上二药研粉合玄明粉用醋糊之，谁知第二天早上一看，一夜之间，核桃大小般的青包已烟消云散，无影无踪，仅留下浅浅的青印。从此以后，凡是遇到这种情况不管是大人或是小孩碰伤，只要是不碰破，就可以用上方。临床上看，碰伤以不超过三天为效果最好，三天以后再用或陈旧性扭碰伤不效。

真武汤治疗下肢水肿

前两天想起一案，觉得有一定的典型性，就翻开病案原始记录，稍加整理写出来，供大家参考。

2006年7月6日，一男性患者，姓刘，82岁。由其女陪同找到我，说父亲最近腿肿得厉害，行动已有些不方便。前两天找了位中医老大夫看了一下，说"男怕穿靴女怕戴帽"，你父亲年龄这么大，水肿已过膝，没救了。其女儿听后甚是恐慌，老人受了一辈子苦，还没享几天福，就不行了，心中有说不出的难受，且看老人精神尚可，又不甘心坐以待毙，便又通过熟人介绍找到我求治。

刻诊：人清癯，精神挺好，善言。说如果没希望了，就不治了，很是乐观。舌质淡白，苔略薄腻，脉沉滑微数。饮食一般，小便略少，大便正常，稍走即累，略有胸闷心悸。双腿自脚至膝已肿胀，一按一个深坑不起。我看老人精神还不错，中医说的有神，就说有治，我们先开几剂药吃一吃再说。

中医辨证：阳虚水盛，真武汤证。

西医诊断：心源性水肿。

处方：制附子30g，茯苓30g，苍术、白术各15g，白芍15g，高丽参30g，车前子30g，葶苈子30g，干姜15g，生姜15g。3剂，水煎服，日3次。

复诊：3日后，水肿已退到膝盖以下，患者很高兴。效不更方。上方不动，加入丹参15g，大腹皮15g，益母草30g，行气活血，5剂。

三诊：双腿水肿已退至脚踝，走路已感到轻松不太累了。原方又服5剂，仅足背还有些微肿，中病即止，易方十全大补汤10剂善后至痊愈。

古道瘦马按： 此案之所以治疗成功，我觉得有几点值得思考。①要正确对待医中谚语，像"男怕穿靴女怕戴帽"这类，不一定都是死证，如不是心力衰竭严重而神去，都有救治的机会，为医者不可轻下断言。②经方在治大病时往往能力挽狂澜，起死回生，不可轻之，关键在于认证要准，用药要狠。③治病中要有守有变，即证不变方不变，大病去之七八，邪退正虚就要方随证变。此案前期坚持用真武汤至阴水退，后转十全大补即是此意。后学者不可不知。

杂病用控涎丹

控涎丹出自南宋陈无择的《三因方》，又名妙应丸，乃从十枣汤衍化而来，由大戟、甘遂、白芥子组成。后代医家对方颇多赞誉，李时珍在《本草纲目》曰："控涎丹乃治痰之本，惟善用者能用奇功也。"清代医家王洪绪，亦用控涎治疗多种外科疾病，因其力雄功伟，疗效卓著而誉之为"子龙丸"，意为常山赵子龙，百战百胜将军之旅也。

夺方配伍严谨。大戟，《本经》谓其主治"十二水，肿满急痛，积聚"。甘遂，《本经》谓"主大腹疝瘕，腹满，面目浮肿，留饮宿食，破癥瘕积聚，利水谷道"。甘遂、大戟配伍，峻逐攻痰饮水湿，兼入血分，消积破瘀。尤妙在伍用白芥子，可利气豁痰，温中开胃，通络行滞，相得益彰。

洪氏常用三味等量研细，炼蜜为丸，每丸 5g，晨起空腹服 1 丸。服后勿进食和饮水，一旦得泻后，略进糜粥。一泻其症不瘥，可再服，或减量连续服用。连续服药时，腹泻反不甚，但见便溏。洪氏并不主张久服控涎丹，但对于顽痰死血，胶着不解而形成的结肿积聚，非连续服药不为功也。近年，洪氏常入少许麝香以通阳活络，疗效更佳。

关于使用控涎丹之指征，洪氏对具有以下几种情况之一者，皆用控涎丹攻逐。

①在常因痰湿所致的水肿、臌胀、胃脘痛、胸胁痛、腹泻、眩晕、瘫痪、癫狂、惊痫、咳喘、心悸怔忡等，兼见舌苔滑腻垢浊，舌体胖大而有齿痕，脉见沉、弦、滑；或形体肥胖，面色晦滞，胸脘痞塞胀满，或一向身形丰盛而今见消瘦、肠鸣辘辘者。②局部肿胀或疼痛，兼见舌质隐青、紫斑，且舌苔滑腻等痰瘀胶结证候者。③聚积痞块，或任何部位多发性的良性或恶性肿瘤。④久治不愈的疑难痼疾，兼见舌苔滑腻，舌体胖大或有紫斑者。⑤凡有脾肺气虚、脾肾阳虚、心肾阳衰等虚象，且屡用温补之剂不效，兼见痰涎多，舌苔滑腻，而正气尚支者。

对于虚痰，洪氏亦常先以控涎丹攻逐，待病邪势头已衰，再议培补。他认为痰为实物，故虚痰亦属本虚标实，虚实夹杂。痰湿久滞，阻碍气机，遏伤阳气，则脏腑愈加衰惫，痰饮水湿愈聚愈多，形成恶性循环，此时痰饮水湿往往成为疾病的主矛盾。攻逐痰饮水湿，即可切断这一恶性循环。洪氏认为对痰饮水湿属于本虚标实、虚实夹杂者，先攻后补要比攻补兼施为好，无互相掣肘之弊，而且可常收事半功倍之效。

对于正气大衰，虚阳有浮越之势，阴液有涸竭之虞，不耐药力者则不宜用控涎丹以攻逐。

洪氏认为控涎丹不及十枣汤峻猛，但疗效优于十枣汤。用其治疗内、妇、外科多种疾病，常收捷效，仅举数例，以示一斑。

【案1】胃脘痛

李某，女，45岁。1960年10月2日初诊。胃脘疼痛十余年，每因进食生冷或恼怒抑郁而复发。吞酸嗳气，痞闷纳呆，屡治罔效。近半年疼痛发作频繁而且剧烈。饮食日减，明显消瘦，有时大便色黑如漆。某医院怀疑为"胃癌"。近一月症状又增，胃脘胀满，攻痛不止，时有呕吐，以为不治。刻诊：羸弱神疲，面色晦滞，苔白滑润，六脉细涩。胃气失降，聚浊生痰，痰气交阻，胃腑血瘀，痰瘀互结。虽羸弱神疲，亦不可滥用培补，唯逐瘀涤痰，方可和降胃气，正气尚支，但用无妨，投控涎丹1丸。服药后，泻下稀水约一痰盂，且挟有红白秽滞之物。脘略舒，欲进糜粥，翌日又服控涎丹1丸，泻下已少，仅为秽滞之物。胃已不痛，胃纳亦增。10余日后，又觉胃脘满闷隐痛，再服控涎丹而解。俟后，又间断服控涎丹40余丸，诸证悉除，身体康健，迄今20余年，终未复发。

原按： 洪氏认为胃脘久痛，痰瘀胶结者居多。肝气犯胃，气郁生痰；胃火灼津，则生热痰；食滞胃脘，有碍运化。聚浊成痰，此为实证，其缘于虚者，多为中焦阳气不足，水谷精微，化失其正，亦聚饮成痰。痰湿阻遏，胃络气滞，瘀血内阻，势必导致痰、瘀胶结。结于胃脘久痛，无论虚实，凡有痰瘀之见证者，洪氏皆用控涎丹予以攻逐。人之六腑以通为补，胃气得畅，则精微得化，痰病可愈。

【案2】产后肿胀

王某，28岁，1978年5月19日初诊。分娩前周身微肿，今分娩已逾旬日，身肿尤甚，下肢按之陷指。腹膨隆如鼓，喘促倚息，不能平卧，呕吐频繁。恶露量少，少腹疼痛，尿少不畅。虽迭进宣肺利水、温肾消肿、益气化瘀之剂，寸效杳然。询问病家，素不喜饮，时肠鸣辘辘，脉沉，苔白厚腻，舌质隐青。其症显系瘀血痰饮搏结于内，以致三焦气化失调，予控涎丹攻逐之。

服药后一小时许，腹痛难忍，遂下大便，大泻污秽积水，恶露亦行，紫黑多块。喘促渐平，夜能安卧，两日后，肿胀十减七八，呕止，继以益气化瘀剂调理数日而安。

按：素有停饮，经气失畅，即恶露不行。瘀血内停，水饮难以消融；痰饮潴留，瘀血更易结塥。丹溪云："痰挟瘀血，遂成窠囊。"若不迅除，久则热必棘手，寻常平淡之剂，难奏速效，况今尿少浮肿，腹胀气逆，喘难促卧，不容缓图。洪氏有胆有识，投控涎丹攻逐，消除饮邪，瘀血行之，气畅病愈。若拘于产后忌用攻伐而缩手，岂不偾事？

国医大师张志远的 14 首好方

一、少腹逐瘀治疗不孕

河北玉田先贤王清任虽不长于文，却属有阅历的实践家，《医林改错》所记各种处方皆从经验中来，是岐黄界公认奇人。其少腹逐瘀汤：当归 10g，川芎 7g，赤芍 7g，生蒲黄 10g，炒五灵脂 7g，肉桂 3g，没药 7g，延胡索 3g，炒干姜 1g，炒小茴香 1g。水煎，分 2 次服。对女性月经延期、量少、色暗下块、痛经、子宫内膜增生流血不止，都有作用。老朽临床以之治疗不孕症，凡盆腔炎、输卵管阻塞，精卵无法相遇者，连吃 15～30 剂，即可解决。但在用量上，常增加半倍，即 1/3～1/2，效果堪称理想。

二、通窍活血治黄褐斑

老朽验证，除肝硬化满脸黧黑外，青、壮年颜面局部晦暗，色素沉积、黄褐斑，要以通窍活血汤加减调治，常开当归 10g，川芎 9g，丹参 12g，桂枝 9g，三棱 9g，莪术 9g，赤芍 9g，桃仁 9g，红花 9g，益母草 9g，大黄 2g，生姜 15g，老葱 15g。水煎，分 3 次服，连续应用 1 个月，即逐渐消退。麝香昂贵，可摒弃之，但养阴或补益药应加重。

三、黄元御黄芽汤应用经验

山东昌邑先贤黄元御"贵阳贱阴"学说引起后人不少争议，然其温养补正的论点则为医林所称赞。他受《伤寒论》理中丸启发，创制黄芽汤，以人参、茯苓、干姜、炙甘草单刀直入，药少而精，属代表作。本方温中散寒、健脾益气，兼制水邪，对体虚无力、食欲低下、停饮心挣证，有良好疗效。老朽以之治疗胃炎、消化不良、大便不实、遇冷即泻者，都有明显的疗效，剂量随病况而定。

四、左金丸加入绿茶粉物美价廉疗效提高

左金丸为姜汁炒黄连、盐水泡吴茱萸6∶1合成，偏重寒凉。主治肝火冲肖，土被木克，胸闷、嗳气、灼心、嘈杂、泛恶、吐酸、腹痛，常用于食管炎、胃炎、十二指肠炎。老朽经验，对肠炎热泻、结肠炎大便溏，下利脓血也有一定作用，在此基础上，加入占黄连1/6的绿茶粉末，调理肠道炎，疗效提高，物美价廉，可随证观察。

五、八仙汤五味消毒饮合用治疗盆腔炎性疾病

《产科发蒙》之八仙汤，由茯苓、白木通、土茯苓、大黄、陈皮、金银花、当归、川芎组成，亦称八味带下方，适于急性盆腔炎、感染性宫颈糜烂，发热、腹痛、黄赤脓性带下淋漓不止。老朽常以之与《医宗金鉴》五味消毒饮（金银花、紫花地丁、蒲公英、野菊花、紫背天葵）配合投用，收效良好。加入赤芍、牡丹皮、鱼腥草、红藤、川楝子、败酱草，增强清热、解毒、凉血之力，则功效更佳。

六、荀谷话黄连解毒汤

友人荀谷以经营药业而转医，喜研究哲学、古文，精于辨证，探本寻源。曾说黄连解毒汤（黄芩、黄连、黄柏、山栀子）清热、泻火、凉血、解毒，治疗火邪、热毒充斥三焦，症见口干咽痛，身发红斑、牙龈糜烂、疮疡疔疖。对表里实热、赤痢、青春痘、毛囊炎、七窍出血，也有理想效果。老朽经验，火邪上冲、大便不行加大黄，名栀子金花丸；妇女功能性子宫出血暴崩证，加四物汤（熟地黄、当归、白芍、川芎），名温清饮，止血作用首屈一指。

七、古方化裁清上汤理上中焦火热

老朽临床据白虎汤、清胃散、甘露饮、玉女煎、泻黄散，拟一处方：石膏30g，生地黄15g，黄连9g，藿香12g，山栀子9g，枇杷叶9g，麦冬9g，知母9g，黄芩9g，升麻3g，怀牛膝9g，称清上汤。理上中二焦，宣热、泻火、消

炎，通调肺胃，治疗头面烘热、口臭、颐肿、牙痛、口腔溃疡、龈破出血等症。浊邪上冲、嗳气者，加代赭石 15g，大黄 3g，功效较好。依据吴门叶天士先贤经验，调理肺胃、降气化浊加大枇杷叶投量，每剂开至 30～40g，其力更佳。

八、活络效灵丹应用经验

张寿甫前辈活络效灵丹：当归 9g，丹参 9g，乳香 9g，没药 9g，黄酒 30ml 与水同煎，分 2 次口服。治疗气血凝滞、经络受阻形成之癥瘕积聚，腰、腹、背、膝、腿、臂疼痛，常投予痛经、关节炎、颈椎病、肩周炎、腰肌纤维炎、宫外孕、不宁腿综合征。老朽以之治疗臀部神经痛、小腿肌肉萎缩走路酸痛，都获得不同效果，药少价廉，宜推广应用。

九、葱豉汤化裁方治感冒

民间医治外感风寒，全身骨楚、恶寒无汗、头痛、鼻塞流涕，投葱豉汤化裁方：鲜生姜 30g，大葱白 30g，白菜根 50g，红糖（冲）30g。水煎，分 2 次服，盖棉被发汗，往往一剂便愈，对非细菌性、病毒性感冒，的确有效，老朽曾亲试之，汗后即豁然而起。若加入苏叶 9～15g，功力还好。

十、薯蓣丸治疗亚健康神经衰弱

《金匮要略》薯蓣丸，医"虚劳诸不足，风气百疾"。组方较杂，实际以补为主，能滋阴、益气、养血、调和营卫，兼祛风、开郁、却邪，对人体有提高免疫力、抵抗力，预防外感风邪的作用，是一首良方。目前所定剂量为薯蓣（山药）300g，甘草 200g，当归 100g，桂枝 100g，生地黄 100g，神曲 100g，大豆黄卷 100g，人参 100g，川芎 50g，白芍 50g，白术 100g，麦冬 40g，杏仁 40g，柴胡 30g，桔梗 30g，茯苓 50g，阿胶 100g，干姜 30g，白蔹 15g，防风 30g，大枣（去核）100 枚，碾末，水泛成丸，每次 10g，日 3 服，对亚健康、神经衰弱、久病气血未复，身体乏力、心悸、失眠、精神不振、四肢酸软、记忆状况日下，都有保健、治疗作用，比十全大补丸单纯蛮补有明显优势。

十一、肝硬化用化积丹

山西太原商人魏兰谷兄介绍其家藏验方化积丹：鳖甲100g，人参50g，郁金50g，三七参60g，炒山楂30g，白术30g，川芎20g，鸡内金20g，水泛为丸，每次5g，日4服，医肝硬化、脾大，胃与食管静脉曲张吐血，牙龈溢血。如有腹水，配合利尿剂，可获良效。

十二、降糖医病益寿丹

《袖中方》为老朽所辑，载有医糖尿病一首小方，名益寿丹，由黄芪（煮水入药）200g，苍术100g，玄参100g，山药200g，玉竹200g，桑叶（煮水入药）200g，黄精200g组成，水泛为丸，每次10g，日3服，可降血糖、尿糖。长期服用无不良反应，且效果甚佳。

中州药吴茱萸、三元汤、五彩丸。《伤寒论》研究家临床所用吴茱萸，主要温里祛寒，与生姜配伍，治头痛、吐涎沫。老朽经验认为，本药也属中州药，对胃炎、溃疡之上腹内灼心、疼痛、酸水上泛，与黄连、小茴香同用，十分有效，称三元汤。加制乳香、制没药，提高镇痛作用，即五彩丸的组成。

十三、大黄附子配伍经验

大黄与附子互配，《伤寒论》已开先河，如大黄附子细辛汤。北京罗芷园前辈调理油气、附睾炎下坠疼痛，亦常用二者组方。老朽师门经验，若腹有冷积，按之硬痛，大便秘结或排出不爽，习于对证方中加以上两药，附子占2/3，收效颇好；也常在小承气汤内加入附子9～15g，寒热、攻补兼施，取得最佳的成果。

十四、营养不良性水肿治以当归芍药散加味

水肿病，可由心性、肝性、肾性、贫血多种因素引起，应归档调治。老朽所言者为生活困难，偏食或食物缺乏形成的营养不良性水肿。此病除补充

蛋白外，要益气生血，忌大量利尿。常投当归芍药散：当归 12g，川芎 9g，白芍 9g，白术 30g，泽泻 6g，茯苓 9g，加黄芪 60g，阿胶（冲）30g。水煎，分 3 次服，连用 15～30 天，便能痊愈。也可加肉桂 6g，蒸动气化，疗效更好。

高血压的小验方

　　临床利尿、降血压，有两种药物易被忽视，大都认为桂枝通利血脉，助麻黄解表；益母草化瘀，收缩子宫，属妇科专药。

　　实际不然，临床观察，两药结合有一共同点，降低血压、开通水道。凡原发性高血压、水肿，于对症处方内加入本品，均能发挥有效作用。

　　《伤寒论》五苓散加桂枝，不仅温蒸气化，还兼排水；身体浮肿开益母草，并非活血，而是下利膀胱使尿液流出。

　　治疗高血压有一验方，由山楂40g，桂枝15g，益母草20g组成，水煎，分3次，每日1剂。连饮7天，很见功力。去掉山楂仍起效果。

小儿常见病治疗经验

笔者先父、先师虽以外科、内科、妇科鸣世，然而对儿科治疗且有独到经验，尤其对小儿发热、咳嗽、厌食、腹泻的辨治，更具其特色。笔者已届耄耋之年，除继承老一辈的经验成就运用于临床，并不断总结经验，予以发扬光大，简述如下。

1. 发热

小儿发热有3种情况，一系外感，二属内伤，三为停食、消化不良。凡高热多见于外感，低热乃停食的表现，应分别论治，不可混淆。尽管外感和停食同时发生，也要先治外感，可在方药中酌加消导药。家教与师门传授，如流行性感冒体温持续上升，投一般解表药无效，善以小柴胡汤、银翘散加减，重点运用大青叶、重楼、板蓝根、金银花、连翘、青蒿、藿香、黄芩、柴胡、黄连、贯众。咽痛加牛蒡子、山豆根、金果榄、锦灯笼；呕恶加半夏、苏叶；便秘加瓜蒌。其中青蒿、大青叶、金银花、柴胡、板蓝根、连翘可大量给予，每味常开至15~30g。收效甚佳。无毫毛即乖的不良反应，不会有失。(松原市中医院治未病科赵东奇)

但要掌握3点，必须用北柴胡，即华北所云之大柴胡，南方野生的狭叶者能升发热邪令人头眩耳聋，有劫阴现象，切莫量大滥投。连翘清热具广谱抗菌作用，且能抑制呕吐，同黄芩、大青叶、板蓝根配合，还矫正此三种药物对胃的刺激以免影响食欲。金银花要予大量，最好超过其他用药的0.5~1倍，否则效果不显。

蚤休又名重楼，即七叶一枝花，为治毒蛇咬伤的重点药物，清热解毒，功能镇痛，在治疗小儿感冒的药队中，一般不宜逾越25g；金果榄属专理咽喉之品，性味苦寒，伐生生之气，与黄连一样，病退便止，不可久服，预防过犹不及，反变成害。

2. 咳嗽

肺乃娇脏，小儿系稚阴、稚阳之体，临证时究其病因病机，以清肺、肃气、化痰、宁嗽为主，家传、师授常用药物有半夏、桔梗、白芥子、罂粟壳、僵蚕、款冬花、麻黄、百部、前胡、白前、全蝎、紫菀、浙贝母、细辛、五味子、蜂房、苏子、白屈菜、沙参、麦冬、莱菔子、旋覆花。白芥子利痰；麻黄宣肺；全蝎镇静；同止咳良品百部、蜂房、罂粟壳、五味子、白屈菜、款冬花、旋覆花配伍，收效极好。为了突出"发""散"作用，取象贝而不开川贝母，又减轻患者负担。虽然罂粟壳、五味子有收敛之弊，由于方内宣发药物占主要成分，毫无影响，且因白前、前胡、僵蚕、干姜、细辛参与其间，是有利无害的。

3. 厌食

小儿脏腑柔弱，"易虚易实"，时常发生偏食和营养不良现象，纠正这一特殊情况，应首先解决"厌食"的生理变态。笔者所医十岁以下的儿童为重点，其临床表现除吃饭少，且对高营养、热价高的鸡、鸭、鱼、肉、蛋类不感兴趣，反有厌恶，却把咸菜、稀粥视作盛筵。

先人遗留的经验：第一引导、教育、改善环境；第二以药物调治，常用苍术、厚朴、陈皮、半夏、鸡内金、麦芽、白蔻仁、藿香、砂仁、大黄、焦山楂、玄参、槟榔、石菖蒲、佩兰、神曲、锅巴、佛手疗之。在平胃散的基础上加健脾开胃、消食化滞通便药，通常以麦芽、焦山楂、神曲、槟榔四消饮为核心。伍白蔻仁、藿香、砂仁、佩兰、石菖蒲芳香躅浊；鸡内金苦温助运、利胆、化积；大黄荡涤导蓄邪下行。其中君臣佐使组织配伍，需根据不同对象灵活应用，如此方可达到共奏治疗厌食之效。

4. 腹泻

儿科腹泻，为常见疾病之一，除泻物如蛋花汤样须添助运药，其他泻下证，均要分利阴阳。也就是通过利尿净化肠道而达到止泻的效果。笔者既往由于忽视师祖教导，盲投堵塞之品，经常停后复发，很难迅速治好，习用的地榆、禹余粮、紫参、赤石脂、五味子等，都存在这一弊病，从临床当中反复观察、深入研究、寻觅根由，发现此种疗法乃扬汤止沸，并非善策，因而老朽十年来处理本证，曾归结为"遇泻不利小便非其治也"。所以重用莲子、扁豆、薏苡仁、白术、山药、台参健脾益气；茯苓、泽泻、猪苓、车前子畅利小便；加苍术、乌药芳香渗湿化浊，不涩肠而奏固下断流之功。应用得当，收效十分理想，妙不可言。故出书藉供同道参考，方知予说为实践的经验语。

（张志远）

木鳖子专治闪腰跌打

闪腰岔气腰痛或跌仆挫伤腰痛在临床上屡见不鲜，其临床表现以腰部剧痛难忍，痛有定处，轻则俯仰不便，重则不能转侧为特点。

中医认为，此因跌打挫伤，损伤腰肌，气血运行不畅，气滞血瘀，经络阻滞不通故也。世医治疗本病，多数以活血化瘀、理气止痛为法，处方不越复元活血汤、复元通气散、舒筋散、乳香趁痛散加减，皆有效。

我过去在临床上遇此类患者多用三七片，或者伤湿跌打膏，效果亦可，唯独见效较慢，快则3～4天，慢时需1周，不尽理想。后从天津老中医董国立案中学到一招简便办法，董老积数十年临床经验，对本病治疗有绝技，与众不同，且具有方药易行、疗效迅速之特点。

其方法为用木鳖子1个，去壳咀嚼后吞服，约经数十分钟，患者即出现频频矢气，随后腰痛立刻减轻，真可谓一剂灵。吾实践多例确如所述，效如桴鼓，现贡献给大家。

【病案】刘某，男，19岁，药房调剂员。一日在药店，站在凳子上安装灯泡，突然踏空，跌倒闪了腰部，痛得直不起腰，恰逢我正在诊病，急令取一粒木鳖子，磕开壳，取仁嚼服，十来分钟后，感到肚子一阵鸣响，接着连放了几个响屁，顿感腰部轻松，不十分痛了，笑逐颜开。此作用真乃奇妙无比。

按：木鳖子系葫芦科植物，别名土木鳖，主产于广西、四川、湖北等地，其功效《开宝本草》中记载："主折伤，消结肿恶疮，生肌，止腰痛"。其性味"苦，微甘温，有小毒"，故用此药不可多服，孕妇及肾虚腰痛者忌服本方。切记！

幸福中医文库系列		
书　名	作　者	定　价
用药秘传	王幸福	58.00
医方悬解	王幸福	58.00
医境探秘	张　博	49.00
医案春秋	张　博	58.00
医海一舟	巩和平	45.00
临证实录：侍诊三年，胜读万卷书	张　光	49.00
书　名	作　者	定　价
医灯续传	王幸福	45.00
杏林薪传	王幸福	35.00
杏林求真	王幸福	35.00
用药传奇	王幸福	35.00
临证传奇 1——中医消化病实战巡讲录	王幸福	35.00
临证传奇 2——留香阁医案集	王幸福	35.00
临证传奇 3——留香阁医话集	王幸福	35.00

出版社官方微店